Filhos

de 2 a 10 anos de idade

dos pediatras da Sociedade Brasileira de Pediatria
para os pais

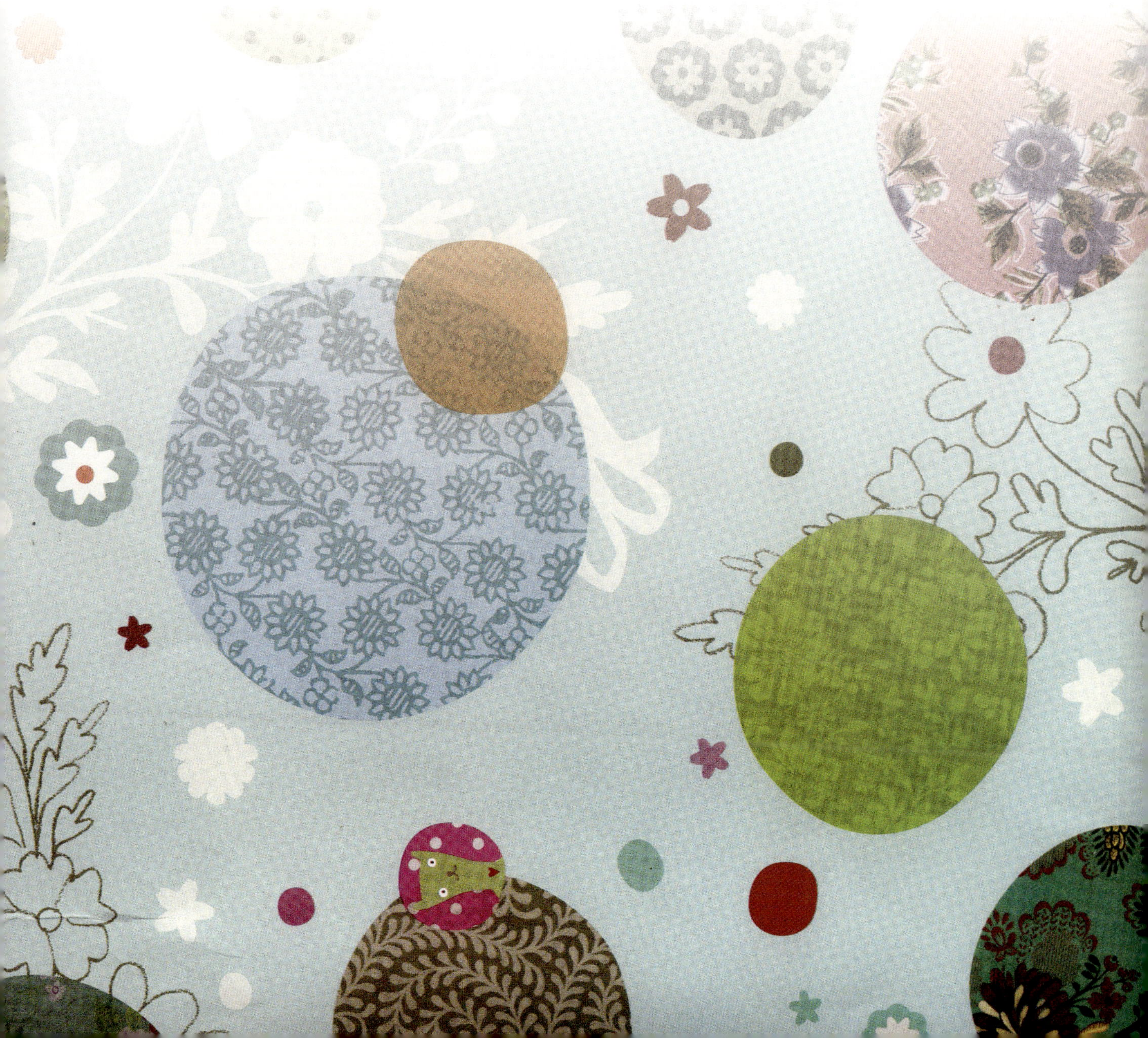

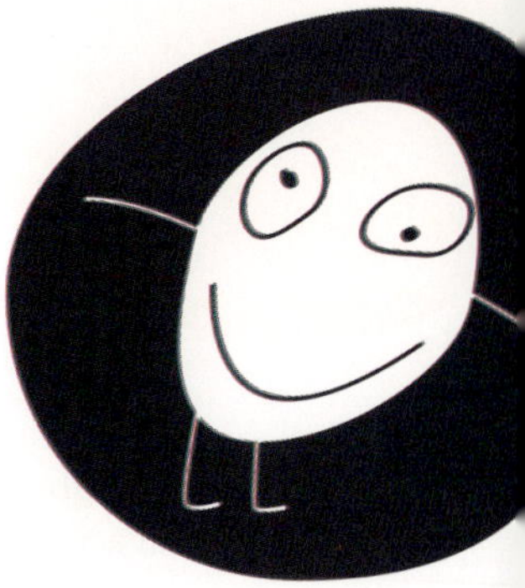

Filhos

de 2 a 10 anos de idade

dos pediatras da Sociedade Brasileira de Pediatria para os pais

Organizadores

Fabio Ancona Lopez

Dioclécio Campos Jr.

- **Dinâmico e interativo**
- **Linguagem objetiva e de fácil compreensão**
- **Ideal para consultas no dia a dia**
- **Alertas das situações emergenciais**
- **Orientações sobre cuidados, alimentação, segurança, educação e brincadeiras**
- **Guia para pais e cuidadores de crianças com necessidades especiais**
- **Dicas para a escolha de babás, creches e escolas**
- **Calendário das vacinas para cada idade**
- **Ilustrado delicadamente pela premiada artista plástica Suppa**

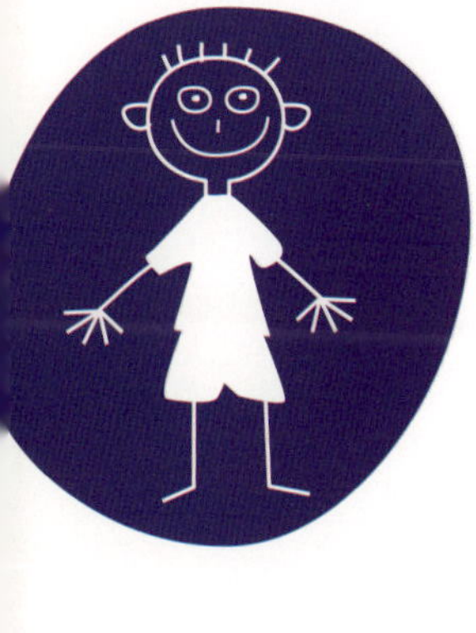

Sociedade Brasileira de Pediatria

SBP Sociedade Brasileira de Pediatria 100 anos

Manole

Ilustrações de capa e miolo: Suppa

Design gráfico e diagramação: De Tudo Um Pouco – by Eduardo Reyes

Consultoria: Patrícia Vieira Spada

Dados Internacionais de Catalogação na Publicação (CIP)
(Câmara Brasileira do Livro, SP, Brasil)

Filhos : de 2 a 10 anos de idade : dos pediatras da Sociedade Brasileira de Pediatria para os pais / (organizadores) Fabio Ancona Lopez, Dioclécio Campos Jr. – Barueri, SP : Manole, 2011.

Vários autores
Bibliografia
ISBN 978-85-204-3125-2

1. Crianças - Criação 2. Crianças - Cuidados 3. Educação infantil 4. Pais e filhos 5. Pediatria 6. Puericultura I. Lopez, Fabio Ancona. II. Campos Jr. Dioclécio.

10-13490 CDD-649.1

Índices para catálogo sistemático:
1. Crianças : Cuidados : Puericultura 649.1

1ª edição – 2011
1ª reimpressão – 2012

Direitos adquiridos pela:
Editora Manole Ltda.
Avenida Ceci, 672 – Tamboré
CEP: 06460-120 – Barueri – SP – Brasil
Tel.: (11) 4196.6000 - Fax: (11) 4196.6021
www.manole.com.br
info@manole.com.br

Impresso no Brasil
Printed in Brazil

Este livro contempla as regras do Acordo Ortográfico da Língua Portuguesa de 1990, que entrou em vigor no Brasil em 2009.

São de responsabilidade dos autores e coordenadores as informações contidas nesta obra.

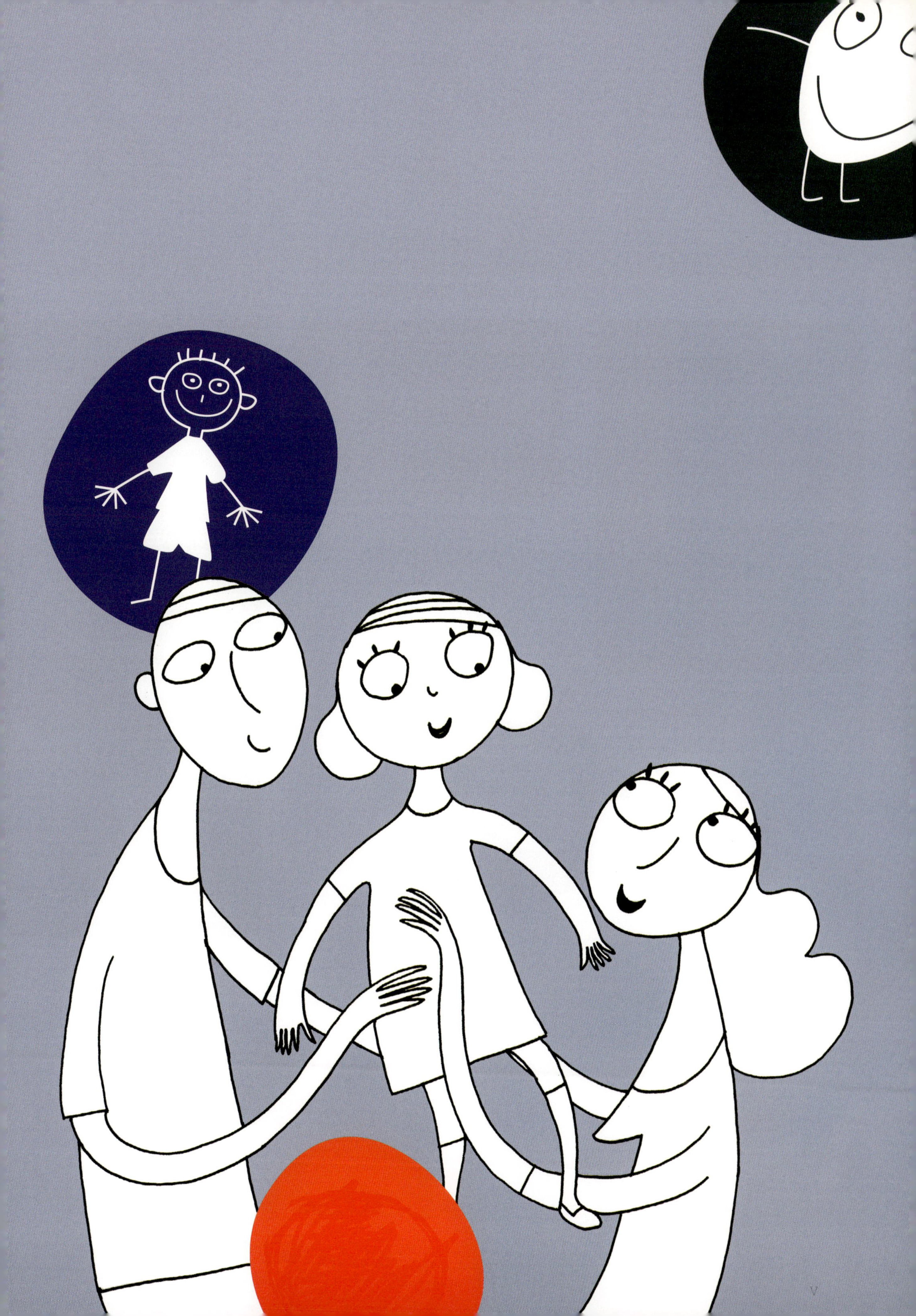

1

2

Prefaciais

A escolha da creche, da babá e da escola

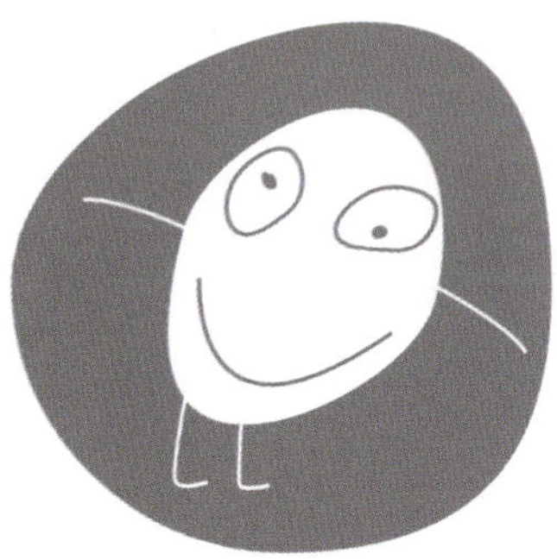

Pré-escolar
2 a 6 anos

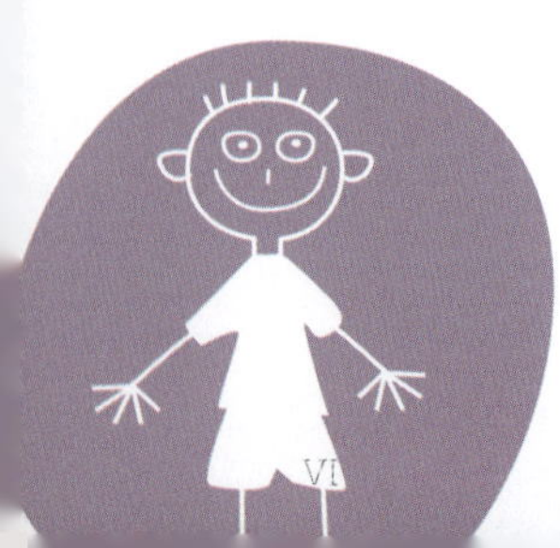

3

Escolar
6 a 10 anos

Creche, babá e escola

Pré-escolar – 2 a 6 anos

Escolar – 6 a 10 anos

Ícones para visualização rápida:

ATENÇÃO

O QUE VOCÊ DEVE SABER

O QUE VOCÊ DEVE FAZER

O QUE VOCÊ NÃO DEVE FAZER

O QUE OBSERVAR

CONSULTE O PEDIATRA

O QUE O PAPAI PODE FAZER

Comissão editorial

Autores

Filhos - da gravidez aos 2 anos de idade

Adriana Aragão Craveiro Leite
Especialista em Pediatria, Alergia e Imunologia Clínica pelo Instituto Saint Louis. Mestre em Ciências da Saúde pela Universidade de Brasília (UnB). Membro da Sociedade Brasileira de Pediatria (SBP), da Academia Americana de Alergia, Asma e Imunologia, da Academia Europeia de Alergologia e Imunologia Clínica e da Associação Brasileira de Alergia e Imunopatologia (ASBAI).

Claudia Hallal Alves Gazal
Especialista em Pediatria pela SBP e em Nutrologia pela Associação Brasileira de Nutrologia (Abran), Área de atuação em Nutrologia Pediátrica e Terapia Intensiva Pediátrica pela SBP. Mestre em Medicina Pediátrica pela Universidade Federal do Rio Grande do Sul (UFRGS). Membro do Departamento Científico do Comitê de Nutrologia da SBP.

Cléa Rodrigues Leone
Graduada em Medicina pela Universidade de São Paulo (USP). Mestre e Doutora em Medicina (Pediatria) pela USP. Livre-docente (Pediatria Neonatal) pela USP. Professora-associada do Departamento de Pediatria da Faculdade de Medicina (FM) da USP.

Coríntio Mariani Neto
Mestre em Medicina (Obstetrícia e Ginecologia) pela Universidade Federal de São Paulo (Unifesp). Doutor em Tocoginecologia pela Universidade Estadual de Campinas (Unicamp). Professor da Universidade Cidade de São Paulo (Unicid). Diretor Técnico do Hospital Maternidade Leonor Mendes de Barros.

Elza Daniel de Mello
Especialista em Gastropediatria e Nutrologia Pediátrica pela SBP. Mestre em Pediatria pela UFRGS. Professora Adjunta da Disciplina de Pediatria da UFRGS. Presidente do Comitê de Nutrologia da Sociedade de Pediatria do Rio Grande do Sul (SPRS).

Elzimar Ricardino Almeida e Silva
Pediatra do Ambulatório de Aleitamento do Hospital Dório Silva. Membro do Departamento Científico da SBP.

Fernando José de Nóbrega
Médico pela Universidade Federal Fluminense. Doutor em Pediatria e Ciências Aplicadas à Pediatria pela Unifesp. Professor Titular da Disciplina de Pediatria da Unifesp. Responsável pelo Setor de Nutrição do Hospital Israelita Albert Einstein (HIAE). Presidente da Academia Brasileira de Pediatria (ABP).

Graciete Oliveira Vieira
Mestre em Saúde Coletiva pela Universidade Estadual de Feira de Santana (UEFS). Especialista em Pe-

diatria e Gastroenterologia Pediátrica e Doutora em Medicina e Saúde pela Universidade Federal da Bahia (UFBA). Professora Adjunta de Saúde Coletiva e de Pediatria da UEFS. Presidente do Departamento Científico de Aleitamento Materno da SBP. Coordenadora do Centro Estadual de Incentivo ao Aleitamento Materno e Banco de Leite Humano da Secretaria da Saúde do Estado da Bahia (Sesab) do Ministério da Saúde. Consultora na Área da Saúde da Criança e Aleitamento Materno do Ministério da Saúde.

Helenice de Fátima Muniz
Mestre em Psicologia pela Universidade Federal do Espírito Santo (Ufes). Professora de Pediatria da Faculdade de Medicina da Ufes.

Isabel Rey Madeira
Especialista em Pediatria pela SBP, com Área de Atuação em Endocrinologia Pediátrica pela SBP e pela Sociedade Brasileira de Endocrinologia e Metabologia (SBEM). Mestre em Ciências pela Fundação Oswaldo Cruz (Fiocruz). Doutora em Medicina pela Faculdade de Ciências Médicas do Estado do Rio de Janeiro (FCM-UERJ). Professora Adjunta do Departamento de Pediatria (DPED) da FCM-UERJ. Subchefe do DPED da FCM-UERJ. Membro da Diretoria da Sociedade de Pediatria do Estado do Rio de Janeiro (Soperj). Diretora de Cursos e Eventos da Soperj. Membro do Comitê Científico de Endocrinologia Pediátrica e do Comitê Científico de Pediatria Ambulatorial da Soperj.

José Dias Rego
Membro da ABP. Membro do Departamento Científico de Aleitamento Materno da SBP.

José Roberto de Moraes Ramos
Especialista em Neonatologia pelo Instituto Fernandes Figueira (IFF/ Fiocruz). Mestre e Doutor em Saúde da Mulher e da Criança pelo IFF/ Fiocruz. Secretário-geral da Soperj.

Keiko Miyasaki Teruya
Especialista em Pediatria pela Faculdade de Medicina da Universidade Federal do Paraná (UFPR). Doutora em Medicina Preventiva pela USP. Presidente do Departamento de Aleitamento Materno da Sociedade de Pediatria de São Paulo (SPSP). Membro do Departamento Científico de Aleitamento Materno da SBP.

Leonardo Falci Mourão
Instrutor de Reanimação Neonatal da SBP. Professor Coordenador da Disciplina Pediatria de Urgência da Universidade Vale do Rio Verde (UninCor) de Belo Horizonte. Professor do Internato de Pediatria da Faculdade de Ciências Médicas da Universidade José do Rosário Vellano (Unifenas – BH/ MG). Coordenador Geral do Estágio Extracurricular do Hospital de Ensino João Paulo II – BH. Neonatologista do Hospital Mater Dei – BH/ MG.

Ligia Maria Suppo de Souza Rugolo
Especialista em Neonatologia pelo Departamento de Pediatria da Faculdade de Medicina de Botucatu (Unesp). Doutora em Pediatria, com Área de Atuação em Neonatologia, pela Unifesp. Professora Livre-docente Adjunta da Disciplina de Neonatologia do Departamento de Pediatria da Universidade Estadual Paulista (Unesp). Membro do Departamento Científico de Neonatologia da SBP e SPSP.

Luci Pfeiffer
Médica Pediatra. Pós-graduada em Adolescência pela Pontifícia Universidade Católica do Paraná (PUC-PR) e em Pediatria pela SBP/Associação Médica Brasileira (AMB). Mestre em Saúde da Criança e do Adolescente pela UFPR. Presidente do Departamento de Segurança da Sociedade de Pediatria do Paraná (SPP). Chefe do Programa HC-Dedica-Defesa dos

Direitos da Criança e do Adolescente do Departamento de Pediatria da UFPR.

Lucia Margareth Perini Borjaille
Especialista em Pediatria pela SBP. Segunda Tesoureira da Sociedade Espiritossantense de Pediatria.

Luciano Borges Santiago
Mestre e Doutor em Pediatria pela USP. Professor Adjunto de Pediatria das Faculdades de Medicina da Universidade Federal do Triângulo Mineiro (UFTM) e da Universidade de Uberaba (Uniube). Presidente do Comitê de Aleitamento Materno da Sociedade Mineira de Pediatria (SMP). Presidente da Sociedade Regional de Pediatria do Vale do Rio Grande de Uberaba/MG, gestão 2007-10. Vice-presidente do Departamento Científico de Aleitamento Materno da SBP.

Maria Ivone Oliveira Pinto Vilela
Especialista em Pediatria pela Universidade Federal de Goiás (UFG) e em Ciências da Saúde pela Universidade Federal de Minas Gerais (UFMG). Mestre em Ciências da Saúde pela UFMG. Professora-assistente da Disciplina de Pediatria Ambulatorial do Departamento de Pediatria e Puericultura da UFG. Membro da Sociedade Goiana de Pediatria e da SBP.

Maria Paula Albuquerque
Pediatra Nutróloga pela Unifesp. Diretora Clínica do Centro de Recuperação e Educação Nutricional (CREN) da Unifesp.

Miriam Ribeiro de Faria Silveira
Especialista em Neonatologia pela FMUSP e em Psicanálise de Crianças e Adultos pela PUC, Unifesp e pelo Centro de Estudos Psicanalíticos (CEP-SP). Coordenadora da Residência Médica de Neonatologia da Disciplina de Neonatologia/Pediatria do Departamento de Neonatologia/Pediatria da Maternidade Escola de Vila Nova Cachoeirinha. Diretora Clínica do Hospital Municipal e Maternidade Escola de Vila Nova Cachoeirinha

Patrícia Vieira Spada
Especialista em Psicologia da Infância do Setor de Saúde Mental do Departamento de Pediatria da Unifesp. Mestre em Nutrição e Doutora em Ciências pelo Programa de Pós-graduação em Nutrição da Unifesp. Membro da Associação Brasileira para o Estudo da Obesidade e Síndrome Metabólica (Abeso).

Paulo de Jesus Hartmann Nader
Mestre em Pediatria pela UFRGS. Professor Adjunto da Disciplina de Pediatria do Curso de Medicina da Universidade Luterana do Brasil (Ulbra). Chefe do Serviço de Neonatologia e Pediatria do Hospital Universitário da Ulbra.

Paulo Poggiali
Especialista em Pediatria e Neonatologia pela SBP. Vice-presidente da SMP. Membro do Departamento Científico de Pediatria Ambulatorial da SBP. Coordenador do Berçário e Alojamento Conjunto do Hospital e Maternidade de Belo Horizonte.

Rejane Cavalcante
Especialista em Neonatologia pela SBP. Mestre e Doutora em Pediatria pela Unifesp. Professora-assistente II da Disciplina de Pediatria do Departamento de Saúde Integrada da Universidade do Estado do Pará (UEPA). Membro do Departamento Científico de Neonatologia da SBP.

Renata Dejtiar Waksman
Médica do Departamento Materno-infantil do HIAE. Doutora em Pediatria pela FMUSP. Secretária do Departamento Científico de Segurança da Criança e do Adolescente da SBP. Coordenadora do Núcleo de Estudos

da Violência Contra a Criança e o Adolescente da SPSP.

Ricardo Halpern

Mestre em Saúde Materno-infantil pela School of Public Health, University of North Carolina, Chapel Hill, EUA. Doutor em Pediatria pela UFRGS. Pós-Doctoral Fellow em Pediatria do Desenvolvimento e Comportamento pelo Center for Development and Learning, University of North Carolina, Chapel Hill, EUA. Professor Adjunto de Pediatria da Universidade Federal de Ciências da Saúde de Porto Alegre (UFCSPA) e da Ulbra. Presidente do Departamento de Saúde Mental da SBP.

Ricardo Sukiennik

Especialista em Pediatria pela UFCSPA/Hospital da Criança Santo Antônio. Mestre em Pediatria pela Unifesp. Doutor em Ciências Pneumológicas pela UFRGS. Professor Adjunto da Disciplina de Pediatria Clínica do Departamento de Pediatria da UFCSPA.

Roseli Oselka Saccardo Sarni

Doutora em Medicina pela Unifesp. Professora Livre-docente da Faculdade de Medicina do ABC. Médica-assistente da Disciplina de Alergia e Imunologia do Departamento de Pediatria da Unifesp.

Rubens Marcelo Souza Leite

Mestre em Ciências da Saúde pela UnB. Membro da Câmara Setorial de Cosméticos da Agência Nacional de Vigilância Sanitária (Anvisa). Professor de Dermatologia Clínica Médica da Universidade Católica de Brasília. Membro do Departamento Científico de Dermatologia Pediátrica da SBP. Presidente do Comitê de Dermatologia da Sociedade de Pediatria do Distrito Federal.

Severino Dantas Filho

Professor Titular de Pediatria e Chefe do Departamento de Pediatria e Puericultura da Escola Superior de Ciências da Santa Casa de Misericórdia de Vitória (Emescam). Coordenador de Extensão da Escola Superior da Emescam. Professor da Disciplina de Pediatria do Departamento de Pediatria da Ufes. Membro do Departamento de Nutrologia da SBP.

Valdenise Tuma Calil

Especialista em Pediatria, Neonatologia e Nutrologia Pediátrica pela SBP e em Terapia Intensiva Pediátrica pela Sociedade Brasileira de Terapia Intensiva. Mestre e Doutora em Pediatria pela FMUSP. Médica Encarregada do Setor Técnico do Berçário Anexo à Maternidade do Hospital das Clínicas da FMUSP. Presidente do Departamento Científico de Aleitamento Materno da SPSP. Professora Colaboradora da Disciplina de Neonatologia do Departamento de Pediatria da FMUSP.

Vera Lucia Gaspar

Mestre em Pediatria pela UFMG. Professora de Pediatria da Faculdade de Medicina do Vale do Aço, Ipatinga, MG. Pediatra do Hospital Márcio Cunha, Ipatinga, MG. Membro do Departamento Científico de Segurança da Criança e do Adolescente da SBP.

Vera Lúcia Vilar de Araújo Bezerra

Especialista em Pediatria pelo Departamento de Pediatria da FMUSP. Mestre em Nutrição Humana pelo Department of Human Nutrition of London School of Hygiene and Tropical Medicine of London University, Inglaterra. Doutora em Pediatria pelo Departamento de Pediatria da Unifesp. Professora Titular de Pediatria das Disciplinas de Pediatria, Crescimento de Desenvolvimento e Internato e Pediatria, do Departamento de Medicina da Criança e do Adolescente, da Faculdade de Medicina da UnB. Coordenadora da Residência Médica em Pediatria.

Membro da SBP e da Sociedade de Pediatria do Distrito Federal (SPDF).

Virgínia Resende Silva Weffort
Mestre e Doutora em Pediatria pela Faculdade de Medicina de Ribeirão Preto-USP (FMRP-USP). Professora Adjunta Responsável pela Disciplina de Pediatria da UFTM. Supervisora da Residência em Pediatria da UFTM. Presidente do Departamento Científico de Nutrologia da SBP.

Autores

Filhos - de 2 a 10 anos de idade

Abelardo Bastos Pinto Jr.
Especialista em Pediatria pela SBP. Professor da Disciplina de Desenvolvimento Infantil do Curso de Especialização em Saúde Mental Infantojuvenil do Departamento de Psiquiatria da Irmandade da Santa Casa de Misericórdia do Rio de Janeiro. Membro do Comitê de Saúde Escolar da Soperj, do Departamento de Saúde Escolar da SBP e da Academia Americana de Pediatria (AAP).

Adriana Aragão Craveiro Leite
Especialista em Pediatria, Alergia e Imunologia Clínica pelo Instituto Saint Louis. Mestre em Ciências da Saúde pela UnB. Membro da SBP, da Academia Americana de Alergia, Asma e Imunologia, da Academia Europeia de Alergologia e Imunologia Clínica e da ASBAI.

Ana Maria Costa da Silva Lopes
Especialista em Psiquiatria, Área de Concentração em Infância e Adolescência pela UFMG. Mestre em Psicologia e Estudos Psicanalíticos pela Faculdade de Filosofia e Ciências Humanas (FAFICH) da UFMG. Doutoranda em Ciências da Saúde pela Faculdade de Medicina da UFMG.

Antonio Barros Filho
Médico Pediatra. Professor-associado da Faculdade de Ciências Médicas da Unicamp.

Isabel Rey Madeira
Especialista em Pediatria pela SBP, com Área de Atuação em Endocrinologia Pediátrica pela SBP e pela SBEM. Mestre em Ciências pela Fiocruz. Doutora em Medicina pela FCM-UERJ. Professora Adjunta do Departamento de Pediatria (DPED) da FCM-UERJ. Subchefe do DPED da FCM-UERJ. Membro da Diretoria da Soperj. Diretora de Cursos e Eventos da Soperj. Membro do Comitê Científico de Endocrinologia Pediátrica e do Comitê Científico de Pediatria Ambulatorial da Soperj.

Isabella Ballalai
Médica Pediatra. Diretora Médica do Serviço de Medicina Escolar da URMES. Vice-presidente da Sociedade Brasileira de Imunizações (SBIM). Membro do Comitê de Saúde Escolar da Soperj.

Joel Conceição Bressa da Cunha
Especialista em Neonatologia pela Universidade de Tohoku, Japão. Presidente do Comitê de Saúde Escolar da Soperj. Membro do Departamento Científico de Saúde Escolar da SBP.

Joelza Mesquita Andrade Pires
Especialista em Pediatria pela SBP. Mestre em Ciências Médicas pela UFRGS. Diretora do Serviço de Proteção à Criança da Ulbra. Presidente do Comitê de Segurança e Proteção da Criança da Sociedade de Pediatria do Rio Grande do Sul (SPRS).

Laís Maria Santos Valadares e Valadares
Preceptora e Coordenadora da Residência em Pediatria do Instituto da Previdência dos Servidores do Estado de Minas Gerais. Presidente do Comitê de Saúde Escolar da Sociedade Mineira de Pediatria (SMP). Membro do Comitê de Saúde Mental da SMP e da SBP.

Lucia Ferro Bricks
Especialista em Pediatria pela FMUSP. Doutora em Medicina pela FMUSP. Professora-colaboradora do Departamento de Pediatria da FMUSP.

Maria Marlene de Souza Pires
Pós-graduada em Nutrologia pela FMUSP. Doutora em Medicina pela FMUSP. Coordenadora do Serviço de Metabologia e Nutrologia do Hospital Infantil Joana de Gusmão. Professora Orientadora da Pós-graduação em Ciências Médicas e Professora-associada do Departamento de Pediatria da Universidade Federal de Santa Catarina (UFSC). Membro Participante do Departamento Científico de Nutrologia da SBP e Secretária do Departamento Científico de Suporte Nutricional da SBP.

Paulo César Pinho Ribeiro
Especialista em Pediatria e Adolescência pela SBP. Mestre em Ciências da Saúde da Criança e do Adolescente pela UFMG. Professor de Graduação e Pós-graduação em Adolescência do Departamento de Pediatria da Faculdade de Ciências Médicas de Minas Gerais. Editor da Revista Eletrônica *SBP Ciência*. Membro Suplente do Conselho Fiscal da SBP.

Paulo Pimenta de Figueiredo Filho
Professor-assistente do Departamento de Pediatria da Faculdade de Medicina da UFMG. Coordenador do Setor de Nutrição Pediátrica do Hospital das Clínicas (HC) da UFMG e do Departamento de Pediatria da Faculdade de Medicina da UFMG.

Peter Abram Liquornik
Especialista em Pediatria pela SBP/AMB. Mestre em Medicina pela UFRJ. Professor Adjunto do Departamento de Pediatria da Faculdade de Medicina da UFRJ.

Renata Dejtiar Waksman
Médica do Departamento Materno-infantil do HIAE. Doutora em Pediatria pela FMUSP. Secretária do Departamento Científico de Segurança da Criança e do Adolescente da SBP. Coordenadora do Núcleo de Estudos da Violência Contra a Criança e o Adolescente da SPSP.

Ricardo Halpern
Mestre em Saúde Materno-infantil pela School of Public Health, University of North Carolina, Chapel Hill, EUA. Doutor em Pediatria pela UFRGS. Posdoctoral Fellow em Pediatria do Desenvolvimento e Comportamento pelo Center for Development and Learning, University of North Carolina. Professor Adjunto de Pediatria da UFCSPA e da Ulbra. Presidente do Departamento de Saúde Mental da SBP.

Rocksane de Carvalho Norton
Professora Adjunta do Departamento de Pediatria da Faculdade de Medicina da UFMG. Membro do Setor de Nutrologia do Hospital das Clínicas da UFMG. Membro do Comitê de Nutrologia da SMP.

Roseli Oselka Saccardo Sarni
Doutora em Medicina pela Unifesp. Professora Livre-docente da Faculdade de Medicina do ABC. Médica-assistente da Disciplina de Alergia e Imunologia do Departamento de Pediatria da Unifesp.

Rubens Marcelo Souza Leite
Mestre em Ciências da Saúde pela UnB. Membro da Câmara Setorial de Cosméticos da Anvisa. Professor de Dermatologia Clínica Médica da Universidade Católica de Brasília. Membro do Departamento Científico de Dermatologia Pediátrica da SBP. Presidente do Comitê de Dermatologia da Sociedade de Pediatria do Distrito Federal.

Virgínia Resende Silva Weffort
Mestre e Doutora em Pediatria pela FMRP-USP. Professora Adjunta Responsável pela Disciplina de Pediatria da UFTM. Supervisora da Residência em Pediatria da UFTM. Presidente do Departamento Científico de Nutrologia da SBP.

carta da Sociedade Brasileira de Pediatria para os pais

elaborada para o livro *Filhos - da gravidez aos 2 anos de idade*

A Sociedade Brasileira de Pediatria (SBP) tem forte compromisso social, reconhecido em todo o território nacional. Coerente com os objetivos das ações que desenvolve, projetadas para promover a saúde da infância e da adolescência, nobre prioridade que cumpre estabelecer no País, a SBP decidiu prestar mais um relevante serviço à sociedade brasileira.

Preocupada com a adequada orientação dos pais a respeito dos cuidados necessários ao crescimento e desenvolvimento saudáveis de suas crianças, a entidade empenhou-se na produção desta preciosa obra intitulada *Filhos – da gravidez aos 2 anos de idade – dos pediatras da Sociedade Brasileira de Pediatria para os pais*.

Trata-se de um livro moderno, atual, de fácil manuseio, claro, prático e adequadamente ilustrado, que se destina a responder, com base científica sólida, as questões que surgem no cotidiano dos cuidadores do ser humano no período de vida marcado por muitas fragilidades e riscos relevantes. Resultado de importante parceria com a Editora Manole, o livro está estruturado de forma bastante explicativa, instruindo os pais sobre como proceder no convívio saudável com os filhos. Mostra-lhes também as medidas mais corretas que devem adotar nas situações imprevistas e emergenciais, apontando o tipo de profissional ao qual se deve recorrer em cada uma delas.

Temas essenciais à orientação dos pais, desde a gravidez até o final do segundo ano de vida da criança, são abordados de forma objetiva, visando a conferir referência segura à família para o perfeito exercício de suas funções. Assim, podem ser esclarecidas todas as dúvidas sobre o acompanhamento obstétrico; o preparo para o parto; os critérios para a escolha do pediatra e da maternidade; e os primeiros cuidados com a criança em casa, tais como banho, troca de fraldas, choro, cólicas, bem como os alertas para a segurança do bebê. Além disso, os pais terão acesso às técnicas e cuidados para uma amamentação bem-sucedida e conhecerão as dicas para a mãe manter a amamentação na volta ao trabalho fora do lar, assim como as normas para o desmame e transição para uma alimentação balanceada. São também abordadas as recomendações sobre o crescimento, o desenvolvimento e o perfil comportamental dos filhos; as vacinas e as consultas ao pediatra; os cuidados com os dentes, com a pele, além dos exames para avaliação da visão e da audição. Até orientações sobre as brincadeiras ideais para proporcionar a adequada estimulação da criança estão presentes neste guia.

Para atingir plenamente a finalidade com que foi concebido, o livro vai além de conteúdos puramente práticos. Dedica especial atenção à parte emocional do convívio entre pais e filhos e à formação do vínculo materno e paterno, fundamentos insubstituíveis da educação das crianças. Fornece conceitos importantes sobre situações especiais e pouco discutidas, como adoção, teste de paternidade, gêmeos, bebês prematuros e portadores de necessidades especiais.

Esta obra, inovadora na forma e sólida no conteúdo, resulta de trabalho convergente dos pediatras que integram os vinte e sete departamentos científicos da SBP. Representa, por isso, um valioso instrumento educativo, capaz de contribuir para maior segurança dos pais nas tarefas que lhes cabem desempenhar, com acerto, para prover os melhores cuidados aos seus filhos.

Dioclécio Campos Jr.
Ex-presidente da Sociedade Brasileira de Pediatria (SBP)

Apresentação

O compromisso da Sociedade Brasileira de Pediatria (SBP), com o nobre objetivo de garantir cuidados qualificados ao ser humano no ciclo de vida marcado pelo crescimento e desenvolvimento, afirma-se em contínuas iniciativas voltadas para a promoção do bem-estar físico, mental e social de crianças e adolescentes.

O projeto editorial ***Filhos***, levado adiante em parceria exemplar com a Editora Manole, é a síntese perfeita do referido engajamento institucional. O intuito maior de tão importante investimento é proporcionar às famílias, em linguagem apropriada, a orientação de que necessitam para prover crianças e adolescentes das condições seguras de crescimento e desenvolvimento a que têm direito.

Coerente com esse grandioso propósito, a entidade tem o prazer de oferecer ao público o livro *Filhos – de 2 a 10 anos de idade.* O primeiro volume, *Filhos – da gravidez aos 2 anos de idade,* lançado em outubro de 2009, firmou-se como novo marco referencial no contexto dos cuidados maternos e paternos com a prole. Preencheu uma lacuna que não podia mais persistir no cenário das necessidades familiares. A aceitação ampla e imediata da opinião pública reforçou o mérito do empreendimento. O livro entrou para a lista dos dez mais vendidos naquele ano.

A presente publicação conserva a lógica de manuseio e a facilidade de leitura que consagraram o primeiro livro. Agrega temas próprios da criança, nas faixas etárias contempladas, isto é, pré-escolar e escolar. Além de assuntos relevantes como vacinação, consultas com o pediatra, alimentação, crescimento e desenvolvimento, saúde ambiental, alertas de segurança, brincadeiras e brinquedos mais indicados, lazer, visão, audição, saúde bucal e cuidados com a pele, a publicação destina parte do texto aos pais e cuidadores de crianças portadoras de necessidades especiais. O conteúdo torna-se ainda mais interessante e útil graças à seção inédita que esclarece questões de enorme atualidade sobre babás e cuidadores, creches e escolas.

Os autores são pediatras experientes, integrantes ativos dos departamentos científicos da SBP. Sua participação no projeto demonstra sensibilidade para colaborar com mães e pais na insubstituível missão de acolher e conduzir bem a vida de seus filhos no período de maior vulnerabilidade: a infância.

O terceiro volume, ***Filhos – adolescentes,*** já está em fase avançada de produção. Será lançado oportunamente para dar completude a essa preciosa fonte de conhecimentos científicos atualizados, dedicada às famílias brasileiras de todo o país e, especialmente, aos seus filhos.

Eduardo Vaz
Presidente da Sociedade Brasileira de Pediatria (SBP)
Dioclécio Campos Jr.
Fabio Ancona Lopez
Organizadores da série *Filhos*

Como usar este livro

texto direto e dinâmico, especialmente elaborado como se você estivesse no consultório, tendo uma conversa com o pediatra

página que mostra o conteúdo geral e os ícones das dicas distribuídas pelo livro todo

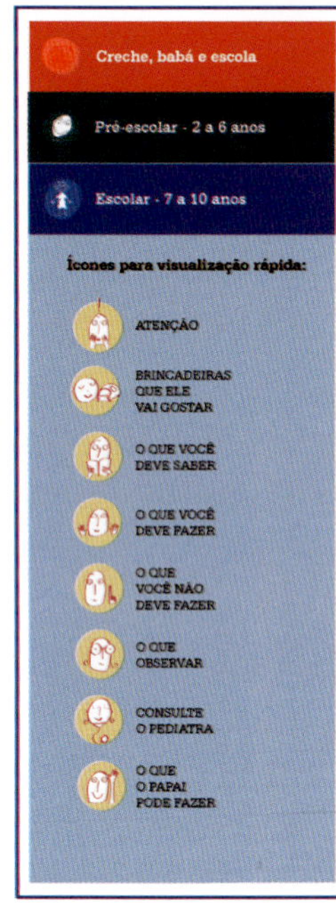

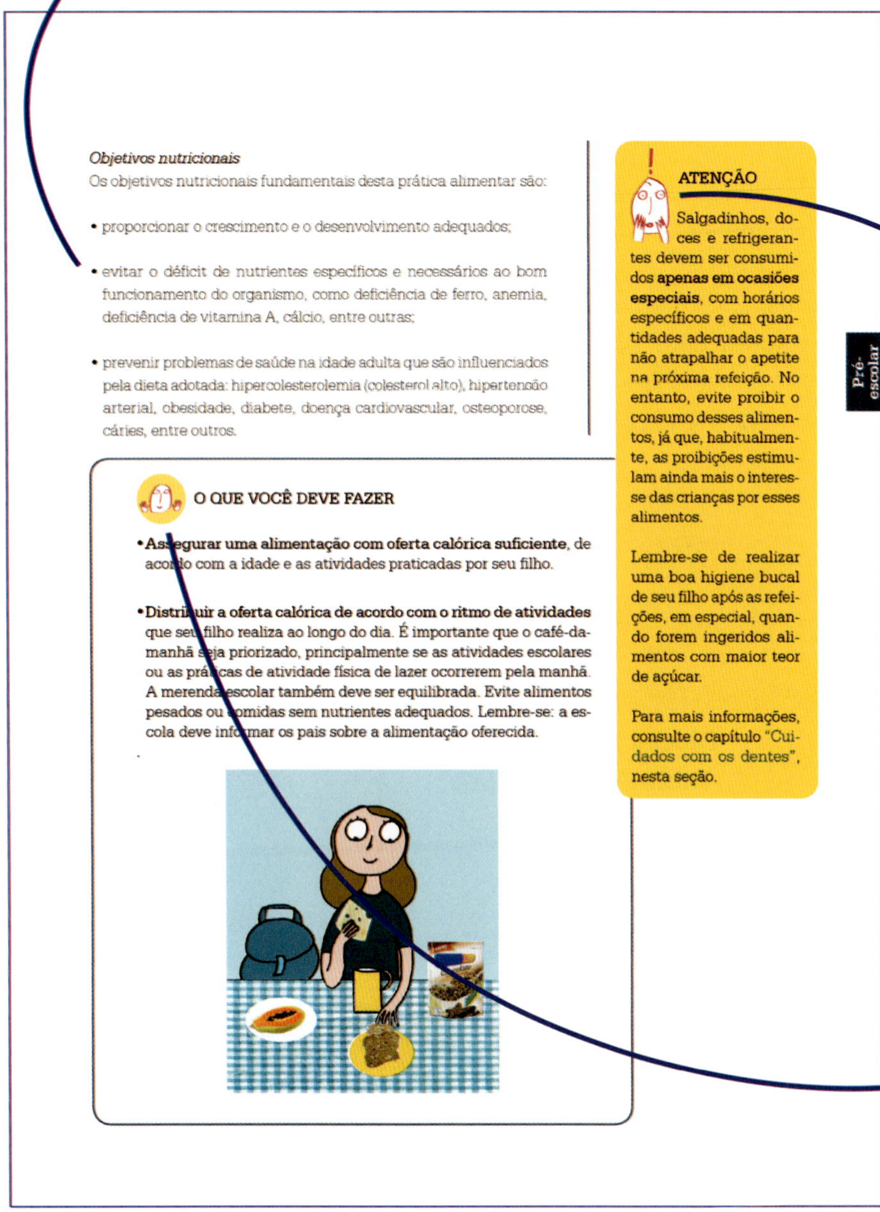

Objetivos nutricionais
Os objetivos nutricionais fundamentais desta prática alimentar são:

- proporcionar o crescimento e o desenvolvimento adequados;
- evitar o déficit de nutrientes específicos e necessários ao bom funcionamento do organismo, como deficiência de ferro, anemia, deficiência de vitamina A, cálcio, entre outras;
- prevenir problemas de saúde na idade adulta que são influenciados pela dieta adotada: hipercolesterolemia (colesterol alto), hipertensão arterial, obesidade, diabete, doença cardiovascular, osteoporose, cáries, entre outros.

ATENÇÃO

Salgadinhos, doces e refrigerantes devem ser consumidos **apenas em ocasiões especiais**, com horários específicos e em quantidades adequadas para não atrapalhar o apetite na próxima refeição. No entanto, evite proibir o consumo desses alimentos, já que, habitualmente, as proibições estimulam ainda mais o interesse das crianças por esses alimentos.

Lembre-se de realizar uma boa higiene bucal de seu filho após as refeições, em especial, quando forem ingeridos alimentos com maior teor de açúcar.

Para mais informações, consulte o capítulo "Cuidados com os dentes", nesta seção.

Pré-escolar

O QUE VOCÊ DEVE FAZER

- **Assegurar uma alimentação com oferta calórica suficiente**, de acordo com a idade e as atividades praticadas por seu filho.
- **Distribuir a oferta calórica de acordo com o ritmo de atividades** que seu filho realiza ao longo do dia. É importante que o café-da-manhã seja priorizado, principalmente se as atividades escolares ou as práticas de atividade física de lazer ocorrerem pela manhã. A merenda escolar também deve ser equilibrada. Evite alimentos pesados ou comidas sem nutrientes adequados. Lembre-se: a escola deve informar os pais sobre a alimentação oferecida.

ícones de fácil localização criados para destacar as informações

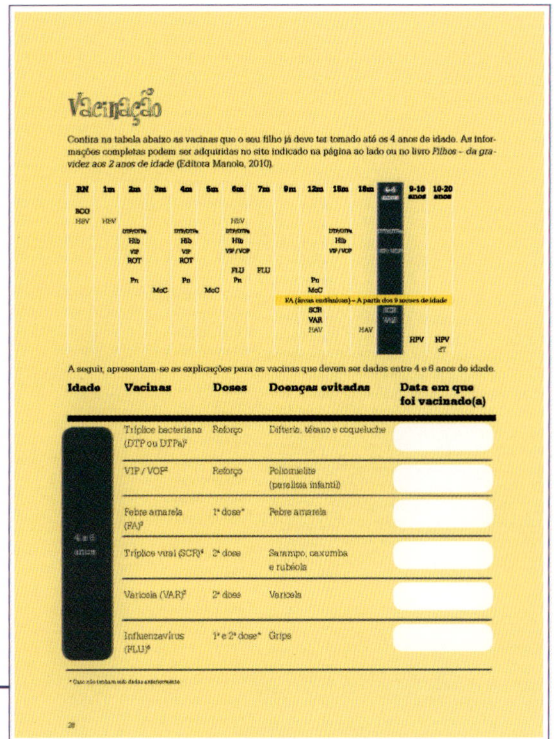

Vacinação

Confira na tabela abaixo as vacinas que o seu filho já deve ter tomado até os 4 anos de idade. As informações completas podem ser adquiridas no site indicado na página ao lado ou no livro *Filhos – da gravidez aos 2 anos de idade* (Editora Manole, 2010).

RN	1m	2m	3m	4m	5m	6m	7m	9m	12m	15m	18m	4-6 anos	9-10 anos	10-20 anos
BCG														
HBV	HBV					HBV								
		DTP/DTPa		DTP/DTPa		DTP/DTPa				DTP/DTPa				
		Hib		Hib		Hib				Hib				
		VIP		VIP		VIP / VOP				VIP / VOP				
		ROT		ROT										
						FLU	FLU							
		Pn		Pn		Pn			Pn					
			MeC		MeC				MeC					
								FA (áreas endêmicas) – A partir dos 9 meses de idade						
									SCR					
									VAR					
									HAV		HAV			
													HPV	HPV
														dT

A seguir, apresentam-se as explicações para as vacinas que devem ser dadas entre 4 e 6 anos de idade.

Idade	Vacinas	Doses	Doenças evitadas	Data em que foi vacinado(a)
4 a 6 anos	Tríplice bacteriana (DTP ou DTPa)[1]	Reforço	Difteria, tétano e coqueluche	
	VIP / VOP[2]	Reforço	Poliomielite (paralisia infantil)	
	Febre amarela (FA)[3]	1ª dose*	Febre amarela	
	Tríplice viral (SCR)[4]	2ª dose	Sarampo, caxumba e rubéola	
	Varicela (VAR)[5]	2ª dose	Varicela	
	Influenzavírus (FLU)[6]	1ª e 2ª dose*	Gripe	

* Caso não tenham sido dadas anteriormente

28

calendário de vacinação atualizado, no início de cada seção, para preencher com a data em que a criança foi vacinada

quadros para leitura rápida, contendo alertas importantes

informações atuais e completas para os pais bem informados e que buscam uma maior profundidade nos assuntos, além de temas que desafiam os pais no dia a dia. Apresenta o que há de mais novo na legislação brasileira

Consultas com o Pediatra

No período escolar, as consultas pediátricas já podem ser **anuais**, salvo em caso de doenças agudas ou crônicas, em que a periodicidade das consultas deve ser menor e particularizada.

O ideal é que seu filho tenha seu pediatra, que o acompanha desde o nascimento, em quem a família confia e com quem a criança se sente **à vontade** para se expressar. Nessa faixa etária, seu filho já deve **participar ativamente** da consulta, expressar suas necessidades, preocupações ou queixas, mas é sempre bom que os **pais estejam presentes** e também participem da consulta, **embora a criança deva ter voz.**

ATENÇÃO

O ideal é que a consulta anual, de rotina, **não seja** realizada quando seu filho está doente, pois a doença em questão passa a ser o foco principal da consulta, quando se deveria analisar muitos outros aspectos. A criança pode estar indisposta, com febre, sentindo dor e por isso alguns assuntos importantes deixam de ser abordados de forma adequada. Por outro lado, na medida do possível, mesmo em consulta realizada quando seu filho está doente, o pediatra deve procurar avaliar a saúde da criança de forma integral.

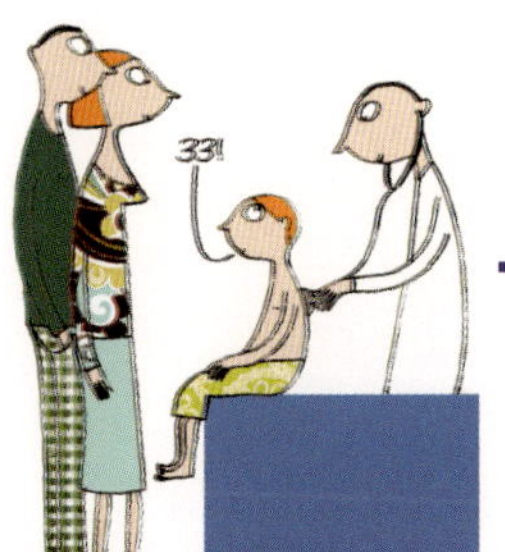

A consulta de rotina

Na consulta de rotina, o objetivo principal é a promoção da **saúde integral** e a **prevenção de doenças**. O pediatra também é um educador em saúde e tem a responsabilidade de contribuir para uma boa qualidade de vida de seu pequeno paciente, não só no presente, mas também no futuro. Isso inclui aspectos ligados ao exercício da cidadania, como ser socialmente ativo.

delicadas ilustrações que reproduzem os momentos mais especiais dos pais com os filhos, trazendo vida ao texto

A escolha da creche, da babá e da escola

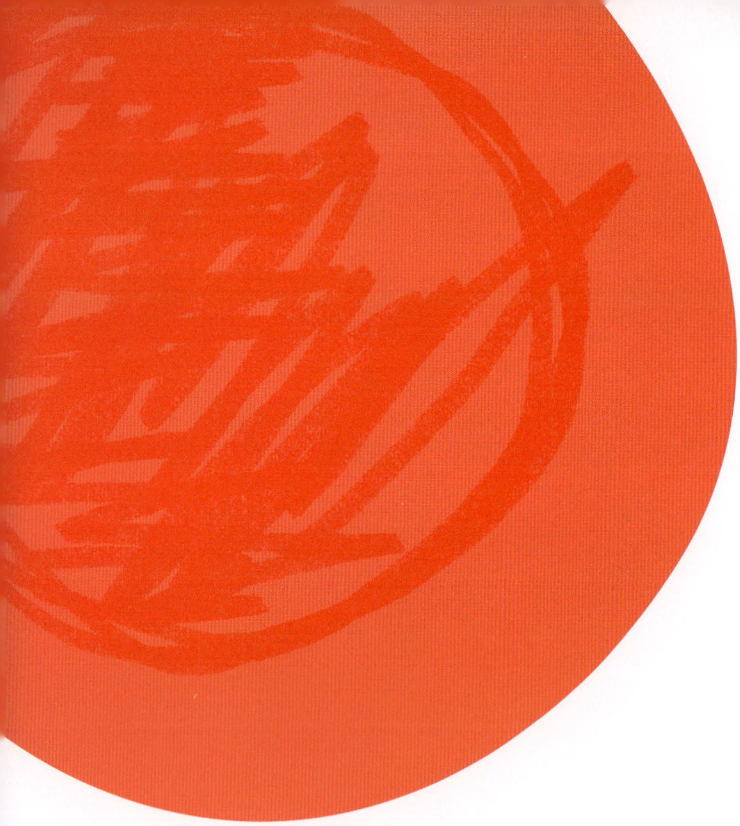

A escolha da creche, da babá e da escola

Capítulos

A escolha da creche, da babá e da escola

creche, babá e escola

Conteúdo

Introdução

A Lei de Diretrizes e Bases da Educação Nacional (LDB) de 20 de dezembro de 1996 divide a educação escolar em educação básica e educação superior. A educação básica é formada pela educação infantil, pelo ensino fundamental e pelo ensino médio. Em 2006, foi sancionada a Lei n. 11.274, que regulamenta o **ensino fundamental** com duração de 9 anos. Sendo assim, a organização atual do ensino básico é:

- **educação infantil**:
  - creche: até 3 anos de idade;
  - pré-escola: de 4 a 5 anos de idade;
- **ensino fundamental**: dos 6 aos 14 anos de idade;
- **ensino médio**: dos 15 aos 17 anos de idade.

O QUE VOCÊ DEVE SABER

As creches são ambientes favoráveis ao aprimoramento de hábitos saudáveis e ao aprendizado de práticas de cuidados pessoais. Na pré-escola, iniciam-se atividades de cunho mais educativo, como noções de cores, fonemas e números.

Creche ou pré-escola

Quais as vantagens da creche ou pré-escola?

No atual contexto social e econômico, as mães geralmente voltam para o trabalho **antes** que seus bebês completem 6 meses de idade. Por essa razão, a creche desponta como a opção mais compatível em termos de saúde, educação e segurança. Ela **possibilita o desenvolvimento físico, psicológico, intelectual e social da criança**, ou seja, um desenvolvimento integral. Mas é preciso estar atento na hora de escolher a creche.

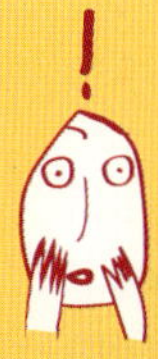

ATENÇÃO

É importante pensar prioritariamente na criança antes da decisão de colocá-la ou não na creche.

Como escolher uma creche ou pré-escola para o seu filho?

Em primeiro lugar, esse é um assunto que deve ser discutido pelos pais; ambos devem estar de acordo com a decisão. É importante considerar as reais necessidades de seu filho: apoio, afeto, proteção, estimulação, companhia, socialização, desenvolvimento motor, cognitivo, vivência na pluralidade, segurança e alimentação. Uma boa creche deve proporcionar tudo isso.

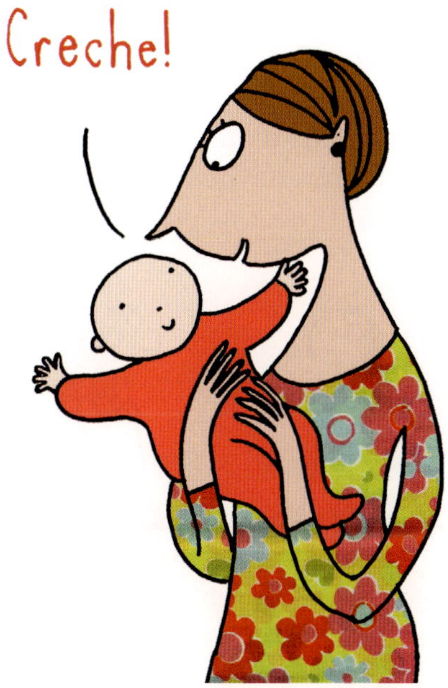

CONSULTE O PEDIATRA

Se já se optou pela creche ou pré-escola, lembre-se que infecções ocorrerão. Elas devem ser sempre acompanhadas pelo pediatra, a fim de que a ida à creche não cause sofrimento para os pais nem para a criança.

O QUE VOCÊ DEVE SABER

O ambiente físico da creche ou pré-escola deve proporcionar à criança um crescimento saudável, em um ambiente seguro e agradável. Para tanto, deve-se ter um grande cuidado para prevenir doenças e acidentes.

O QUE VOCÊ DEVE FAZER

Não se enganar com as aparências. Antes de escolher a creche ou a pré-escola para seu filho, siga as orientações a seguir.

- **Visitar as opções mais próximas de sua conveniência em pleno horário de funcionamento**. Procure levar em conta o tempo de deslocamento ao local, a proximidade de seu trabalho, da sua residência e de familiares.

- **Informar-se sobre o projeto político-pedagógico da creche ou pré-escola**. Verifique quais as práticas educacionais e pedagógicas, e os cuidados de saúde física, nutricional e mental relativos aos diferentes níveis de necessidade da criança. Devem ser realizadas atividades individuais, coletivas, motoras, corporais, cognitivas e afetivas. É possível educar desde o nascimento e a estimulação é indispensável para o desenvolvimento do seu filho. **Peça que a creche ou pré-escola informe a grade de atividades, para que se possa acompanhar a rotina das crianças**.

- **Observar se o ambiente é saudável**, com espaço físico interno e externo adequado para as atividades com as crianças.

- **Verificar se a creche ou pré-escola oferece ambientes seguros:**

  - escadas protegidas por portões e com corrimão na altura das crianças;

  - pisos não escorregadios;

  - brinquedos adequados à faixa etária, oferecendo segurança, por exemplo, em parquinhos na área externa.

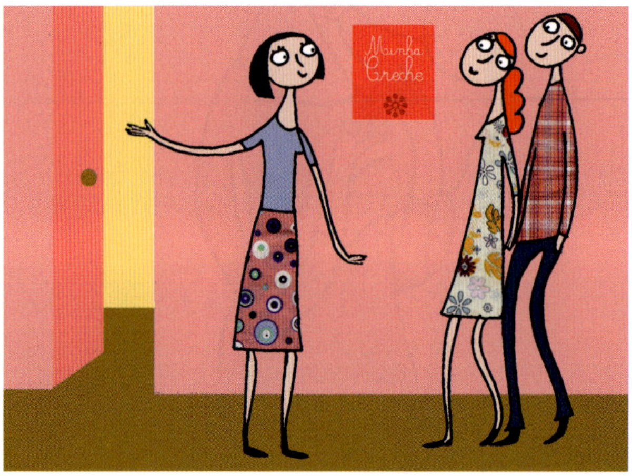

- **Verificar se a creche ou pré-escola possui ambientes ventilados, limpos e bem iluminados natural e artificialmente**. Os pisos e revestimentos devem ser de material lavável, impermeável e resistente. Informe-se sobre limpeza, desinfecção, controle de vetores, água, alimentos, terra, areia, lixo e esgoto do local.

  Pergunte se a creche ou pré-escola possui alvará de funcionamento – documento que habilita o local a funcionar, conforme as normas relativas a horário de funcionamento, zoneamento, edificação, higiene sanitária, segurança pública, segurança e higiene do trabalho e meio ambiente, expedido pela Administração Regional da circunscrição onde está localizada a instituição. Se a creche ou pré-escola tiver tanque de areia, questione se a areia é limpa periodicamente e se o tanque é tampado à noite.

- **Verificar se o ambiente reservado ao sono das crianças é limpo, seguro e confortável. Questione se algum responsável supervisiona o ambiente enquanto as crianças dormem.**

- **Observar e questionar sobre a qualidade, o preparo, a manipulação, a conservação e a estocagem dos alimentos, bem como se o cardápio oferecido à criança é nutricionalmente adequado**. Peça para visitar a cozinha e a despensa da creche ou pré-escola e observe o estado de conservação e higiene. Repare se nas áreas de estocagem não há gotejamento de água ou esgoto e umidade excessiva, fatores que podem prejudicar a conservação dos alimentos.

- **Questionar se o banho de sol, ou se as brincadeiras ao ar livre, são realizados nos horários adequados**, antes das 10 e após as 16 horas.

- **Observar se o ambiente é alegre**. Procure notar o vínculo e o afeto da equipe de educadores com as crianças.

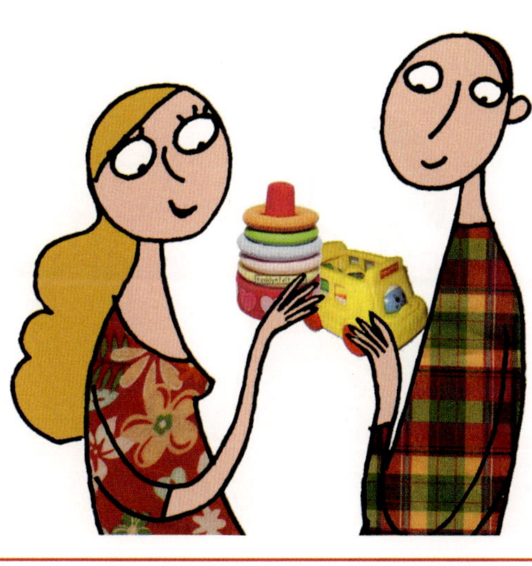

ATENÇÃO

Especialmente em creches e escolas, a lavagem das mãos é considerada uma medida mandatória e deve sempre ser adotada para a prevenção e o controle de doenças infecciosas.

O QUE VOCÊ DEVE SABER

Atenção especial deve ser dada a bebês e crianças de até 2 anos e 11 meses de idade. Eles ainda não têm anticorpos para combater boa parte das infecções, exploram o ambiente com a boca e possuem pouco controle sobre as próprias secreções/excreções, necessitando da **constante supervisão** de um adulto e de auxílio na troca de fraldas, no uso do banheiro e na limpeza do nariz.

- **Informar-se sobre como funciona a supervisão da creche ou pré-escola**, como se constitui a equipe, a formação e a qualificação. Observe quais as atribuições de cada membro da equipe. Verifique se a instituição estimula a reciclagem dos profissionais. Consulte quantos professores e monitores são responsáveis por cada turma. O ideal é que haja um professor para, no máximo, um grupo de 24 crianças e um auxiliar para cada 6.

- **Observar se os educadores fazem intervenções estimulantes durante as atividades**, criando novas possibilidades de brincadeiras. Note se há entusiasmo na expressão, no olhar e na voz dos educadores. Verifique se há brinquedos que estimulem o desenvolvimento da criança sem oferecer riscos (Leia os capítulos "Alertas de segurança" e "Brincadeiras, brinquedos, lazer e esportes", tanto da seção Pré-escolar como da Escolar).

- Não esquecer de **questionar também sobre a conduta da creche ou pré-escola quanto a atividades físicas** e ações na comunidade e no meio ambiente.

- **Perguntar como é feito o intercâmbio de informações com os pais e responsáveis**, se por intermédio de agenda, diário da escola, notícias no site, entre outras formas.

- **Perguntar como é feita a adaptação da criança**. O ideal é que os pais estejam presentes na creche ou pré-escola acompanhando a rotina de seu filho por 1 semana a 15 dias, dependendo do desempenho dele. No período de adaptação, a permanência da criança na escola deve aumentar progressivamente até atingir a carga horária regular.

- **Consultar se a creche ou pré-escola conta com a orientação de um pediatra e um nutricionista.**

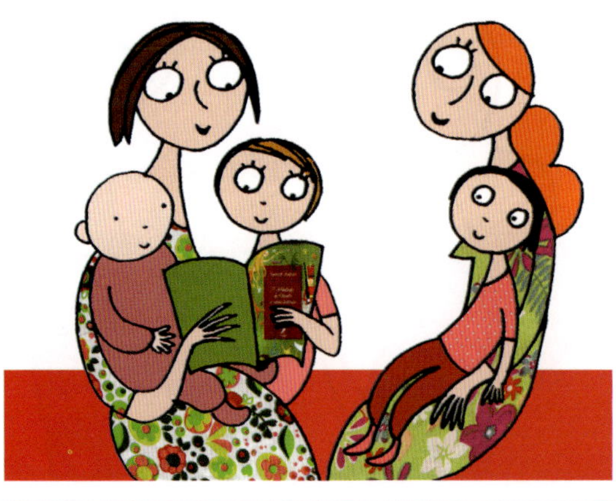

O QUE OBSERVAR

Observe se a instituição segue os **dez principais mandamentos de uma creche adequada:**

1. Promove uma equipe técnica multidisciplinar.
2. Zela por um ambiente limpo e saudável.
3. Zela por um ambiente seguro.
4. Propicia uma atmosfera acolhedora.
5. Oferece um ambiente estimulante.
6. Garante uma alimentação adequada.
7. Facilita a vigilância epidemiológica (o controle da ocorrência de doenças infecciosas).
8. Promove a interação com pais e responsáveis.
9. Estimula a satisfação dos funcionários.
10. Motiva a educação em saúde.

ATENÇÃO

- As crianças devem ser examinadas **periodicamente pelo pediatra** da família.
- A creche ou pré-escola deve dispor de todos os telefones de contato dos responsáveis pela criança, que serão usados em eventuais situações de emergência.
- A ficha médica da criança deve ser copiada e entregue à creche ou à pré-escola, informando sobre doenças, possíveis alergias e o uso de medicação, incluindo restrições medicamentosas e alimentares.
- A creche ou pré-escola deve comunicar os pais sobre a ocorrência de doenças contagiosas entre os alunos.
- Todo medicamento, incluindo vitaminas que a criança esteja tomando, deve ser acompanhado de receita médica. Para mais informações, veja o item "Cuidados com medicamentos", a seguir.

CURIOSIDADE

A interdisciplinaridade é o trabalho educacional em que a criança **interage** e elabora de maneira **construtiva** seu conhecimento por meio de atividades recreativas e educativas, como alimentação, higiene e saúde, passeios e festas sociais, com a importante participação da família, direta e indiretamente, no processo educacional. **Lembre-se**: "Não podemos compreender a criança fora de suas relações com a sociedade na qual está vivendo e desvinculada de suas interações com os sujeitos e com a cultura do grupo social no qual está inserida. Essas relações são constituintes de sua subjetividade, isto é, de sua forma de sentir, pensar e agir sobre o mundo". (Vygotsky, 1987)

Cuidados com medicamentos

- **Evite mandar para a creche ou pré-escola remédios que devam ser tomados 1 ou 2 vezes ao dia**. Nesses casos, procure medicá-la em casa. Peça que sejam ministradas na creche ou pré-escola doses que realmente **não** possam ser oferecidas nos horários em que a criança estiver em casa.

- **Respeitar o espaço entre cada tomada**, seguindo a sugestão da tabela de horários abaixo, para prevenir superdosagens e possíveis reações adversas.

N° de doses por dia	Horários
1	Ao acordar **ou** ao dormir (a cada 24 horas)
2	Ao acordar **e** ao dormir (a cada 12 horas)
3	7:00 - 15:00 - 23:00 (a cada 8 horas)
4	6:00 - 12:00 - 18:00 - 24:00 (a cada 6 horas)

- Ao enviar algum medicamento para ser tomado por seu filho na creche ou pré-escola, **anote na agenda da criança** na data correspondente: nome da medicação, dose indicada (acompanhada de medidor) e horários da ministração.

- **Remédios controlados** (de tarja preta na embalagem) como anticonvulsivantes e antidepressivos **não devem ser ministrados na creche ou pré-escola**, tampouco medicações injetáveis e de uso em nebulização.

- **A medicação deve ser enviada na embalagem original**. A creche ou pré-escola deve ser avisada sobre a medicação assim que a criança chegar à instituição, para que o remédio seja guardado em local próprio e inacessível às crianças.

Alertas

- Seu filho deve estar sempre **em dia com o calendário de vacinação**. Observe a atitude da creche ou pré-escola em relação a essa necessidade.

ATENÇÃO

Não medicar seu filho sem orientação do pediatra, mesmo que os remédios sejam aparentemente inofensivos.

DICA

Sugestão de leitura:

Manual CrechEficiente – guia prático para educadores e gerentes, 2ª ed., Editora Manole, 2009.

- Ler o contrato da creche ou pré-escola atentamente. Questione cláusulas que considere injustas e guarde todos os comprovantes de pagamento.

- Conferir se a instituição tem **alvará de funcionamento** cedido pela Secretaria da Educação e por demais órgãos governamentais. Consulte a lista do Programa de Orientação e Proteção ao Consumidor (**Procon**), para verificar se há alguma reclamação da instituição.

As infecções nas creches

Muitas vezes, os bebês precisam ir cedo para a creche e, quanto mais jovens eles forem, menos anticorpos terão para resistir às infecções. Além disso, a separação da mãe implica redução da amamentação e, na creche ou pré-escola, o bebê terá que conviver em grupo. Portanto, estará exposto a vírus e bactérias que circulem entre as crianças.

Esses fatores **colocam em risco a saúde** do bebê, por isso merecem a **atenção do pediatra**, da família e dos profissionais da creche ou pré-escola. A instituição escolhida deve adotar uma política de **prevenção de infecções**. Informe-se sobre as medidas adotadas em relação a isso: se solicita que as crianças doentes ausentem-se do ambiente; se comunica os pais sobre a ocorrência de doenças infecciosas e contagiosas; se adota hábitos de higiene, como desinfecção de utensílios de uso das crianças, brinquedos, entre outros.

ATENÇÃO

A **vacinação** é a melhor forma de **prevenir as doenças infecciosas**. Os cuidados de higiene e desinfecção também são importantes nesse controle. No entanto, mesmo com esses cuidados, muitas doenças infecciosas acontecem na infância e são de fácil disseminação na creche ou pré-escola. Por isso, esteja atento aos sinais e sintomas que possam sugerir uma doença transmissível. Nessas circunstâncias, **não leve a criança para a creche ou pré-escola até que o pediatra defina o diagnóstico e os cuidados necessários**. Lembre-se: o melhor remédio é a prevenção! Para conhecer os sintomas e o tratamento, bem como as medidas que devem ser tomadas inicialmente nos casos de doenças infecciosas mais frequentes, consulte o livro *Filhos – doenças de A a Z* (no prelo).

O QUE VOCÊ DEVE FAZER

- Manter a vacinação de seu filho em dia e levá-lo regularmente ao pediatra.
- Amamentar até pelo menos um ano de idade, se possível.
- Evitar fumar. Há maior prevalência de doenças respiratórias (bronquite e pneumonia) nas crianças de pais fumantes em relação àquelas cujos familiares não fumam.
- Informar a creche ou pré-escola sobre medicamentos que seu filho esteja tomando e doenças que ele adquira.
- Encaminhar as medicações para a creche ou pré-escola quando for realmente necessário.
- Informar o pediatra sobre doenças relatadas pela creche ou pré-escola.
- Conhecer detalhadamente e respeitar as regras da creche ou pré-escola em relação ao controle de doenças infecciosas, e seguir as recomendações do pediatra, quanto à vacinação, por exemplo.
- Informar a creche ou pré-escola sobre as recomendações do pediatra.

Babás e cuidadores

Aquela figura tradicional que atravessou gerações cuidando de pais, filhos e netos ainda é encontrada, mas rara; portanto, para quem não optou pela creche, eis algumas sugestões. Atualmente, a seleção de babás pode ser feita por indicação ou por intermédio de agências especializadas. Procure obter **referências** pessoais e dos órgãos de segurança pública durante a seleção.

Selecionando a babá

- **Observar** se gosta de crianças e se demonstra paciência, isso é fundamental! A afetividade é muito importante para o desenvolvimento da criança.

- Perguntar sobre o **histórico** pessoal, o comportamento social, a filosofia e o estilo de vida. Procure observar a higiene pessoal e pergunte se faz uso de algum medicamento ou drogas; em caso positivo, questione sobre a frequência e a razão do uso. Procure saber se tem alguma doença ou alergia, se faz algum tratamento; se fuma ou bebe; se realizou exame médico recentemente e se a carteira de vacinação está em dia.

- **Conversar** sobre os empregos anteriores e as funções exercidas. Questione sobre os motivos que levaram ao rompimento do contrato de trabalho. Se o candidato manifestar **rancor** ou expressar **agressividade** e mudanças de humor, **não o selecione** para o cargo.

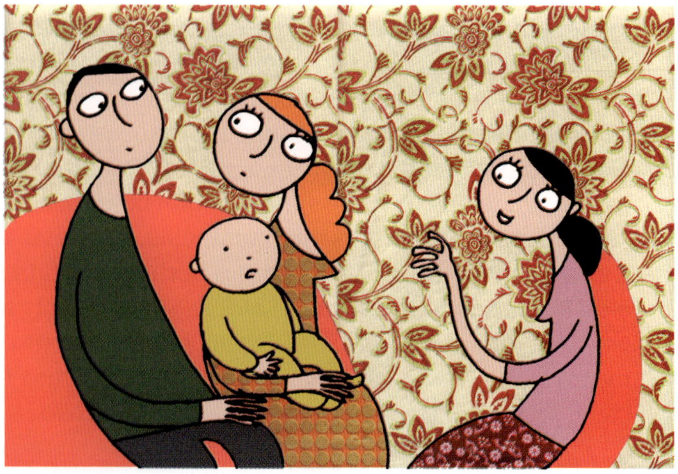

- Explicar a sua rotina, determinando as tarefas que terá de executar. Discutir o horário, as folgas e o salário.

- Perguntar o grau de **escolaridade**, se é capaz de ler recados, aferir a temperatura corporal e se tem noções básicas de como a criança se desenvolve e o que ela é capaz de fazer e entender.

- **Lembre-se**: quanto mais preparado o cuidador estiver, melhor será para o desenvolvimento do seu bebê.

Após a contratação da babá

- **Não deixar seu bebê sozinho com a babá desde o primeiro dia**; é necessário um período de adaptação. Dessa forma, evita-se que a criança fique ansiosa, facilitando a formação gradativa de um vínculo entre a criança e a babá.

- Se for possível, **fazer um monitoramento pela internet, instalando câmeras em alguns cômodos da casa**.

- **Seguir as normas de segurança para prevenir acidentes**. Para mais informações, consulte o item "Alertas de segurança", das seções Pré-escolar e Escolar.

- **Deixar seus telefones e de outro responsável sempre acessíveis para situações emergenciais**.

- Caso ocorra algum problema dentro de casa, como roubo ou violência, **fazer um boletim de ocorrência** na delegacia mais próxima.

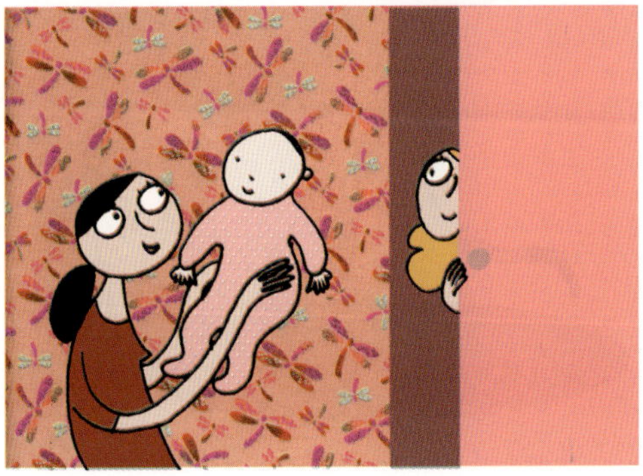

DICAS

- A primeira entrevista deve ser feita pessoalmente, pois o "olho no olho" é fundamental para sentir se há empatia com o candidato. Procure criar um formulário para que cada candidato preencha e faça uma descrição sumária de suas aptidões.
- Se for possível, visitar a casa do candidato e o emprego anterior. Isso ajudará a conhecê-lo melhor.

ATENÇÃO

Independentemente da forma como a babá foi selecionada, é importante que a mãe ou o pai a **acompanhe** pelo menos **uns 2 ou 3 meses antes de deixar a criança sozinha com a babá**.

O QUE VOCÊ DEVE SABER

Uma babá ou um cuidador pode se tornar parte da família se houver afeto e respeito de ambas as partes. O compromisso de cuidar bem do seu filho é de grande responsabilidade e depende de inúmeros fatores. **Atenção**: as recomendações dadas também servem para os cuidadores com parentesco familiar.

O QUE VOCÊ DEVE FAZER

- Reservar um período de adaptação para observar a babá cuidando de seu filho. Se necessário, peça ajuda de um familiar para supervisioná-la.
- Se possível, pedir à babá que faça um diário da rotina da criança, registrando a alimentação, as atividades que realizaram, o período de sono, possíveis intercorrências e recados.
- Estabelecer atividades longe da televisão. Algumas possibilidades são contação de histórias, brincadeiras, cantar músicas infantis, entre outras. Para mais informações, consulte os capítulos "Brincadeiras, brinquedos, lazer e esportes", nas seções Pré-escolar e Escolar.
- Não deixar de registrar a babá em carteira e fazer todas as contribuições legais para valorizá-la e evitar aborrecimentos.
- Se desejar, providencie um uniforme para a babá.
- Orientar a babá sobre a alimentação da criança (horários, modo de preparo, o que deve ser servido à criança) e as restrições alimentares, e sobre medicações, caso a criança esteja em uso de alguma (horários e doses). É importante que a babá seja informada se a criança possui alergias ou outras enfermidades crônicas.
- Manter um diálogo diário com a babá sobre o comportamento da criança, orientando-a da importância do "não" e de não fazer uso de chantagens.

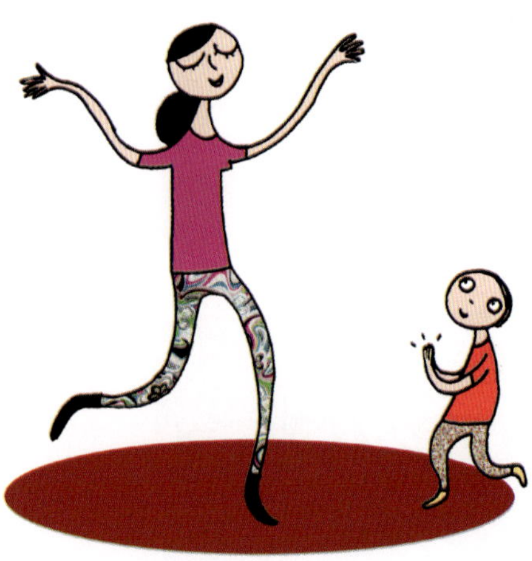

A escolha da escola

A escola certamente irá marcar a vida de seu filho. É o local em que a criança passa boa parte da infância e o ambiente em que se consolidam os valores da família. Sendo assim, capriche na escolha!

O QUE VOCÊ DEVE FAZER

- Fazer uma visita presencial à escola, mesmo que a pesquisa virtual tenha sido bastante esclarecedora.

- Pedir indicações de outros pais, pois é um ótimo meio de obter informações sobre as escolas.

- Observar o perfil de seu filho. Geralmente, os pais procuram uma escola que tenha um modelo compatível com sua família. Pais permissivos e escola rígida demais, geralmente, não combinam.

- Verificar se é uma escola inclusiva, ou seja, que aceita crianças com necessidades especiais; e se os professores têm formação superior e são estimulados pela instituição a se atualizar.

- Consultar o projeto pedagógico da escola. Observe quais são as línguas estrangeiras ensinadas, a possibilidade de reforço escolar, as atividades extracurriculares e esportivas oferecidas, além da conduta da escola quanto à disciplina.

- Analisar o espaço físico da escola. Atente para a limpeza e a segurança dos espaços em que as crianças realizam as atividades. Procure visitar os banheiros, a cozinha (se houver) ou cantina. Observe quais os tipos de alimentos oferecidos.

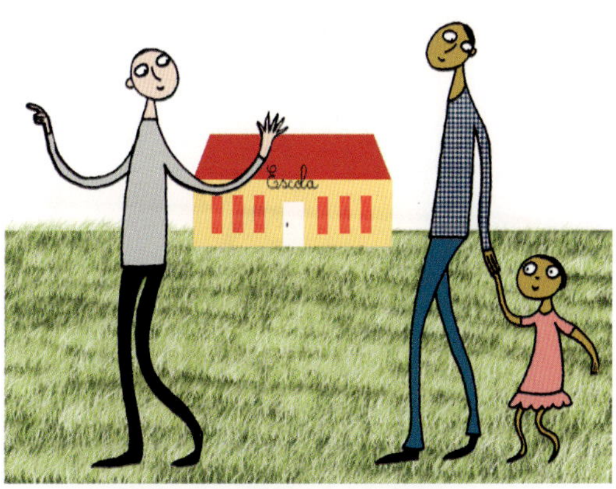

DICA

Manter contato com outros pais é uma boa forma de conhecer as outras famílias que frequentam a escola e irão conviver com seu filho.

ATENÇÃO

É importante que a criança o acompanhe na visita à escola. Certifique-se de que a instituição estará em pleno funcionamento quando forem conhecê-la.

O QUE VOCÊ DEVE SABER

Recusar-se a voltar às aulas depois de um período de férias é diferente de recusar-se a ir à escola pela primeira vez. No entanto, algumas crianças repetem o mesmo processo todas as vezes que regressam das férias.

- Investigar o desempenho da escola comparado ao das outras.
- Perguntar sobre o suporte oferecido em caso de acidente ou intercorrência de saúde. Informe-se sobre os procedimentos nessas situações, observando se a escola dispõe de enfermaria. Certifique-se de que a escola contata a família e o pediatra da criança nesses casos.
- Certificar-se do preço da mensalidade. Procure saber quais itens estão incluídos e o que é pago separadamente, como o transporte para a escola, por exemplo.
- Perguntar sobre a disponibilidade da orientadora pedagógica, as reuniões de avaliação, o relacionamento com a família, o procedimento nos casos de aulas vagas. Procure saber alguns exemplos de títulos das obras recomendadas para a leitura.
- Verificar se dispõe de algum projeto social, por exemplo, alfabetização de adultos.

O QUE OBSERVAR

- Os **horários e o controle de entrada e saída** de alunos e pais, a **localização dos portões** de acesso, o funcionamento da recepção e a segurança da escola. É bom sinal o funcionário da recepção reconhecer o rosto dos pais. Como é o trânsito até o local? A escola oferece transporte?
- **Ambiente.** Como as crianças interagem entre si? Estão descontraídas e se divertindo? Como a escola procede a respeito de *bullying* e que meios utiliza para preveni-lo? Os murais da escola são diversificados e informativos?

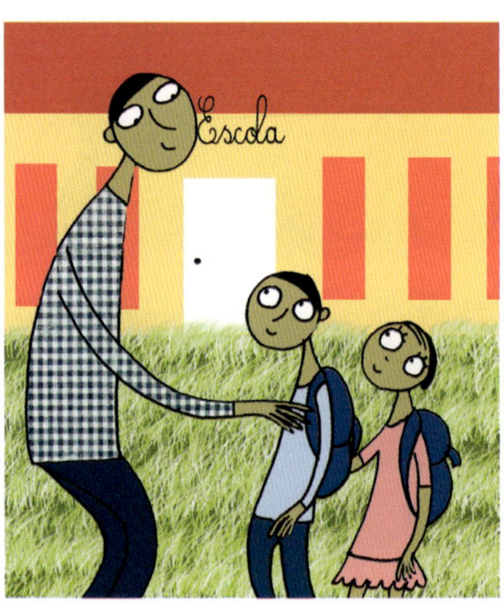

O QUE VOCÊ DEVE SABER

O peso da mochila não deve ultrapassar 10% do peso corpóreo, de modo a evitar complicações posturais na criança. Verifique a opinião da escola a respeito. A mochila de rodinhas é uma opção sugerida por muitas instituições.

- **Recursos.** Como são as salas de aula? Há biblioteca e laboratório? A escola dispõe de recursos audiovisuais? O acesso à internet é feito sob orientação de professor? Há armários para guardar material escolar? Se possível, veja algum caderno escrito pelos alunos.

- **Recreio**. Quem supervisiona e acompanha as crianças durante o recreio? Que tipo de supervisão é realizada? Há medidas para a prevenção de acidentes? Existe um espaço reservado às crianças menores?

- **Esporte**. O coordenador das atividades esportivas na escola é um especialista na área? As modalidades esportivas oferecidas são adequadas à faixa etária de seu filho?

- **Cantina e refeitório**. A escola oferece/vende alimentos saudáveis (sucos naturais e frutas)? A cantina e/ou refeitório são limpos e os funcionários e utensílios apresentam boa higiene?

- **Banheiros**. São limpos e têm um bom aspecto?

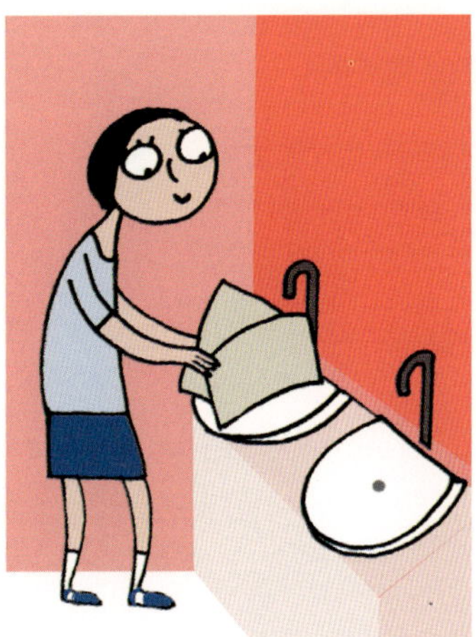

ATENÇÃO

Esteja atento para que a escola não admita nenhuma forma de violência.

O *bullying* é uma forma de violência escolar direta ou indireta, que deve ser combatida. Compreende todas as atitudes agressivas, intencionais e repetidas, de subjugação de poder, que ocorrem sem motivação aparente e comprometem o equilíbrio emocional do outro, podendo levar a atitudes de isolamento e afastamento das atividades escolares com sérias consequências. O *bullying* envolve ameaçar, humilhar, discriminar, intimidar, apelidar, ignorar, bater ou chutar, entre outras formas.

A escolha da escola deve levar em consideração a formação do aluno. Ética e cidadania são aprendidas na escola, porém são os pais ou responsáveis que devem educá-lo.

A alegria do aluno ao frequentar a escola e o bom desempenho escolar são ótimos indícios de que foi feita uma boa escolha.

O QUE VOCÊ DEVE SABER

Brincar é necessário para o processo de alfabetização.

Pré-escolar

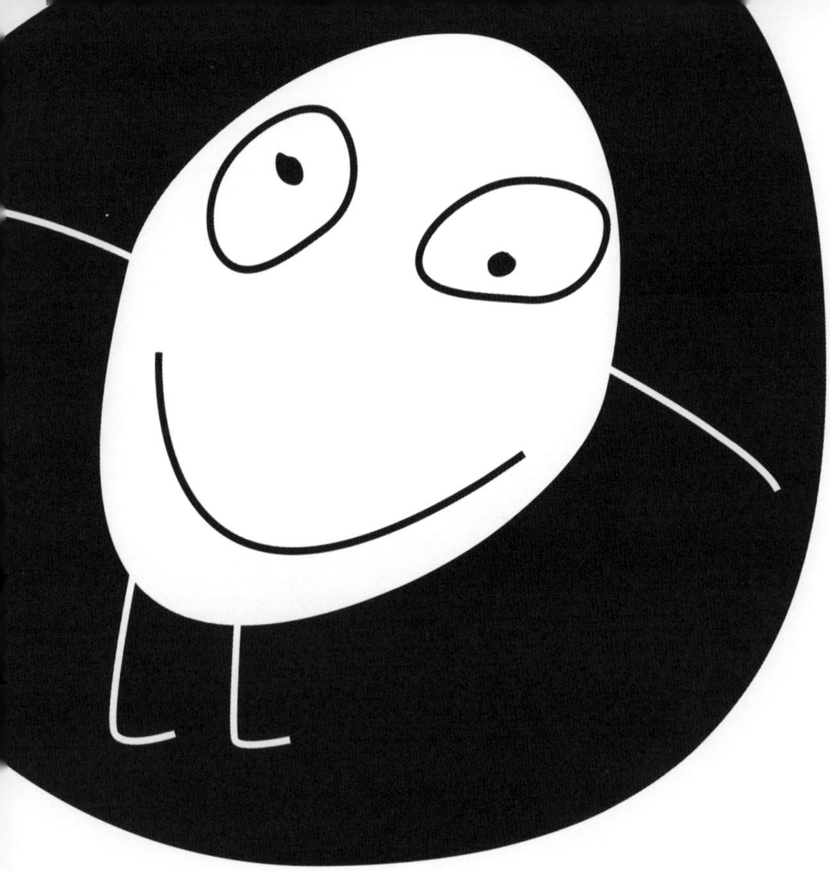

Pré-escolar

2 a 6 anos

Capítulos

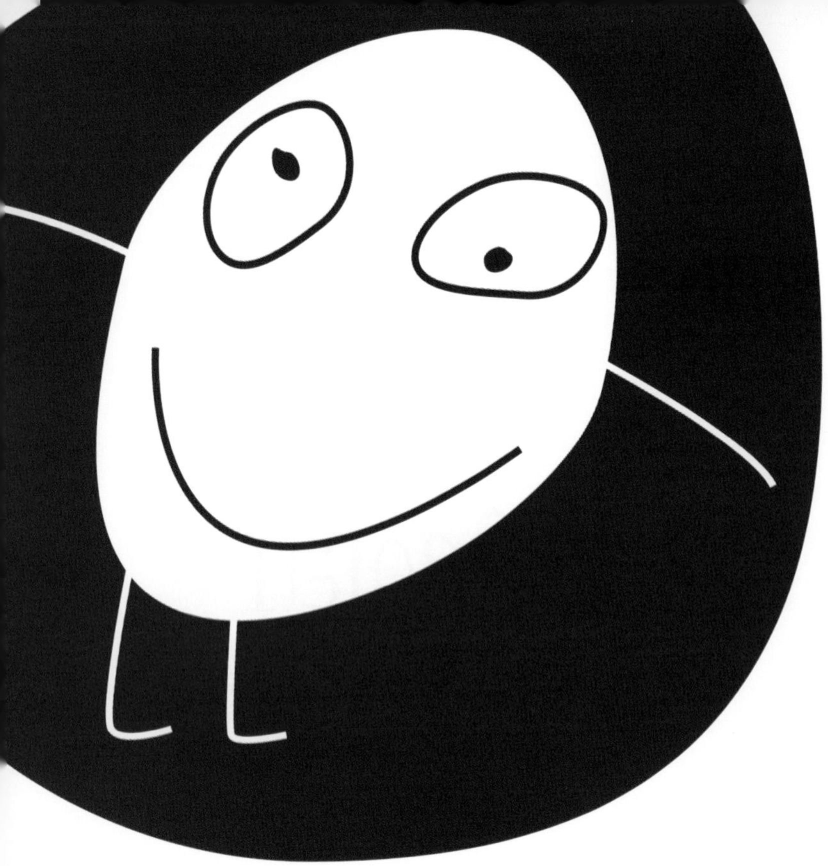

Pré-escolar

2 a 6 anos

Pré-
escolar

Conteúdo

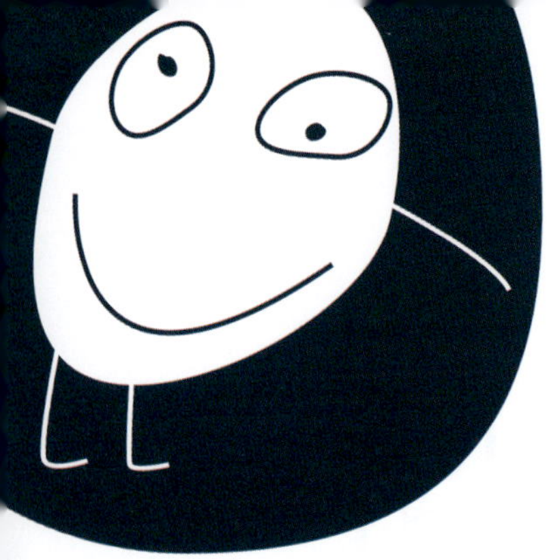

Vacinação

Confira na tabela abaixo as vacinas que o seu filho já deve ter tomado até os 4 anos de idade. As informações completas podem ser adquiridas no site indicado na página ao lado ou no livro *Filhos – da gravidez aos 2 anos de idade* (Editora Manole, 2010).

RN	1m	2m	3m	4m	5m	6m	7m	9m	12m	15m	18m	4-6 anos	9-10 anos	10-20 anos
BCG														
HBV	HBV					HBV								
		DTP/DTPa		DTP/DTPa		DTP/DTPa				DTP/DTPa		DTP/DTPa		
		Hib		Hib		Hib				Hib				
		VIP		VIP		VIP / VOP				VIP / VOP		VIP / VOP		
		ROT		ROT										
						FLU	FLU							
		Pn		Pn		Pn			Pn					
			McC		McC				McC					
								FA (áreas endêmicas) – A partir dos 9 meses de idade						
									SCR			SCR		
									VAR			VAR		
									HAV		HAV			
													HPV	HPV
														dT

A seguir, apresentam-se as explicações para as vacinas que devem ser dadas entre 4 e 6 anos de idade.

Idade	**Vacinas**	**Doses**	**Doenças evitadas**	**Data em que foi vacinado(a)**
4 a 6 anos	Tríplice bacteriana (DTP ou DTPa)[1]	Reforço	Difteria, tétano e coqueluche	
	VIP / VOP[2]	Reforço	Poliomielite (paralisia infantil)	
	Febre amarela (FA)[3]	1ª dose*	Febre amarela	
	Tríplice viral (SCR)[4]	2ª dose	Sarampo, caxumba e rubéola	
	Varicela (VAR)[5]	2ª dose	Varicela	
	Influenzavírus (FLU)[6]	1ª e 2ª dose*	Gripe	

* Caso não tenham sido dadas anteriormente.

Para consultar o Calendário Vacinal 2011/2012 completo da Sociedade Brasileira de Pediatria, acesse:

http://www.sbp.com.br, clique em Depart. Científicos > Departamentos > Infectologia> Materiais diversos de interesse público > Calendário Vacinal SBP 2011/2012

(1) Tríplice bacteriana (DTP/DTPa): quando possível, substituir a vacina DTP (células inteiras) por DTPa (acelular) por causa de sua menor reatogenicidade. Estão indicadas 3 doses da vacina: no 2º mês, no 4º mês e no 6º mês de vida. Recomendam-se reforços aos 15 meses e entre os 4 e 6 anos de idade.

(2) Vacina inativada e vacina oral contra poliomielite (VIP/VOP): as 2 primeiras doses devem ser do tipo inativada. As doses subsequentes ficam a critério de cada Serviço/pediatra. O esquema básico inclui 3 doses: no 2º mês, no 4º mês e no 6º mês. Os reforços devem ser dados aos 15 meses e entre os 4 e 6 anos de idade. A VOP pode ser dada às crianças com menos de 5 anos de idade nos Dias Nacionais de Vacinação.

(3) Febre amarela (FA): a vacina contra febre amarela está indicada para os residentes de áreas endêmicas, de transição ou de risco potencial. A aplicação deve ser feita a partir dos 9 meses de vida. Viajantes para áreas endêmicas devem recebê-la com, no mínimo, 10 dias de antecedência da viagem (em território nacional ou internacional), lembrando que os reforços são realizados a cada 10 anos.

(4) Tríplice viral (SCR): a 1ª dose da SCR (sarampo, caxumba e rubéola) deve ser aplicada aos 12 meses de idade; a 2ª dose pode ser aplicada entre 4 e 6 anos de idade, ou nas campanhas de seguimento. Todas as crianças e adolescentes devem receber ou ter recebido 2 doses de SCR, com intervalo mínimo de 1 mês. Não é necessário aplicar mais de 2 doses.

(5) Varicela (VAR): a vacina contra varicela em dose única a partir dos 12 meses de idade protege contra formas graves da doença. Uma 2ª dose, aplicada entre 4 e 6 anos de idade, diminui o risco de surtos em escolares e adolescentes. Crianças menores de 4 anos que já receberam a 1ª dose da vacina e apresentem contato domiciliar ou em creche com indivíduo com a doença podem antecipar a 2ª dose. O intervalo mínimo entre a 1ª e a 2ª dose deve ser de 3 meses. A vacinação pode ser indicada na profilaxia pós-exposição dentro de 5 dias após contato, sendo preferível nas primeiras 72 horas. A vacina quádrupla viral (sarampo, caxumba, rubéola e varicela) pode ser utilizada para substituir as vacinas tríplice viral e contra varicela.

(6) Influenzavírus (FLU): a vacina contra o influenzavírus (gripe) está recomendada dos 6 meses aos 5 anos de idade para todas as crianças. A partir dessa faixa etária, passa a ser indicada para grupos de maior risco, como pessoas que têm asma ou outras doenças de base, conforme indicação dos CRIEs – Centros de Referência de Imunobiológicos Especiais, e que têm contato com grupos de risco, incluindo as pessoas que convivem com crianças menores de 5 anos de idade, para evitar o risco de transmissão a esses grupos. A primovacinação de crianças com idade inferior a 9 anos deve ser feita em 2 doses com intervalo de 1 mês. A partir dos 9 anos, indica-se a administração de apenas 1 dose, anualmente. A doença é sazonal e a vacina é indicada nos meses de maior prevalência da gripe (março a julho).

Eventualmente, em situações especiais, as autoridades da Saúde, Ministérios ou Secretarias Estaduais propõem vacinações extras que devem ser dadas. Na dúvida, sempre consulte o pediatra.

Consultas pediátricas

O QUE VOCÊ DEVE SABER

Dos 2 aos 6 anos de idade, faixa etária denominada pré-escolar, a criança deve continuar frequentando o consultório de seu pediatra com regularidade de, no mínimo, **duas vezes** ao ano, e em caso de doenças ou outras intercorrências. Como nessa idade a criança começa a frequentar creches e a pré-escola, é comum que apresente com maior frequência, sobretudo no primeiro ano nessas instituições, algumas infecções, principalmente viroses respiratórias. Viroses intestinais, resfriados e infecções de garganta são também comuns, as quais podem se complicar com infecções bacterianas, como otites, sinusites e pneumonias.

A consulta

Durante a consulta pediátrica, na conversa entre o pediatra e a família, são abordados os motivos que levaram a criança à consulta – muitas vezes, doenças e intercorrências, bem como o acompanhamento de rotina.

Além da discussão dos motivos que levaram a criança à consulta, outros aspectos, de igual ou maior importância, também devem ser avaliados, como: **o desenvolvimento neuropsicomotor da criança, as imunizações (vacinas), a alimentação e o apetite da criança.**

Na consulta, também deve ser discutido o comportamento da criança quanto ao:

- ritmo intestinal;
- sono;
- comportamento social e emocional (relacionamento com a família e com os amigos);

O pediatra deve conversar ainda sobre prevenção de acidentes e de violência. Para mais informações sobre segurança do pré-escolar, consulte o capítulo "Alertas de segurança", nesta seção.

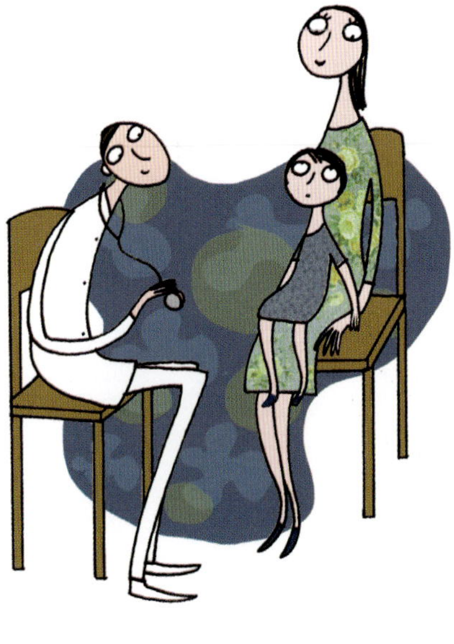

O exame físico

No momento do exame físico, principalmente nos primeiros anos pré-escolares, a criança pode ser bastante resistente, mas o pediatra, com jeito e paciência, além de conhecimento em psicologia infantil, consegue contornar as dificuldades com facilidade. Nesse momento, a familiaridade entre pediatra, criança e pais ajuda bastante.

Antes que a criança complete 6 anos, o pediatra deve também realizar a avaliação da **acuidade visual** com o **teste de Snellen.** Nesse teste, utiliza-se uma tabela com a letra "E" mostrada em todas as posições. A tabela é posicionada a 5 metros da criança e a ela é solicitado imitar com a própria mão a posição da letra "E" indicada. À criança também pode ser perguntado para que lado estão voltadas as "perninhas" do "E": para cima, para baixo, para a parede ou para a janela, conforme a disposição do consultório.

Ao final dos 6 anos de idade, a criança também deve ser submetida a uma **audiometria.** É um exame que mede a acuidade auditiva. Com a criança dentro de uma cabine, são emitidos sons a diferentes intensidades e frequências, a fim de detectar deficiência auditiva leve ou mesmo moderada, que a família ou o pediatra ainda não tenham percebido.

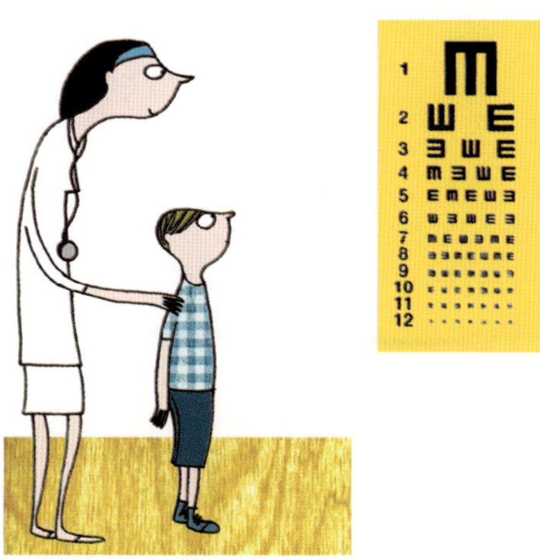

ATENÇÃO

Quando doente, é sempre preferível levar a criança a seu pediatra, que já a conhece assim como a sua família.

O QUE VOCÊ DEVE FAZER

Alguns problemas comuns nessa faixa etária estão relacionados a **uso do vaso sanitário, gagueira, roer unhas e dores recorrentes funcionais** (dores sem causa específica, decorrentes do crescimento). Aproveite a oportunidade para **esclarecer todas as suas dúvidas** com o pediatra! Para mais informações, consulte os capítulos "Crescimento e desenvolvimento" e "Comportamento", nesta seção.

DICA

Tire todas as dúvidas com o pediatra, que pode esclarecer sintomas e cuidados que devem ser tomados em diversas doenças.

ATENÇÃO

Os sintomas de viroses intestinais podem incluir febre, diarreia, entre outros. Como são sintomas comuns a muitas outras disfunções, sempre consulte o pediatra no caso de os sintomas persistirem por mais de 48 horas, ou se a criança estiver prostrada e febril.

São também comuns nessa faixa etária as viroses intestinais e respiratórias, as quais podem evoluir para infecções bacterianas como otites, sinusites e pneumonias.

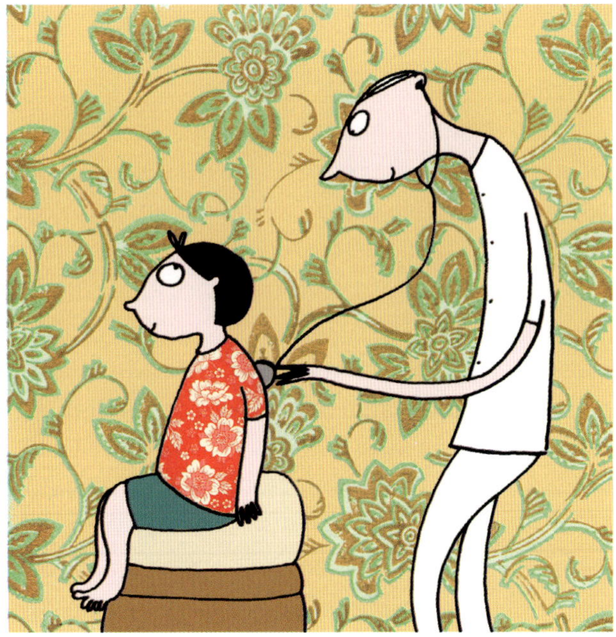

Fatores de risco para doença cardiovascular (do coração e dos vasos sanguíneos)

Se o pediatra considerar que a criança apresenta fatores de risco para desenvolver doença cardiovascular, deve recomendar que sejam feitos exames de sangue para dosagem de **colesterol e triglicérides**, para medir as taxas de gorduras no sangue.

Alguns fatores de risco para o desenvolvimento de doença cardiovascular são:

- **obesidade;**
- **dieta** rica em gorduras saturada e *trans*. Para recomendações sobre a dieta adequada nessa faixa etária, consulte o capítulo "Alimentação", nesta seção;
- **história familiar de dislipidemia** (taxas alteradas de gorduras no sangue);
- **história familiar de doença cardiovascular antes de 55 anos.**

Alimentação

A faixa etária do pré-escolar (2 a 6 anos) é um período crítico na vida da criança. Trata-se de uma etapa de transição, em que a criança saiu de uma fase de total dependência (recém-nascido a 2 anos de idade) para ingressar em uma fase de maior independência (dos 7 aos 10 anos, seguida da adolescência). **Essa idade é muito significativa para a formação de hábitos**.

Pais que têm filhos nessa faixa etária fazem uma série de questionamentos e expõem problemas comuns à maioria das famílias, principalmente àquelas que vivem essa experiência pela primeira vez.

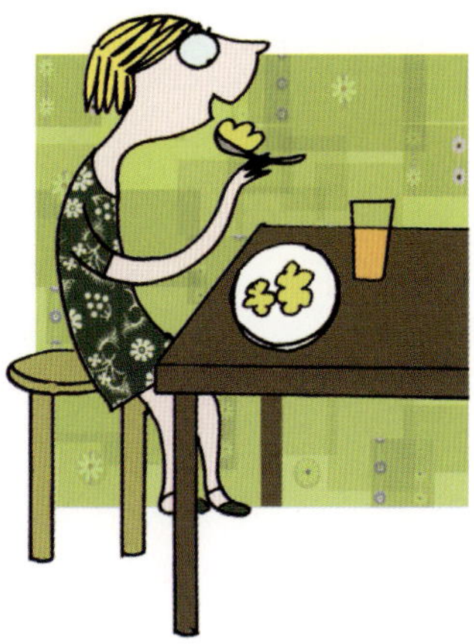

Crescimento e desenvolvimento *versus* alimentação

Quanto meu filho precisa comer? Acho que ele não come o suficiente, ele nunca "limpa o prato"!

Tendo como parâmetro a alimentação de seu filho quando era bebê, é comum os pais se preocuparem se ele está ingerindo uma quantidade adequada de alimentos na idade pré-escolar.

O QUE OBSERVAR

Meu filho é magro. Será que ele está doente ou desnutrido?

Por volta dos três anos de idade, é normal as crianças começarem a perder suas formas arredondadas e adquirirem uma **aparência mais esbelta e atlética,** própria da infância. À medida que os músculos abdominais se desenvolvem, a barriga mais saliente começa a diminuir, e o tórax, os braços e as pernas ficam mais compridos.

Para mais informações, consulte o capítulo "Crescimento e desenvolvimento", nesta seção.

ATENÇÃO

Ainda que esse seja um período cujo ritmo de crescimento é menor do que na faixa etária de lactente, a velocidade de crescimento e desenvolvimento é estável. Observa-se um grande aumento das habilidades das funções corporais, incluindo a aprendizagem. **Por essas razões, zele pela qualidade da alimentação de seu filho!**

CONSULTE O PEDIATRA

A verificação do crescimento e do desenvolvimento, e a vigilância de distúrbios nutricionais e doenças frequentes na família devem ser realizadas nas consultas pediátricas de rotina, que, nessa fase, devem ocorrer, pelo menos, a cada 6 meses. Com base nessas avaliações, o pediatra poderá orientar os pais quanto à quantidade e à qualidade da dieta de seu filho.

Para mais informações, consulte o capítulo "Consultas pediátricas", nesta seção.

O QUE VOCÊ DEVE FAZER

À medida que os dentes nascem, os alimentos amassados devem ser substituídos gradativamente por alimentos em pedaços. Também devem ser introduzidos os alimentos crus como a cenoura, o tomate, a maçã, entre outros. A mastigação é importante para o desenvolvimento da musculatura do rosto; maus hábitos alimentares podem ocasionar deformidades dentárias e de mordida, levando a criança, por exemplo, a respirar com a boca aberta, resultando em outros prejuízos à saúde.

Muitas vezes, por desconhecimento das reais necessidades, os pais acham que a criança está doente ou adotam uma série de condutas inadequadas, como pressioná-la a comer mais do que deseja. Esse tipo de atitude gera estresse familiar e pode habituá-la a comer além de suas necessidades, favorecendo o desenvolvimento de distúrbios nutricionais, como a obesidade.

A faixa etária do pré-escolar caracteriza-se por ser um período de crescimento estável, com ritmo de crescimento regular e **mais lento** do que o bebê. Assim, a velocidade de crescimento em altura e ganho de peso, embora variável de criança para criança, é **menor** do que nos dois primeiros anos de vida; portanto, as **necessidades nutricionais** e, consequentemente, **o apetite são menores.**

As mudanças do corpo dessa faixa etária incluem crescimento e desenvolvimento muscular e esquelético, tornando as crianças **mais fortes e ágeis**. As cartilagens transformam-se em ossos em um ritmo mais acelerado do que antes, e os ossos também se tornam mais duros, dando à criança uma constituição mais firme e uma proteção maior aos órgãos internos.

Aos 3 anos de idade, todos os dentes da primeira dentição (dentes de leite) já nasceram, e as crianças podem ter uma alimentação mais diversificada. Deve-se estimular a criança a comer alimentos com diferentes gostos, cores, consistências, temperaturas e texturas, atentando para estabelecer uma dieta adequada em qualidade e quantidade, o que proporcionará o amadurecimento do sistema digestório.

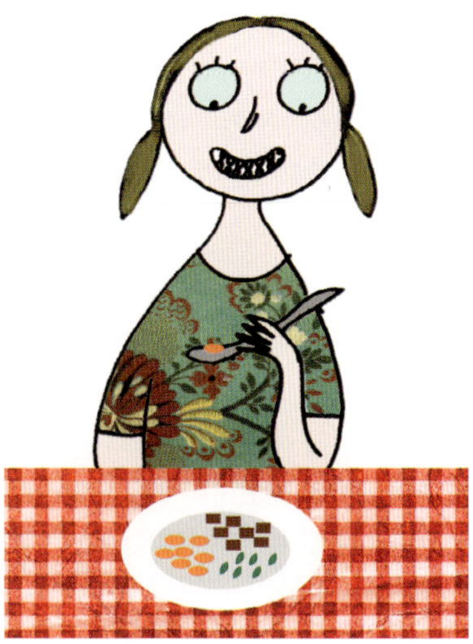

Comportamento *versus* alimentação

Nessa fase, o comportamento alimentar da criança é imprevisível e variável. Por isso, a educação nutricional deve se dar em função de vários fatores:

- as crianças tendem a valorizar as atividades sociais, deixando a alimentação em segundo plano. A criança cansada ou envolvida com brincadeiras pode não aceitar a alimentação de imediato;
- o clima também interfere na alimentação e, normalmente, no verão há uma redução do apetite em relação ao inverno;
- o ambiente no momento das refeições também pode interferir na aceitação dos alimentos pelo seu filho. Procure manter o ambiente tranquilo durante as refeições;
- nessa fase, formam-se as preferências individuais, com o desenvolvimento dos sentidos e a diversificação da percepção dos sabores. Como consequência, inicia-se o processo de escolha dos alimentos. O apetite passa a ser regulado pelos alimentos preferidos da criança e é estimulado pela forma de apresentação da alimentação (cor, textura e cheiro).

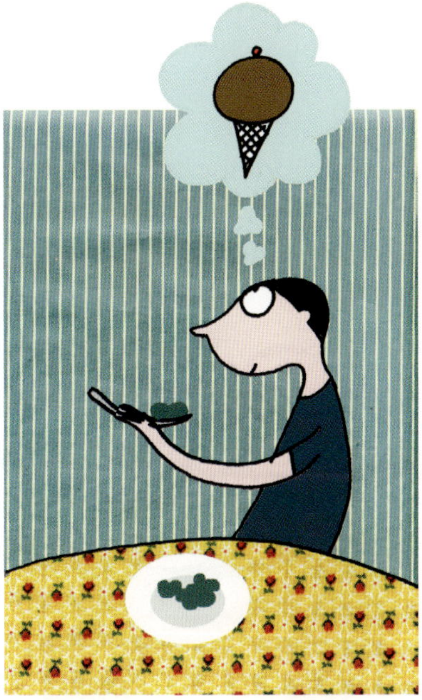

DICA

Os alimentos preferidos pela criança são, com maior frequência, os de valor energético mais elevado e de sabor doce. Essa preferência existe porque o sabor doce é inato ao ser humano, não necessitando de aprendizagem, diferente do que acontece com os demais sabores. Assim, se depender da vontade dela, só terá doces no cardápio. Por isso, **é importante colocar limites quanto ao horário e à quantidade de doces ingeridos.**

ATENÇÃO

Lembre-se de que o apetite é variável e depende da idade da criança, do seu estado de saúde ou doença, do nível de atividade física realizada, do estado emocional, da temperatura do ambiente (no verão, o apetite pode ser menor) e da quantidade de calorias ingeridas na refeição anterior. Além disso, a criança muito estimulada com brincadeiras pode ter seu apetite reduzido.

As necessidades energéticas são maiores em situações de doença, por exemplo, nos casos de febre, infecção, queimadura ou trauma. No entanto, deve-se considerar que a criança doente pratica menos atividade física e produz substâncias anorexígenas (que provocam a perda do apetite), que também reduzem o gasto de energia, consequentemente, o apetite.

Dúvidas frequentes

Nessa faixa etária, é comum o comportamento das crianças gerar angústia e dúvidas nos pais:

- "Às vezes, meu filho come muito em um horário e, em outro, não come nada. Há dias em que come muito e, em outros, muito pouco. Devo me preocupar?"
- "Em algumas refeições, meu filho demonstra gostar muito de um alimento e, depois, o rejeita ou faz o inverso. Isso é normal?"
- "Meu filho tem personalidade forte. Ele diz não para qualquer alimento que eu ofereça!"
- "Meu filho comia bem, agora só come determinados alimentos. O que aconteceu?"

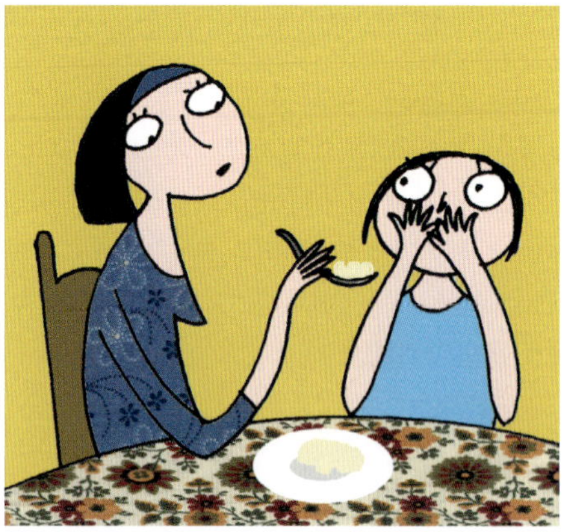

Essa resistência da criança a aceitar os alimentos em uma determinada refeição, ou só aceitar alguns alimentos, na maioria das vezes, **é apenas uma tentativa de demonstração de independência e autonomia**. O importante é continuar estimulando-a a alimentar-se de modo saudável, adequado à idade, e que bons hábitos sejam praticados por toda a família.

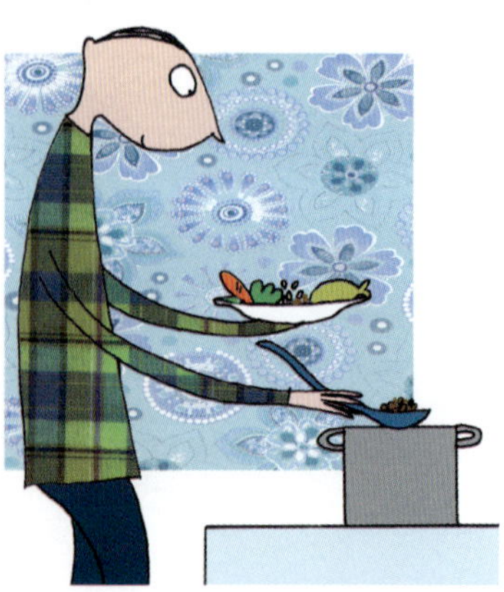

O QUE VOCÊ DEVE FAZER

- **Colocar limites quanto ao horário das refeições e à quantidade de alimentos, procurando criar uma rotina**. A escolha dos alimentos deve partir da família, para que a criança possa ingerir alimentos nutritivos.

- **Dialogar com seu filho**, para que ele aprenda sobre a importância dos alimentos como fonte de nutrição e prazer. Muitas vezes, quando um alimento é rejeitado, os pais logo deixam a criança escolher o que comer, passando a responsabilidade da decisão para ela, o que não é o ideal.

- **Com bom-senso, respeitar a quantidade de alimentos aceita por seu filho e suas preferências alimentares.**

- **Ter uma alimentação saudável, para que seu filho possa imitá-lo**. Nessa faixa etária, as crianças são especialmente sensíveis a estímulos externos e gostam de imitar os adultos. Portanto, esse é um excelente canal de comunicação entre vocês. Dê o exemplo!

- **Estimular seu filho a participar da compra e do preparo dos alimentos**, para despertar o interesse e o prazer pela alimentação.

- **Oferecer os alimentos novos diversas vezes até que seu filho os aceite**. O pré-escolar normalmente reluta para experimentar novos alimentos, sendo comum dizer que **não** gosta de determinado alimento sem que nunca o tenha experimentado. É a chamada **neofobia alimentar**. Repetidas exposições da criança ao alimento podem reduzir essa resposta neofóbica. Somente dessa forma, a criança conhecerá o sabor do alimento, mesmo que seja em quantidade mínima, e estabelecerá seu padrão de aceitação. Às vezes, é preciso expor a criança de 10 a 15 vezes ao mesmo alimento até que ela o aceite de maneira plena. Trata-se de uma espécie de defesa diante de algo que ela desconhece. Resultante dessa instabilidade própria da idade, a criança também pode adorar um alimento um dia e, depois de um tempo, detestá-lo, e vice-versa.

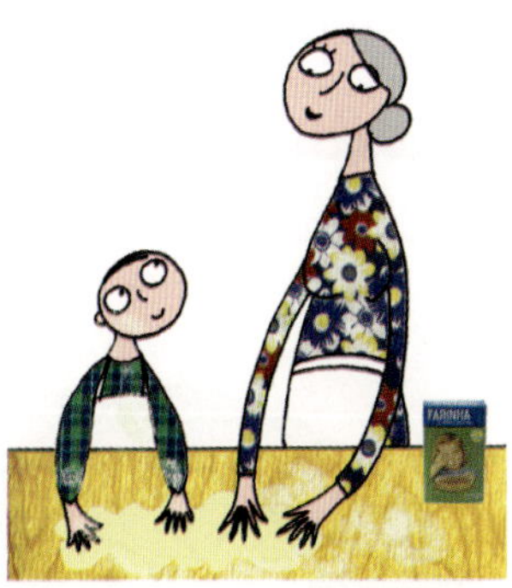

CONSULTE O PEDIATRA

A criança de 2 a 6 anos de idade é muito instável quanto a seu apetite e suas preferências alimentares. Você deve estar sempre atento e consultar regularmente o pediatra, para que ele possa orientá-lo e tranquilizá-lo com base na avaliação da saúde de seu filho.

O QUE VOCÊ NÃO DEVE FAZER

Não associar a alimentação a recompensas, chantagens, subornos ou castigos para forçar a criança a comer. Isso só reforçará a recusa alimentar e poderá criar um ciclo vicioso na relação pais/filhos/alimentos.

Não servir no prato uma quantidade maior do que a aceita normalmente pela criança – respeite o apetite dela, não a force a "limpar o prato"!

- **Conhecer a qualidade nutricional dos alimentos e a quantidade de porções satisfatórias para essa idade**. Por exemplo, as necessidades diárias de proteína e cálcio podem ser satisfeitas com 2 copos de leite e uma porção de carne ou um alimento alternativo, como peixe, queijo ou ovos. A vitamina A pode ser encontrada em cenoura, gema de ovo ou leite integral, entre outros alimentos. A vitamina C está presente, por exemplo, em frutas cítricas, tomates e vegetais verdes. O cálcio, essencial para a formação dos ossos, está presente em laticínios, brócolis, feijão e salmão, além de outros alimentos. Para mais informações, consulte o item "Como proporcionar uma dieta equilibrada ao seu filho?", a seguir.

Acompanhando a alimentação de seu filho

Os pais devem se preocupar quando seus filhos ingerem exageradamente cereais açucarados, bolos, guloseimas e outros alimentos com baixo valor nutricional, pois eles tiram o apetite para os alimentos nutritivos de que necessitam.

Dietas ricas em gorduras, sal e açúcares (chamadas de *junk food* ou, vulgarmente, "tranqueira" ou "porcaria") levam a distúrbios nutricionais a curto, médio e longo prazo (da infância à idade adulta), como anemia, desnutrição, hipertensão arterial, doenças cardiovasculares, obesidade, diabetes, osteoporose, entre outras.

O QUE VOCÊ DEVE FAZER

- Oferecer **apenas** alimentos nutritivos e balanceados a seu filho, verificando, inclusive, a qualidade dos lanches que ele leva à escola. Além disso, a própria escola deve estar atenta à merenda que as crianças trazem de casa.

- Evitar especialmente o consumo de biscoitos recheados (o recheio é rico em gorduras, incluindo a *trans*), sorvetes de massa (possuem grande quantidade de gorduras), macarrão instantâneo (apresentam condimento adicional rico em sal) e alimentos pré-prontos congelados (também são ricos em gordura e sal).

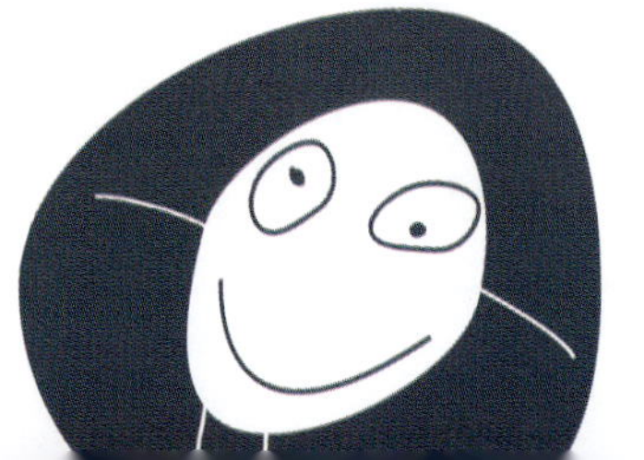

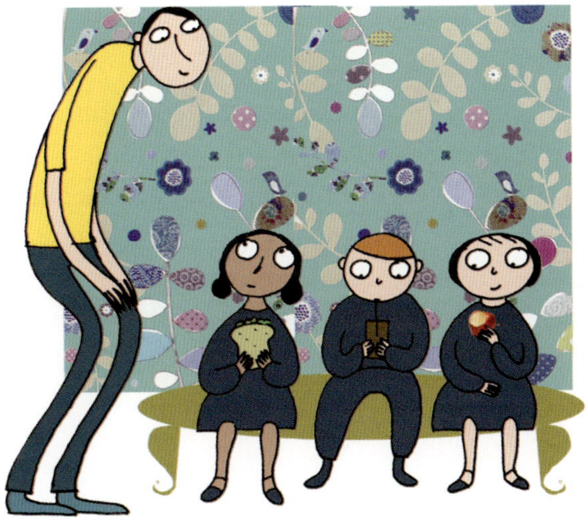

- Preferir refeições caseiras cuidadosamente preparadas, evitando-se: o uso exagerado de óleo para cocção, o consumo de frituras (podem ser substituídas por alimentos grelhados ou assados), o consumo de carnes com aparas de gordura e pele (no caso das aves, como o frango), o uso de *bacon* em preparações nutritivas como o feijão e, por fim, o acréscimo de condimentos industrializados, que costumam conter uma quantidade excessiva de sal, como maionese, mostarda etc.

- **Evitar que a criança ingira um único tipo de alimento**, como o leite, ou consuma grandes volumes de outros líquidos, como sucos, pois podem levar à carência de nutrientes importantes nessa faixa etária. Os sucos naturais podem ser oferecidos na quantidade máxima de 150 mL/dia para que a criança tenha apetite para consumir outros alimentos, mantendo, assim, uma dieta equilibrada, composta por macro (proteínas, carboidratos e gorduras) e micronutrientes (minerais e vitaminas). Também é de fundamental importância oferecer água à vontade nos intervalos das refeições.

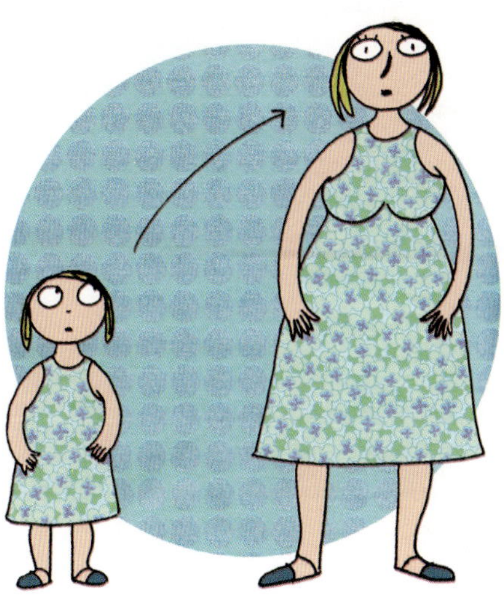

O QUE VOCÊ DEVE SABER

Embora o excesso de peso de um bebê alimentado com leite materno não seja motivo de preocupação, a menos que haja introdução de alimentação complementar inadequada, o mesmo não pode ser dito de uma criança obesa na idade pré-escolar. As crianças **obesas** tendem a se tornar adultos obesos, e o excesso de gordura corpórea pode ser uma ameaça à saúde. A tendência à obesidade no pré-escolar deve-se, em parte, a um fator hereditário e, em parte, a fatores ambientais, ou seja, decorrente de dieta incorreta, falta de atividade física e/ou fatores emocionais. As preocupações quanto aos níveis de colesterol e gordura na dieta levaram os profissionais da área da saúde a recomendar que apenas 30% das calorias totais ingeridas por crianças com mais de 2 anos de idade sejam de gordura e menos de 10% do total, de gordura saturada. A carne e os laticínios devem fazer parte da dieta para o provimento de proteína, ferro e cálcio ao organismo da criança, mas a carne deve ser magra, e o leite e os outros laticínios podem ser dados na forma de semidesnatados.

ATENÇÃO

É nessa faixa etária que se consolidam os hábitos alimentares; portanto, é fundamental que tanto a família quanto a escola orientem as crianças a adotar uma alimentação saudável.

A família e a escola devem mostrar às crianças qual o real custo da cultura do *fast-food* ou *junk food*, esclarecendo-as acerca de seus malefícios, como o aumento da prevalência da obesidade, diabetes, anemia, entre outras doenças.

Os pais devem se esforçar para mostrar às crianças a importância do momento da refeição, criando alguns hábitos como o de sentar-se à mesa juntos.

Esse é um momento importante de diálogo e de união familiar.

Aquisição de hábitos alimentares saudáveis

Papel da família e da escola

A formação da preferência por determinados alimentos sofre a influência de fatores genéticos, ambientais e culturais. Por essa razão, **os pais devem desenvolver hábitos alimentares saudáveis** em sua família. Além disso, a criança deve receber orientações sobre alimentação saudável na escola (educação nutricional). Dessa forma, aos poucos, aprenderá que seu estado de saúde depende, em grande parte, de seu comportamento alimentar e que, ao melhorar seus hábitos alimentares, poderá alcançar um estado nutricional adequado na idade adulta.

Nessa faixa etária, o grau de maturidade alcançado pela maioria dos órgãos da criança é equiparável ao de um adulto. As necessidades energéticas, porém, (quantidade e qualidade da alimentação necessária) **variam entre as crianças em função das amplas diferenças** em relação ao ritmo de crescimento, ao perfil físico e à quantidade de atividade física praticada por cada uma.

A dependência familiar, em particular a materna, que existe até os 3 anos de idade, começa a se modificar nessa faixa etária em função do ingresso da criança na **pré-escola**. A escola incentiva-a a adquirir certo grau de autonomia, introduzindo novos hábitos, que são aprendidos em seus novos relacionamentos sem a supervisão materna. Assim, cria-se uma rede, incluindo a escola, a família e os amigos, capaz de desenvolver uma **ação adequada** no que se refere às recomendações dietéticas para essa faixa etária.

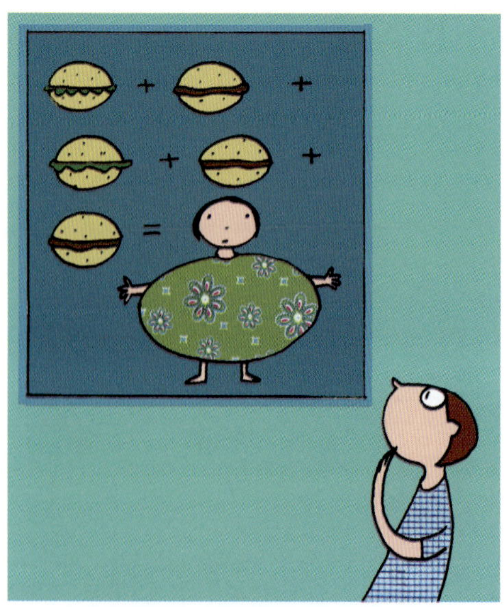

O QUE VOCÊ DEVE FAZER

- **Estimular para que as refeições e os lanches sejam feitos com a criança sentada à mesa**, sem outros estímulos visuais e auditivos, como televisão, computador, videogames, entre outros. Sempre que **possível, reunir toda a família no momento da refeição**, mantendo um ambiente tranquilo. Dessa forma, a criança olhará para o alimento e conseguirá prestar atenção às quantidades ingeridas e à variedade de alimentos, estimulando também o centro de saciedade no cérebro. Dessa forma, o ato da alimentação será um momento em que a criança poderá utilizar seus cinco sentidos, sem a transformar em uma atividade obrigatória, monótona ou voraz. Aproveite para prestar atenção na mastigação de seu filho! Veja se ele está mastigando bem os alimentos, de boca fechada, e ingerindo-os sem a necessidade de líquidos.

- **Ter em mente que a alimentação deve ser um ritual agradável e sem pressão psicológica.**

- **Lembrar que os pais são também educadores** e, no dia a dia, devem ensinar seus filhos a ter uma alimentação saudável, o que envolve oferecer refeições adequadas em termos nutricionais, com regularidade (5 vezes ao dia: 3 refeições principais e 2 lanches) e com textura e forma compatíveis com a faixa de desenvolvimento da criança, para que ela possa comer sozinha uma quantidade que a satisfaça.

- **Respeitar os limites da criança**. Se ela disser que já ingeriu o suficiente, acredite! Ela sabe o que sente e está tentando conversar sobre isso com você. Não insista, dizendo "só mais um pouquinho", nem force a criança a comer tudo o que está no prato.

- **Deixar seu filho se alimentar sozinho, sob a sua supervisão**. Essa é uma fase em que a criança deseja e precisa vivenciar como é fazer certas coisas por si só. Nessa faixa etária, a coordenação muscular melhora continuamente e a criança já é capaz de aprender a se alimentar sozinha. Procure ter paciência e não demonstrar ansiedade diante do tempo que seu filho leva para se alimentar e da bagunça provocada. No início, ele usará os dedos como talheres, mas, aos poucos, aprenderá a manejar talheres e copos corretamente. Procure colocá-lo em uma cadeira mais alta e aproximá-lo da mesa, para que fique mais perto do resto da família.

CONSULTE O PEDIATRA

Diante da expressão **"eu tenho medo de que meu filho não esteja comendo o suficiente!"**, a participação do pediatra é importante para assegurar que crianças saudáveis não passam fome e, portanto, não é necessário insistir para que comam a quantidade esperada por seus pais. As crianças saudáveis certamente são capazes de autorregular sua ingestão de alimentos e vão comer quando sentirem fome.

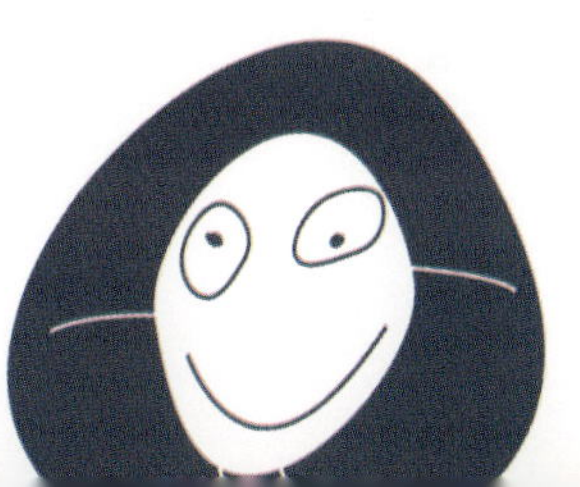

LEMBRE-SE

Ajudar a criança a comer não significa usar uma colher para forçá-la a se alimentar. Deve-se ajudá-la, **quando for necessário**, dando oportunidade para que ela assuma o controle de levar a comida do prato até a boca, tornando-se, aos poucos, mais independente. Esse tipo de cuidado estimula o diálogo e amplia o canal de comunicação entre pais e filhos, aumentando a autoestima de ambos.

ATENÇÃO

Os talheres e os pratos devem ser adequados para não causarem acidentes!
Dê preferência aos talheres feitos para crianças, que normalmente não são afiados, não têm pontas e são mais leves, facilitando o manuseio pela criança.

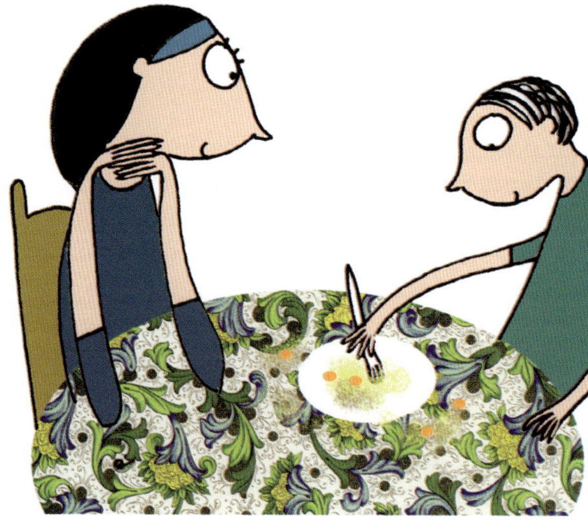

Recomendações para uma alimentação e estilo de vida saudáveis

Existe uma grande variedade de merendas e alimentos de preparo rápido, que contêm ingredientes desaconselhados em termos nutricionais. De modo geral, o valor calórico desses alimentos é elevado e o valor nutritivo é baixo. Por essas razões, evite oferecer alimentos artificiais ao seu filho, em especial salgadinhos e refrigerantes. Os hábitos alimentares adquiridos nessa idade podem se manter durante a vida adulta.

Como proporcionar uma dieta equilibrada ao seu filho?

O regime alimentar precisa ser **variado** e de **qualidade**, compreendendo alimentos pertencentes a quatro grupos principais. Os quatro grupos e suas principais fontes são:

- **fontes de proteína**: leite e derivados (p.ex.: queijos, coalhada e iogurtes), carnes (p.ex.: de boi, de ovelha, aves, peixes e vísceras [fígado e coração]), ovos e leguminosas (p.ex.: feijão, lentilha, ervilha e grão-de-bico);

- **fontes de carboidratos**: cereais (p.ex.: arroz, milho e farinha de trigo), féculas (p.ex.: batata, batata-doce, inhame e mandioca) e açúcares;

- **fontes de gordura**: azeite, óleo, abacate, banha, manteiga, margarina etc.;

- **fontes de vitaminas e sais minerais**: frutas, hortaliças (verduras e legumes), leite e derivados, ovos e carnes.

A pirâmide alimentar a seguir apresenta a distribuição adequada dos diferentes grupos de alimentos na dieta.

Níveis da pirâmide	Grupo alimentar
1	Cereais, massas, tubérculos e raízes
2	Verduras e legumes Frutas
3	Leites e derivados Carnes e ovos Leguminosas
4	Óleos e gorduras Açúcar e doces

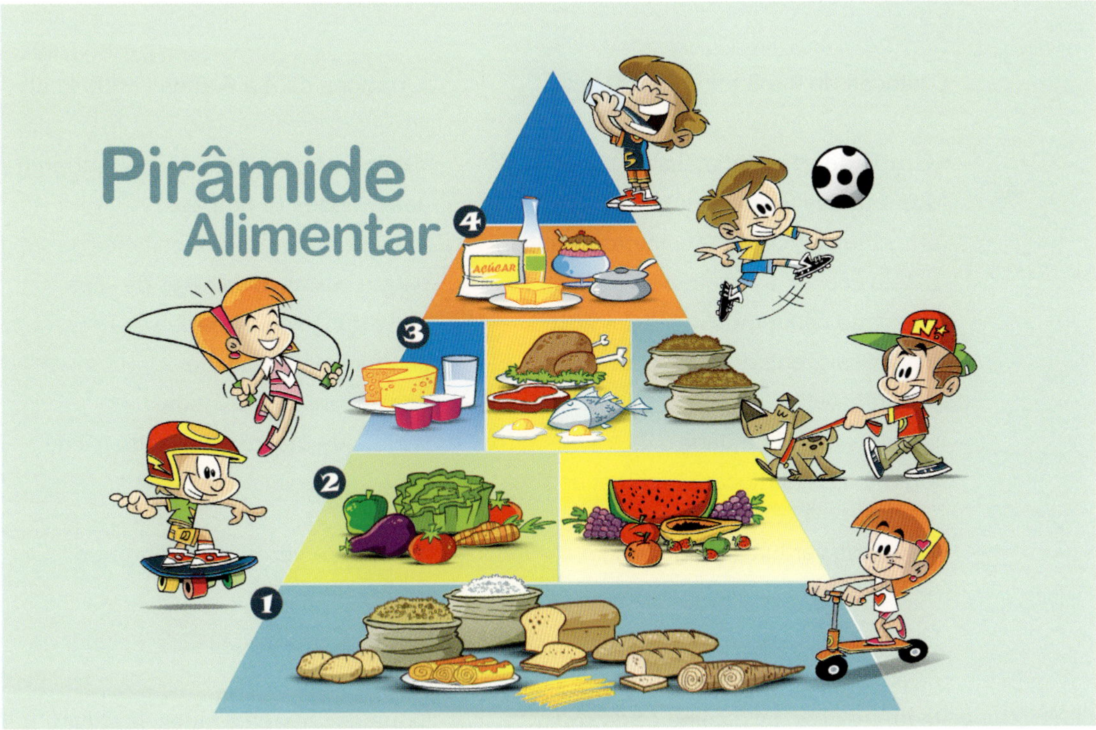

Fonte: adaptado de Philippi ST. et al. Rev Nutr 12: 65-80, 1999 e Guia alimentar para crianças menores de 2 anos, Ministério da Saúde, 2005.

A pirâmide alimentar é uma ferramenta visual simples e modeladora da dieta adequada. Transmite conceitos importantes sobre variedade, proporção e moderação.

Sugestões para o planejamento alimentar

Para essa faixa etária, são indicadas as seguintes proporções diárias:

Grupos alimentares	Idade	
	2 a 3 anos	4 a 6 anos
Cereais, massas, tubérculos e raízes	5 porções	6 porções
Verduras e legumes	3 porções	3 a 4 porções
Frutas	3 porções	3 a 4 porções
Leguminosas	1 porção	1 porção
Carnes e ovos	2 porções	2 porções
Leite e derivados	3 porções	2 porções
Açúcar e doces	1 porção*	1 porção*
Óleos e gorduras	1 porção*	1 porção*

**com moderação, no preparo de refeições e sucos.*

Crianças de 2 a 3 anos (1.300 kcal)

- **Grupo de cereais, massas, tubérculos e raízes (5 porções)**

- arroz branco cozido: 2 colheres de sopa
- batata cozida: 1 ½ colher de sopa ou 1 unidade pequena
- macarrão: 2 colheres de sopa
- pão francês: ½ unidade
- pão de forma: 1 unidade
- farinha de mandioca: 1 ½ colher de sopa

- **Grupo de verduras e legumes (3 porções)**

- legumes cozidos picados: 1 colher de sopa
- legumes crus: 1 a 2 colheres de sopa
- verduras (folhas cruas): 3 de tamanho médio/ 6 pequenas
- verduras (folhas cozidas/refogadas): 1 colher de sopa

Crianças de 4 a 6 anos (1.800 kcal)

- **Grupo de cereais, massas, tubérculos e raízes (6 porções)**

- arroz branco cozido: 4 colheres de sopa
- batata cozida: 3 colheres de sopa
- macarrão: 3 colheres de sopa
- pão francês: 1 unidade
- pão de forma: 2 unidades
- farinha de mandioca: 3 colheres de sopa

- **Grupo de verduras e legumes (3 a 4 porções)**

- legumes cozidos picados: 1 colher de sopa
- legumes crus: 2 colheres de sopa
- verdura (folhas cruas): 3 de tamanho médio/ 6 pequenas
- verdura (folhas cozidas/refogadas): 1 colher de sopa

Fonte: Manual de Orientação do Departamento Científico de Nutrologia da Sociedade Brasileira de Pediatria, 2008.

Pré-escolar

- **Grupo das frutas (3 porções)**
- banana-nanica: ½ unidade
- mamão-papaia pequeno: ½ unidade
- maçã média: ½ unidade
- suco de laranja: ½ copo de requeijão (125 mL)
- goiaba pequena: ½ unidade
- laranja pequena: 1 unidade

- **Grupo das leguminosas (1 porção)**
- feijão cozido (grãos): 1 colher de sopa
- lentilha cozida: 1 colher de sopa rasa
- ervilha cozida: 1 colher de sopa
- grão-de-bico: 1 colher de sopa

- **Grupo das carnes e ovos (2 porções)**
- carne de boi cozida/refogada/grelhada: 2 colheres de sopa rasas ou ½ bife pequeno (35 g)
- carne de frango cozida/grelhada: ½ sobrecoxa ou 1 filé pequeno (35 g)
- carne de peixe cozida/grelhada/refogada: 1 posta pequena (65 g)
- ovo cozido: 1 unidade
- ovo frito: ½ unidade
- bife de fígado: ½ bife pequeno (35 g)

- **Grupo do leite e derivados (3 porções)**
- leite de vaca líquido: 200 mL
- queijo prato: 2 fatias finas (30 g)
- queijo mozarela: 2 fatias médias (40 g)
- iogurte de polpa de frutas: 1 pote (120 g)
- leite em pó integral: 2 colheres de sopa
- queijo de minas: 1 ½ fatia média

- **Açúcar e doces (1 porção)**
- açúcar: 1 colher de sopa
- achocolatado: 1 colher de sopa
- doce caseiro: 1 colher de sopa (20 g)
- geleia: 2 colheres de sobremesa

- **Óleos e gorduras (1 porção)**
- manteiga ou margarina: 1 colher de chá cheia (5 g)
- óleo de soja: 1 colher de sopa rasa

- **Grupo das frutas (3 a 4 porções)**
- banana-nanica: ½ unidade
- mamão-papaia pequeno: ½ unidade
- maçã média: ½ unidade
- suco de laranja: 100 a 200 mL

- **Grupo das leguminosas (1 porção)**
- feijão cozido (grãos): 2 colheres de sopa ou ½ concha média
- lentilha cozida: 2 colheres de sopa cheias
- ervilha cozida: 2 colheres de sopa

- **Grupo das carnes e ovos (2 porções)**
- carne de boi cozida/refogada/grelhada: 3 colheres de sopa ou 1 bife pequeno (80 a 100 g)
- carne de frango cozida/grelhada: 2 sobrecoxas pequenas ou 1 filé médio (100 a 120 g)
- carne de peixe cozida/grelhada/refogada: 1 posta média (150 g)
- ovo cozido: 2 unidades
- ovo frito: 1 unidade

- **Grupo do leite e derivados (2 porções)**
- leite de vaca líquido: 200 mL
- queijo prato: 2 fatias finas (30 g)
- queijo mozarela: 2 fatias médias (40 g)
- iogurte de polpa de frutas: 1 pote (120 g)
- leite em pó integral: 2 colheres de sopa
- queijo de minas: 1 ½ fatia média

- **Açúcar e doces (1 porção)**
- açúcar: 1 colher de sopa
- achocolatado: 1 colher de sopa
- doce caseiro: 1 colher de sopa (20 g)
- geleia: 2 colheres de sobremesa

- **Óleos e gorduras (1 porção)**
- manteiga ou margarina: 1 colher de chá cheia (5g)
- óleo de soja: 1 colher de sopa

ATENÇÃO

Os peixes crus, como *sashimi*, podem ser oferecidos às crianças desde que elas tenham mais de 3 anos e não tenham manifestado alergia.

A importância do cálcio

Na faixa etária do pré-escolar, as crianças necessitam de 800 mg de cálcio diariamente. A ingestão adequada de cálcio é importante para prevenir doenças ósseas (p.ex.: osteoporose). Essa quantidade de cálcio pode ser encontrada, por exemplo, em 2 copos de leite + 1 copo de iogurte e + 1 fatia de queijo.

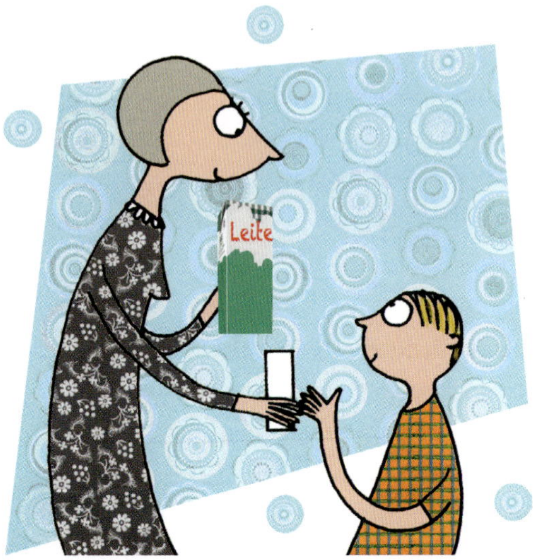

Alimentos	Quantidade	Conteúdo de cálcio em mg?
Leite de vaca integral (fluido)	200 mL	228
Leite de vaca em pó (3 colheres de sopa rasas)	200 mL	280
Iogurte	200 mL	280
Ovo de galinha cozido	1 unidade	54
Queijo prato	30 g	306
Queijo de minas	30 g	211
Queijo mozarela	50 g	306
Sardinha em conserva	100 g	390
Suco de açaí	100 g	118
Alfafa	100 g	525
Amêndoa	100 g	497
Aveia (flocos crus)	100 g	405
Couve-manteiga	100 g	330
Feijão *azuki*	100 g	252
Tofu	100 g	135
Banana-maçã	100 g	30

Objetivos nutricionais

Os objetivos nutricionais fundamentais da pirâmide alimentar são:

- proporcionar o crescimento e o desenvolvimento adequados;
- evitar o déficit de nutrientes específicos e necessários ao bom funcionamento do organismo, como ferro, vitamina A, cálcio, entre outros;
- prevenir problemas de saúde na idade adulta, que são influenciados pela dieta adotada: hipercolesterolemia (colesterol alto), hipertensão arterial, obesidade, diabete, doença cardiovascular, osteoporose, cáries, entre outros.

ATENÇÃO

Salgadinhos, doces e refrigerantes devem ser consumidos **apenas em ocasiões especiais** e em quantidades adequadas para não atrapalhar o apetite para a refeição seguinte. No entanto, evite proibir o consumo desses alimentos, já que, habitualmente, as proibições estimulam ainda mais o interesse das crianças.

Lembre-se de realizar uma boa higiene bucal de seu filho após as refeições, em especial, quando forem ingeridos alimentos com maior teor de açúcar.

Para mais informações, consulte o capítulo "Cuidados com os dentes", nesta seção.

O QUE VOCÊ DEVE FAZER

- **Assegurar uma alimentação com oferta calórica suficiente**, de acordo com a idade e as atividades praticadas por seu filho.
- **Distribuir a oferta calórica de acordo com o ritmo de atividades** que seu filho realiza ao longo do dia. É importante que o café da manhã seja priorizado, principalmente se as atividades escolares ou as práticas de atividade física ocorrerem pela manhã. A merenda escolar também deve ser equilibrada. Evite alimentos pesados ou sem nutrientes adequados. Lembre-se: a escola deve informar os pais sobre a alimentação oferecida.

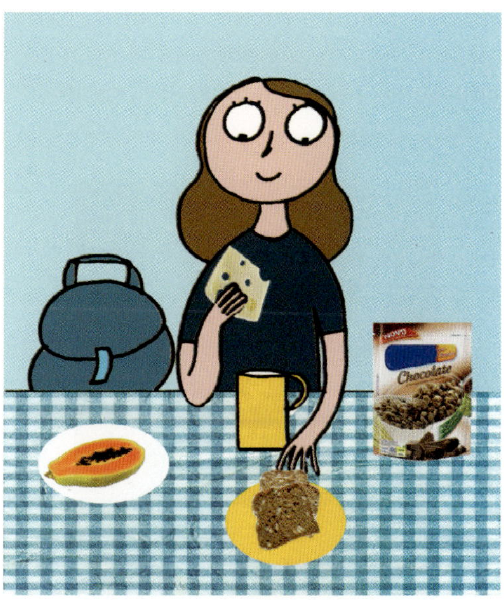

O QUE VOCÊ DEVE FAZER

- **Manter uma correta proporção no consumo dos principais grupos de alimentos**, de forma que o volume calórico total seja de: 10 a 15% de proteínas, 30 a 40% de gorduras e 50 a 55% de carboidratos.

- **Moderar o consumo de proteínas**, procurando obtê-las de ambas as fontes, animal e vegetal. Para isso, deve-se estimular o consumo de cereais, legumes e grãos.

- **Proporcionar o consumo de carnes**, principalmente as vermelhas, pois são uma rica fonte de ferro. Lembrar que a ingestão de verduras, legumes e cereais possibilita a melhor absorção do ferro. Assim, estimule o consumo simultâneo de carnes e alimentos ricos em ácido ascórbico, como frutas e verduras.

- **Evitar o consumo de carnes gordurosas** (com gordura saturada de origem animal, como carne de boi e de cordeiro) e aumentar o consumo de pescados, que contenham gordura poli-insaturada para 3 vezes por semana.

- **Utilizar na dieta produtos marinhos, incluindo o sal, em quantidade moderada**, para evitar o déficit de iodo.

- **Utilizar o azeite de oliva** em preparações como saladas, por ser o mais saudável dos azeites para ser ingerido cru.

- **Restringir o consumo de produtos industrializados elaborados com gordura saturada ou com gordura vegetal hidrogenada (gordura *trans*)**. A gordura *trans* é proveniente da industrialização dos alimentos, principalmente pela hidrogenação, e está presente em margarinas, sorvetes, biscoitos recheados e alimentos congelados pré-prontos.

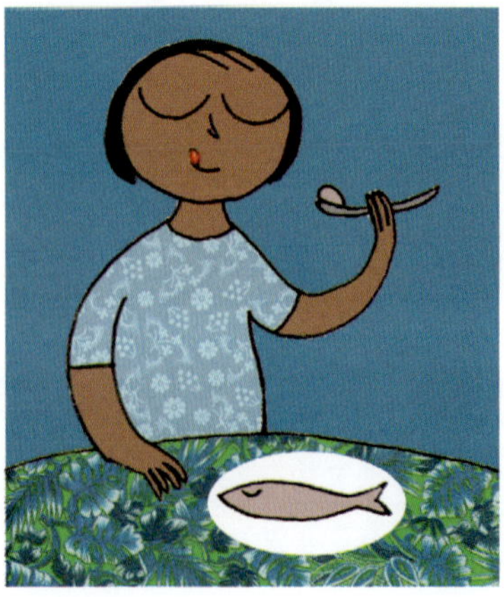

- **Priorizar a oferta de carboidratos complexos**, com uma quantidade adequada de fibras. Assim, deve-se estimular o consumo de cereais, como pão, massa e arroz integrais, e de frutas, de preferência frescas e em pedaços.

- **Evitar o excesso de sucos artificiais e o consumo de carboidratos simples**, presentes nos produtos industrializados, como doces em geral e refrigerantes, bem como complementos em forma de açúcar.

- **Controlar a quantidade de líquidos ingeridos nas refeições**. O suco, a água e, principalmente, o refrigerante distendem o estômago, provocando a saciedade precocemente. Procure oferecer os líquidos após as refeições. Atenção: os refrigerantes devem ser ingeridos apenas em ocasiões especiais, principalmente os de tipo cola, que, por serem fosfatados, aumentam a excreção urinária de cálcio, favorecendo o desenvolvimento de doenças ósseas.

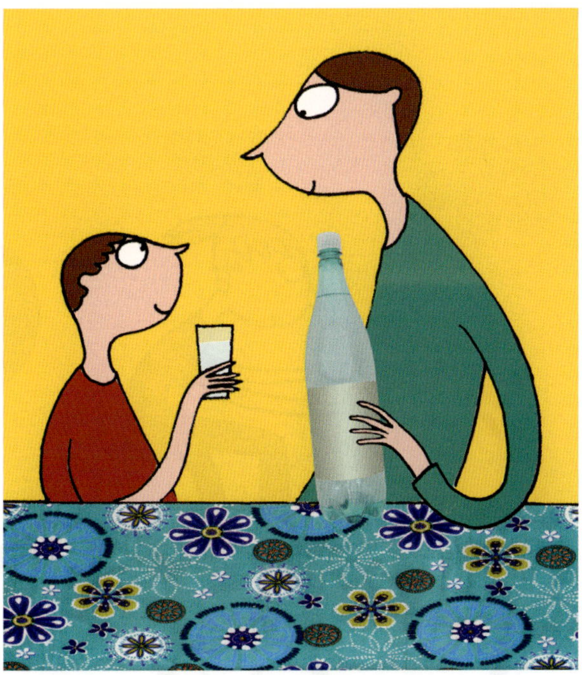

DICAS

- Elabore uma dieta variada para o seu filho, proporcionando um correto aporte de vitaminas e minerais. Estimule o consumo de legumes e verduras, em particular as verdes, azeites vegetais, ovos e produtos lácteos, pois são fontes de vitaminas solúveis em gordura. As vitaminas hidrossolúveis podem ser encontradas em diversas fontes: hortaliças, frutas, cereais não refinados (arroz integral, trigo integral, aveia, quinoa, milho, trigo sarraceno), carnes, derivados lácteos e frutos secos (nozes, amêndoas, pistache, avelãs e castanhas).

- Evite os temperos industrializados disponíveis no mercado e presentes em alimentos como o macarrão instantâneo.

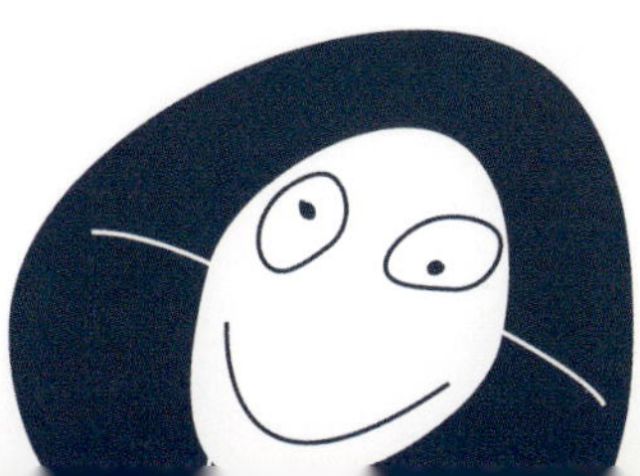

DICAS

- Estimule as refeições em família, garantindo que todos adotem hábitos alimentares saudáveis.

- Para proporcionar um estilo de vida saudável a seu filho, incentive-o também a praticar atividades lúdicas, propiciando o lazer ao ar livre, como andar de bicicleta e passear em parques e praças.

- Para conhecer outras dicas de lazer, consulte o capítulo "Brincadeiras, brinquedos, lazer e esporte", nesta seção.

O QUE VOCÊ NÃO DEVE FAZER

- Não dar leite desnatado ao seu filho (o valor calórico do leite desnatado é baixo, podendo causar desnutrição).

- Não oferecer alimentos congelados pré-prontos em excesso, pois são ricos em gordura e sal.

- Não introduzir sal em excesso na dieta. O consumo excessivo de sal está relacionado com o desenvolvimento da hipertensão arterial. Proporcione uma ingestão moderada.

- Deve-se abolir o hábito de pôr o saleiro na mesa.

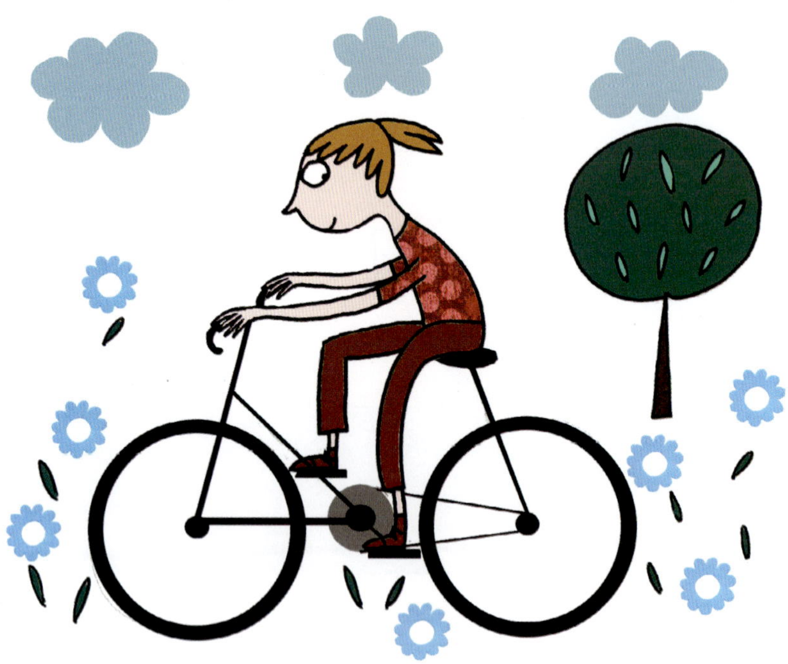

Crescimento e desenvolvimento

Crescimento

De modo geral, o crescimento das crianças entre 2 e 6 anos de idade ocorre de forma estável, embora com perceptível mudança nas proporções corporais. A criança emagrece e, aos poucos, vai perdendo a protrusão (saliência) abdominal e a curvatura acentuada para dentro da coluna lombar. A capa de gordura na planta do pé, que dá a aparência de pé chato, também vai desaparecendo. As pernas crescem diminuindo a relação tronco/altura e a criança fica com um aspecto mais longilíneo. Entre os pediatras, existe um aforismo que descreve as diferenças entre o lactente e o pré-escolar: "O lactente é um Sancho Pança e o pré-escolar um dom Quixote".

Essa é uma fase que, com frequência, incomoda os pais pelo emagrecimento e pela diminuição do apetite. A velocidade de crescimento, que era alta, mas decrescente nos dois primeiros anos, torna-se relativamente estável, em torno de **6 cm por ano em altura e 2 kg por ano em peso.**

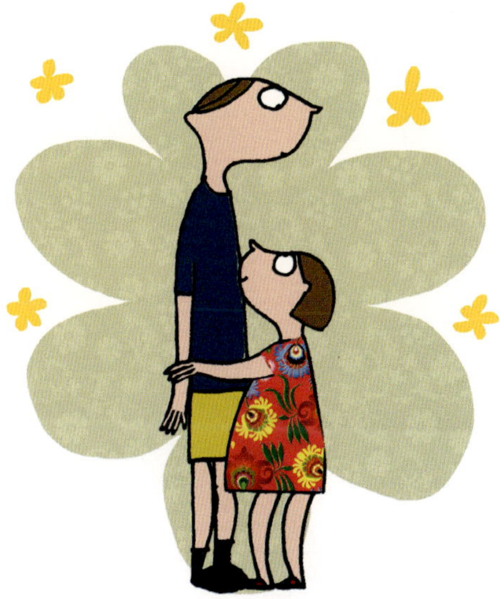

ATENÇÃO

Lembre-se de que a velocidade de crescimento nessa faixa etária não é constante e varia com o tempo e entre as crianças.

O QUE VOCÊ DEVE SABER

Como se pode notar ao observar a tabela, há **grande variabilidade dos valores entre crianças da mesma idade.** Por exemplo, um menino de 5 anos (60 meses) pode ter uma altura que varia de 101,2 a 118,7 cm pelos dados da OMS.

Vários fatores podem explicar essa diferença, mas, entre crianças que não tiveram doenças frequentes, nem tiveram problemas intraútero, os fatores importantes são:

- a herança genética familiar;
- o ritmo de amadurecimento (maturação).

Para conhecer alguns parâmetros de crescimento para essa faixa etária, consulte as tabelas 1 (altura) e 2 (peso), a seguir. Eles apresentam os valores medianos e limites conforme um estudo sobre o crescimento de crianças, preparado pela Organização Mundial da Saúde (OMS).

Tabela 1

Valores medianos e limites de **ALTURA** (em cm) de **meninos** e **meninas** dos 24 aos 72 meses.

Idade (meses)	Meninos			Meninas		
	P_3*	P_{50}*	P_{97}*	P_3*	P_{50}*	P_{97}*
24	81,4	87,1	92,9	79,6	85,7	91,8
30	85,5	91,9	98,3	84,0	90,7	97,3
36	89,1	96,1	103,1	87,9	95,1	102,2
42	92,4	99,9	107,3	91,4	99,0	106,7
48	95,4	103,3	111,2	94,6	102,7	110,8
54	98,4	106,7	115,0	97,6	106,2	114,7
60	101,2	110,0	118,7	100,5	109,4	118,4
66	104,0	112,9	121,8	102,9	122,2	121,5
72	106,7	116,0	125,2	105,5	115,1	124,8

Adaptado da Organização Mundial da Saúde, 2007. www.who.int
P_3 = mais do que 3% da população; P_{50} = mais do que 50% da população; P_{97} = mais do que 97% da população.

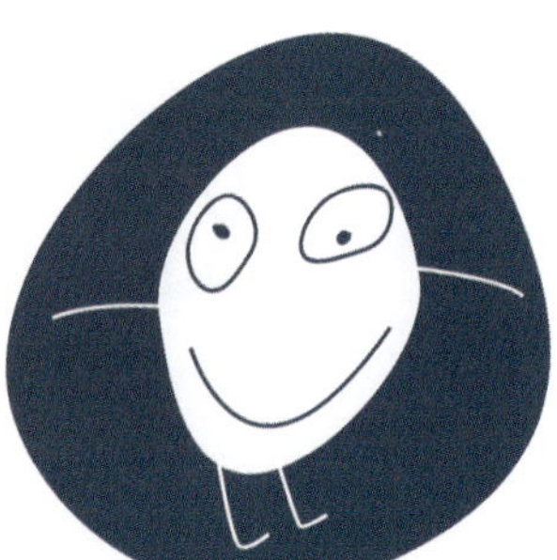

Frequentemente, os pais confundem crescimento com ganho de peso e procuram o pediatra por seus filhos estarem magros. Como dito anteriormente, os pré-escolares tendem a ficar **mais magros.**

Tabela 2

Valores medianos e limites de **PESO** (em kg) de **meninos** e **meninas** dos 24 aos 72 meses.

Idade (meses)	Meninos			Meninas		
	P_3*	P_{50}*	P_{97}*	P_3*	P_{50}*	P_{97}*
24	9,8	12,2	15,1	9,2	11,5	14,6
30	10,7	13,3	16,6	10,1	12,7	16,2
36	11,4	14,3	18,0	11,0	13,9	17,8
42	12,2	15,3	19,4	11,8	15,0	19,5
48	12,9	16,3	20,9	12,5	16,1	21,1
54	13,6	17,3	22,3	13,2	17,2	22,8
60	14,3	18,3	23,8	14,0	18,2	24,4
66	15,3	19,4	25,1	14,8	19,1	25,7
72	16,1	20,5	26,7	15,5	20,2	27,3

Adaptado da Organização Mundial da Saúde, 2007. www.who.int.
**P_3 = mais do que 3% da população; P_{50} = mais do que 50% da população; P_{97} = mais do que 97% da população.*

Da mesma forma que há crianças com diferentes alturas em uma determinada idade, também existem diferenças no **ritmo de crescimento**, ou seja, há crianças que crescem mais depressa e aquelas que crescem mais devagar. Isso se percebe com mais nitidez na puberdade, pois algumas crianças apresentam um estirão de crescimento aos 10 anos de idade e outras, aos 14 anos, mas essa característica existe durante toda a infância.

CONSULTE O PEDIATRA

As crianças que estiverem abaixo dos valores referidos nas tabelas devem ser avaliadas pelo pediatra. **Não se desespere**. De modo geral, 80% das crianças que estão abaixo dos valores-padrão não apresentam problema.

Tanto o peso quanto a estatura da criança em idade pré-escolar devem ser avaliados em consultas pediátricas anuais. Recomendamos que o acompanhamento do crescimento seja feito com anotações de medidas de peso e altura nas curvas de crescimento (peso *versus* idade, altura *versus* idade e IMC *versus* idade) que são adotadas como padrões de normalidade. A seguir, são apresentadas as curvas de crescimento adotadas pelo Ministério da Saúde (MS) (atualizações em 2009) e as curvas utilizadas como referência pela Organização Mundial da Saúde (OMS). Para facilitar o acompanhamento da criança, o Ministério da Saúde disponibiliza essas e outras informações na *Caderneta da saúde da criança*, que é distribuída gratuitamente aos pais na maternidade. Para consultar a versão atualizada da caderneta, acesse: http://www.soperj.org.br/publico/default.asp

As medidas recomendadas atualmente pela Sociedade Brasileira de Pediatria são as da Organização Mundial da Saúde. Ao lado e nas próximas páginas, podem ser visualizados os gráficos da OMS.

Os escores-z são uma classificação que tem como base a altura e o peso da criança relacionados ao padrão de referência.

Peso x Idade (OMS): meninas até os 5 anos (escores-z)

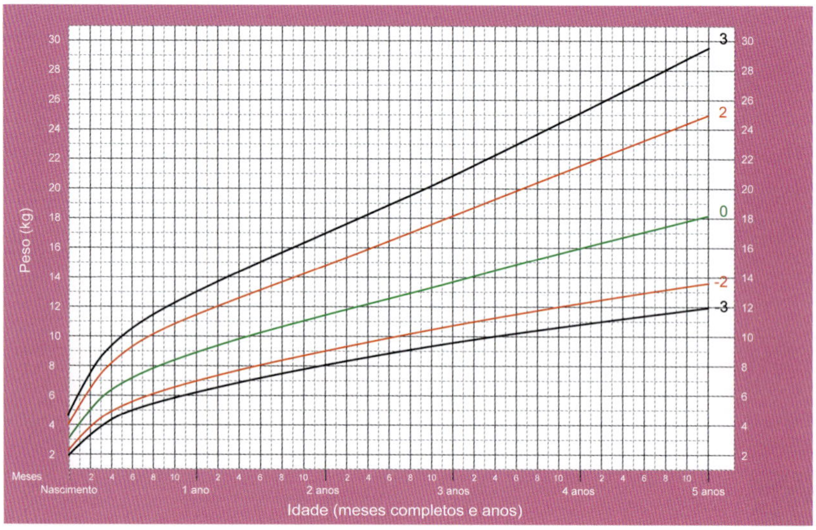

Peso x Idade (OMS): meninos até os 5 anos (escores-z)

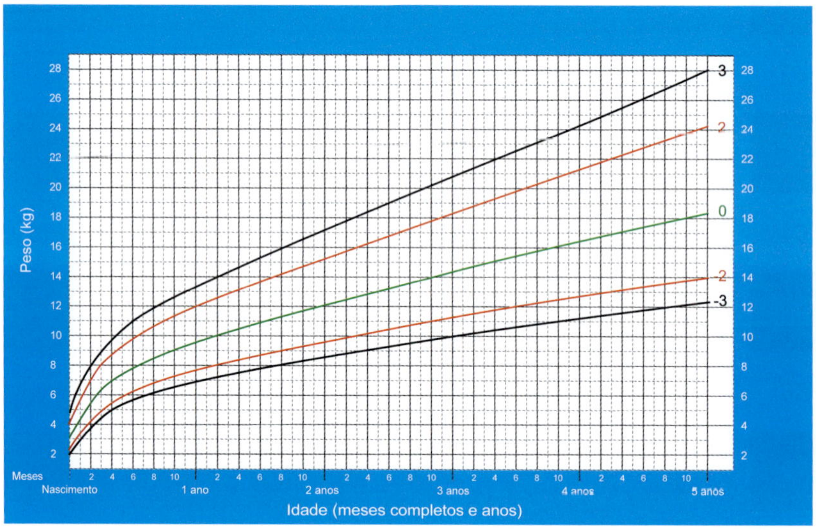

Comprimento/Estatura x Idade (OMS): meninas até os 5 anos (escores-z)

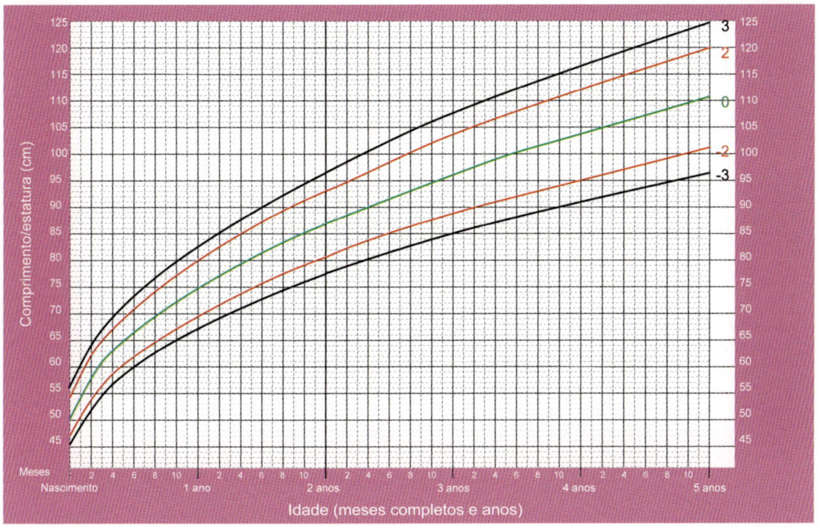

Comprimento/Estatura x Idade (OMS): meninos até os 5 anos (escores-z)

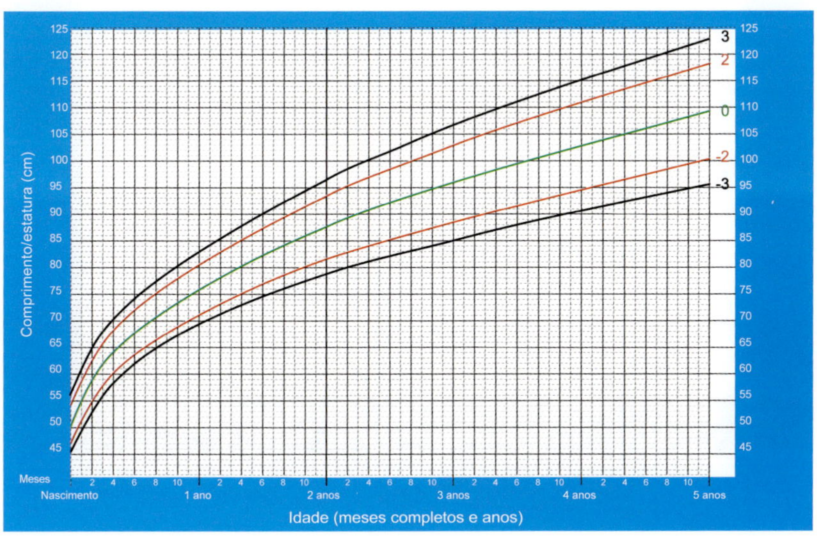

Pré-escolar

IMC x Idade (OMS): meninas até os 5 anos (escores-z)

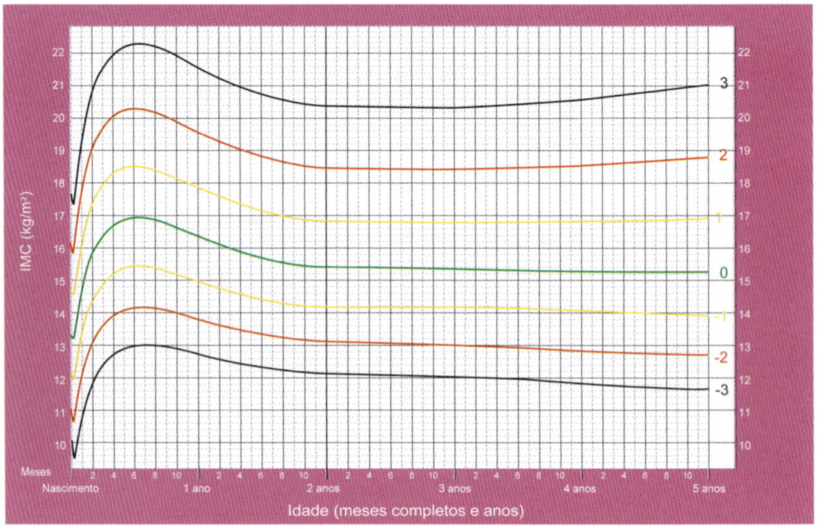

IMC x Idade (OMS): meninos até os 5 anos (escores-z)

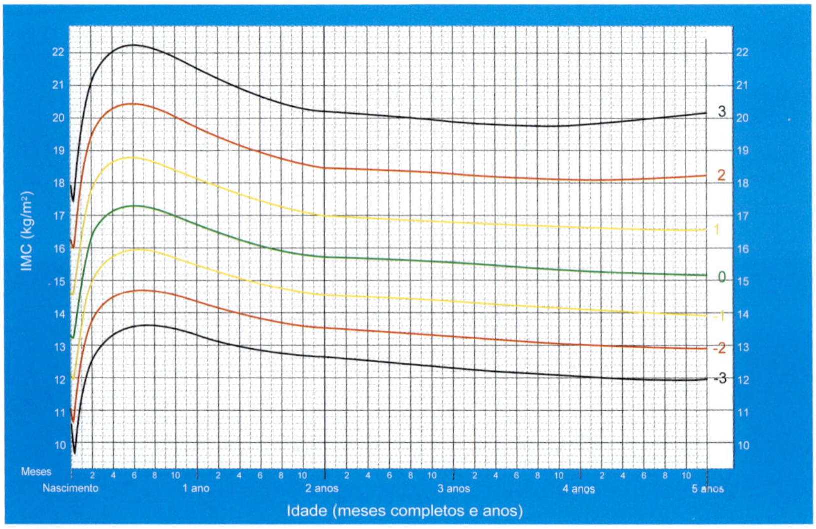

Peso x Idade (MS): de 2 a 5 anos

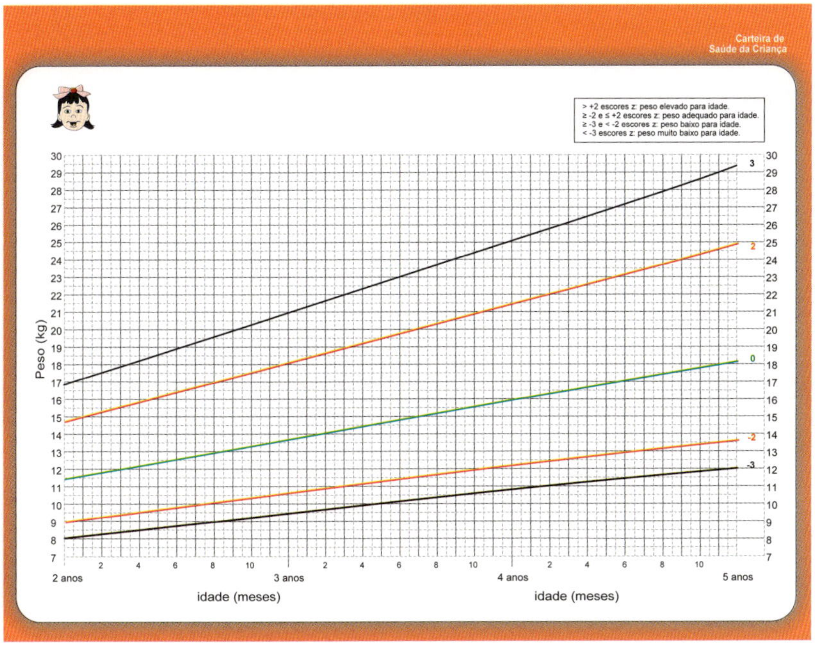

Peso x Idade (MS): de 2 a 5 anos

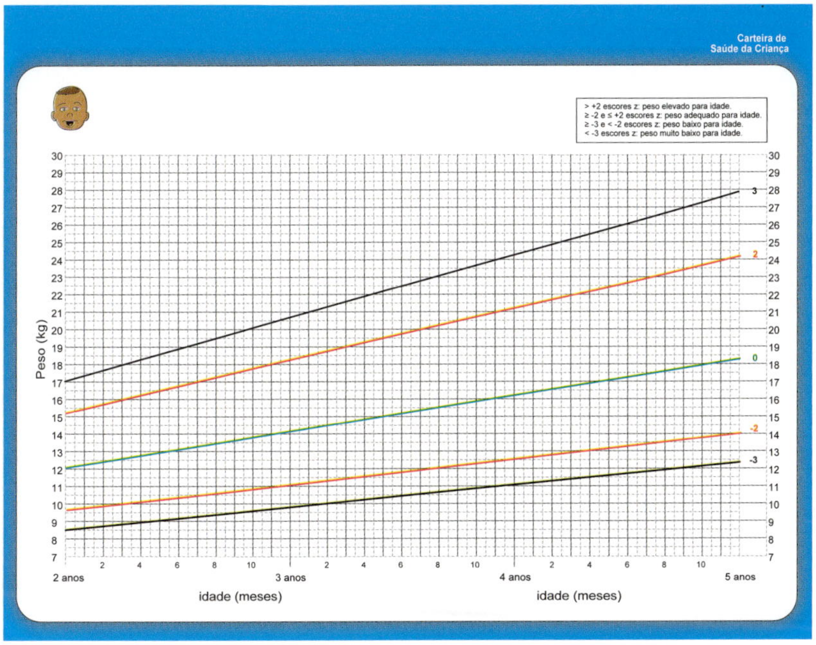

Pré-escolar

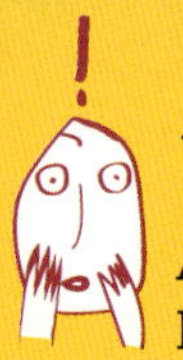

ATENÇÃO

As curvas e tabelas de crescimento servem apenas como uma referência para os pediatras. Por essa razão, a avaliação deve ser feita pelo pediatra, que verificará se a altura e o peso da criança estão de acordo com o esperado, considerando os diversos fatores envolvidos, dentre eles, os fatores genéticos, como a altura e o peso dos pais.

Estatura x Idade (MS): de 2 a 5 anos

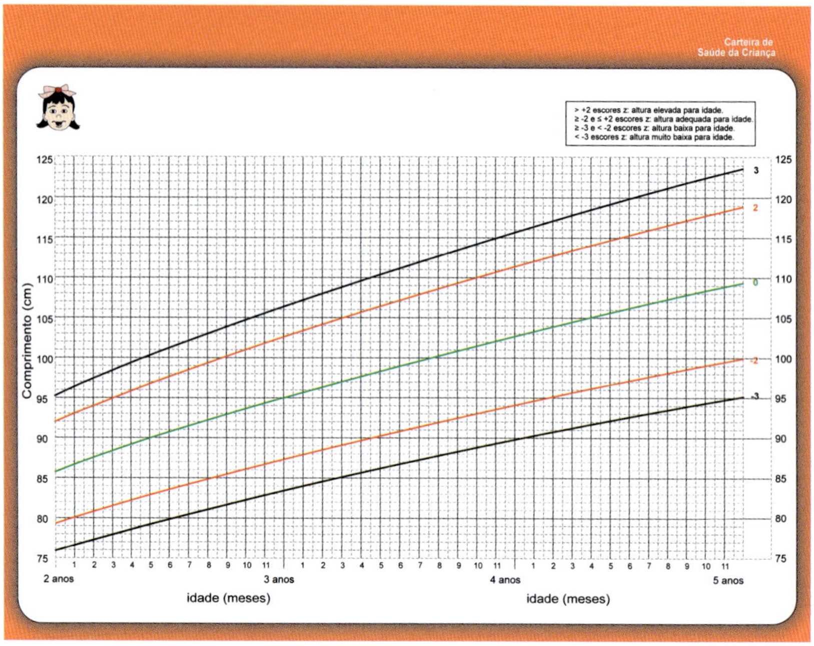

Estatura x Idade (MS): de 2 a 5 anos

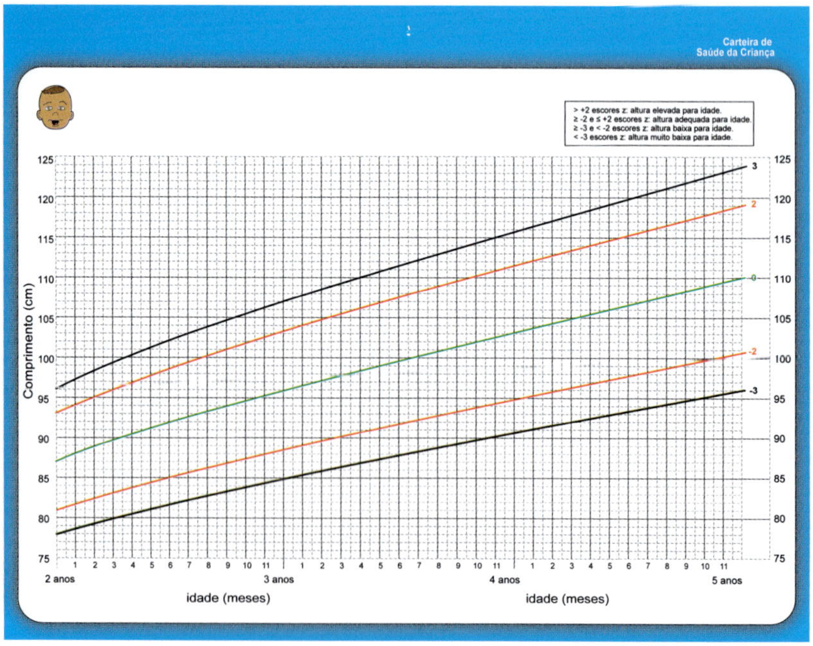

IMC x Idade (MS): de 2 a 5 anos

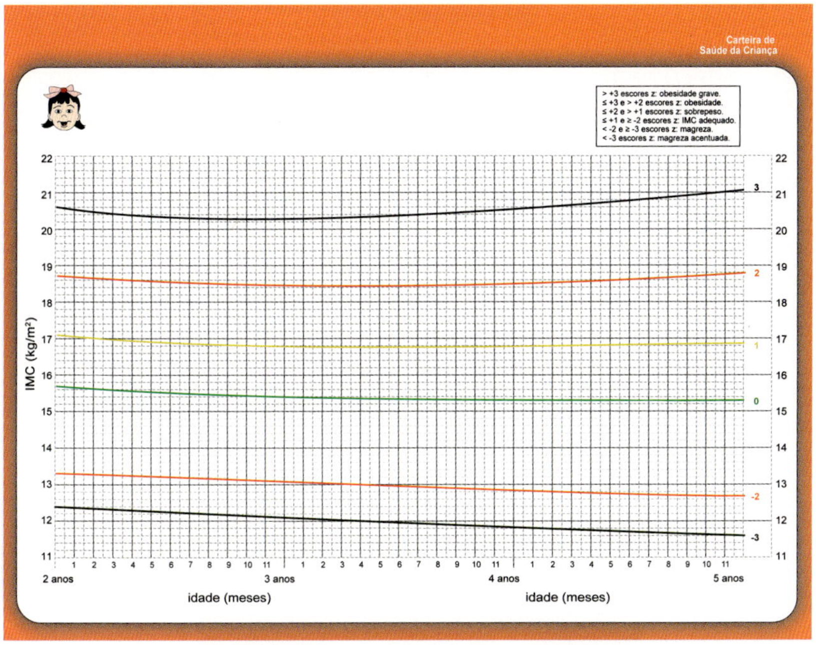

IMC x Idade (MS): de 2 a 5 anos

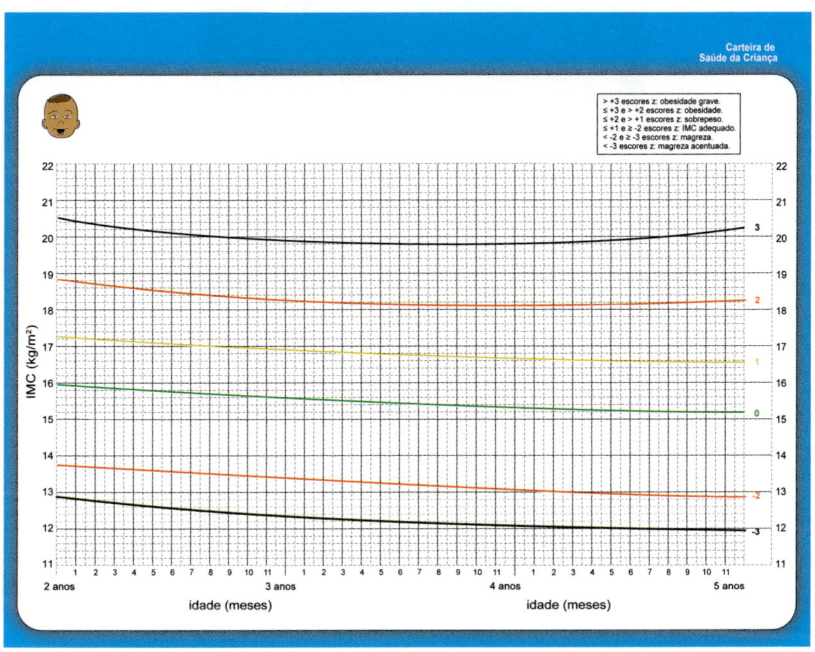

CONSULTE O PEDIATRA

A partir dos 3 anos de idade, as crianças que crescem a uma velocidade **menor do que 4 cm por ano** devem ser avaliadas pelo médico.

Se a criança estiver engordando de forma acentuada, os pais também devem consultar o pediatra, pois ela pode estar a caminho da obesidade.

DICA

Uma maneira doméstica de perceber se seu filho está crescendo bem é observar o tempo que ele leva para mudar de tamanho de roupa ou de sapato.

Há diferenças também em relação ao sexo. As meninas amadurecem mais cedo que os meninos.

Um exame que ajuda a identificar essa variação de crescimento é a verificação da **idade óssea,** que, por padronização internacional, deve ser realizada avaliando mão e punho esquerdos. Assim, 2 crianças de mesma idade podem não estar no mesmo estágio maturacional. Por exemplo, comparando a idade óssea de 2 crianças de 5 anos de idade, uma pode ter idade óssea de 4 anos e a outra, de 6 anos, indicando que esta atingirá a puberdade mais cedo. Essa maturidade óssea reflete-se não só no crescimento, mas também em outros aspectos do desenvolvimento.

Para mais informações sobre as consultas pediátricas nessa faixa etária, consulte o capítulo "Consulta pediátrica", nesta seção.

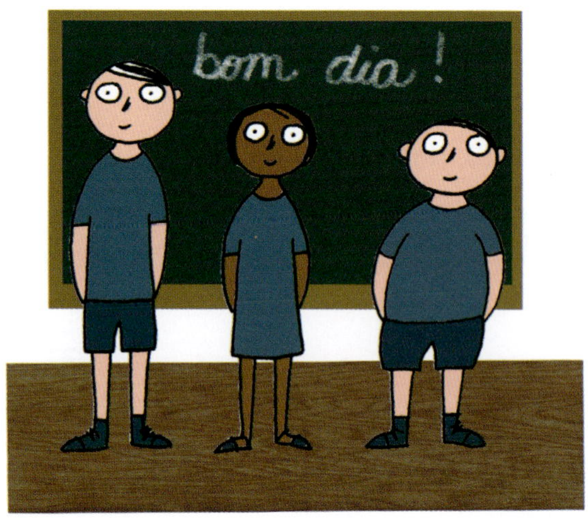

Desenvolvimento

Avaliar o desenvolvimento de uma criança não é uma tarefa simples. Existem muitas teorias tentando explicar os processos de desenvolvimento. Em pediatria, uma abordagem inicial das crianças nessa faixa etária consiste na observação de 5 aspectos: o desenvolvimento **motor** grosso e fino, **adaptativo, da linguagem** e **pessoal-social.**

O desenvolvimento motor grosso refere-se a atividades dos grandes músculos do corpo e à movimentação da criança. O desenvolvimento motor fino refere-se aos movimentos de preensão (agarrar, segurar) e de pinça.

A seguir, são descritos alguns eventos que correspondem a esses aspectos do desenvolvimento e podem ser facilmente observados pelos pais.

Desenvolvimento da criança dos 2 aos 3 anos de idade

Durante o 2º ano de vida, a criança aprende a:

- subir escadas;
- pular no lugar, de um lado para o outro e também com uma perna só;
- correr bem, sem cair;
- montar uma ponte com 3 cubos ou uma torre com 5 cubos;
- fazer trenzinho com peças de montar;
- chutar bolas grandes.

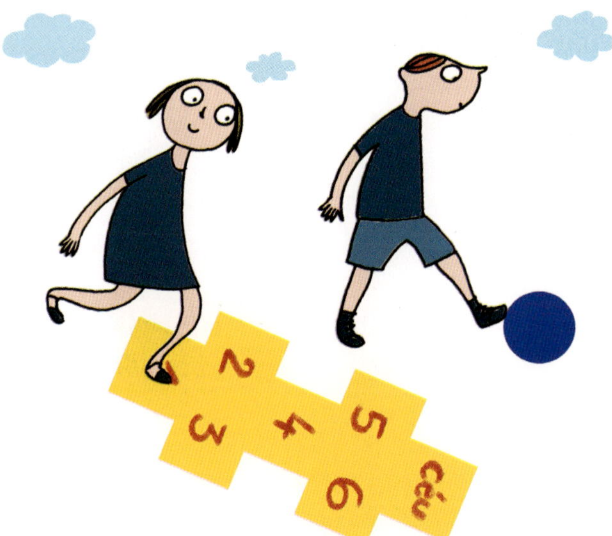

O desenvolvimento motor fino também se aperfeiçoa e a criança consegue desenhar um círculo ou copiar uma linha no papel. Nessa faixa etária, é possível notar alguma preferência pelo uso da mão direita ou esquerda, e a criança demonstra maior habilidade para o uso do garfo e da faca.

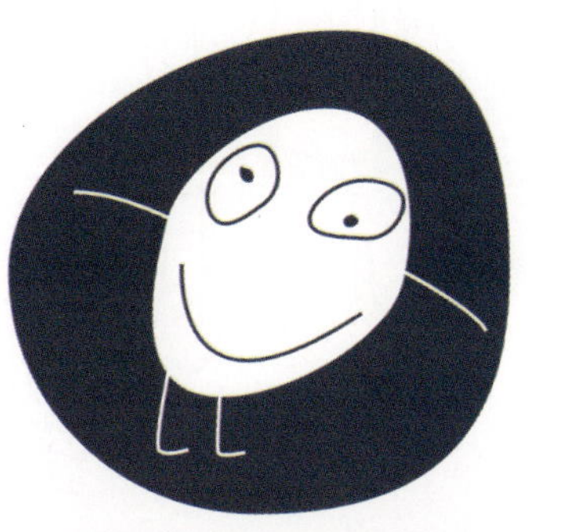

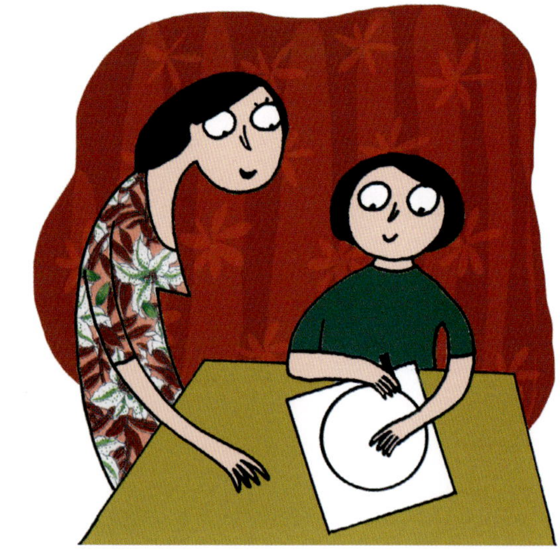

Em termos de **desenvolvimento da linguagem**, o vocabulário aumenta progressivamente. A criança entende a maioria das palavras e frases a ela dirigidas, fala frases de 2 ou 3 palavras, começa a utilizar mais os artigos (o, a, um) e os pronomes (meu, minha, sua, esse etc.), e também a empregar o pronome pessoal "eu". Nessa faixa etária, a criança conhece por volta de 100 a 200 palavras e verbaliza a necessidade de ir ao banheiro.

Em torno dos 2 anos de idade, inicia-se a socialização da criança. Nessa idade, ela gosta de brincar próximo a outras crianças, mas não com elas.

Aos 2 anos e meio, já é capaz de andar de costas, nomear alguns desenhos e desabotoar vestes com botões grandes.

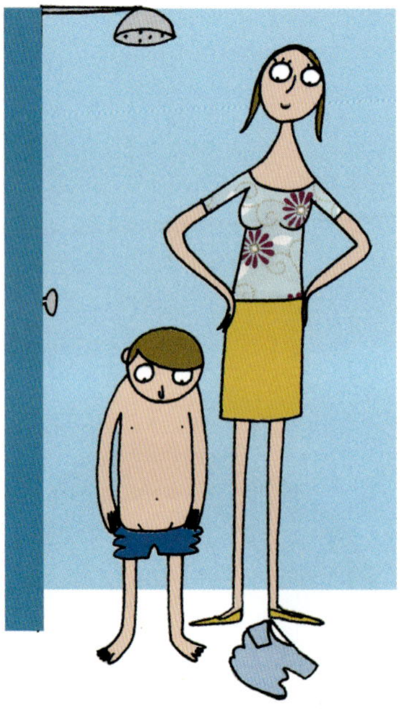

DICA

A retirada gradual da mamadeira deve se iniciar aos **18 meses (1 ano e meio).** Se ainda não ocorreu, é importante que ela ocorra nessa fase, pois, quanto maior a demora, mais difícil será.

Também é em torno dos 2 anos que deve se iniciar o treinamento para o uso do vaso sanitário. Para saber como conduzir a retirada da fralda, consulte o capítulo "Comportamento", nesta seção.

Desenvolvimento da criança dos 3 aos 4 anos de idade

Nesse período, a criança é capaz de:

- passear sozinha, como, por exemplo, visitar os vizinhos;
- andar nas pontas dos pés;
- subir escadas alternando os pés;
- andar de triciclo usando os pedais;
- construir torres de 9 ou 10 cubos;
- despir-se, vestir-se sozinha e colocar os sapatos;
- imitar uma cruz (braços abertos);
- desenhar um boneco com cabeça e tronco, às vezes com alguma outra parte do corpo;
- reconhecer 2 ou 3 cores;
- falar de maneira inteligível, mas com linguagem infantil.

Nessa faixa etária, a criança é normalmente bastante questionadora e se interessa em saber como nascem as crianças. Também começa a dizer "não", como forma de se afirmar. Já utiliza pronomes com mais desenvoltura, mostrando se distinguir das outras pessoas e já consegue:

- dizer o próprio nome, o sexo e a idade;
- reconhecer a diferença entre alto e baixo, atrás e na frente;
- brincar com outras crianças e compartilhar os brinquedos;
- desempenhar tarefas simples, como se alimentar sozinha;
- manifestar afeição pelos irmãos mais novos.

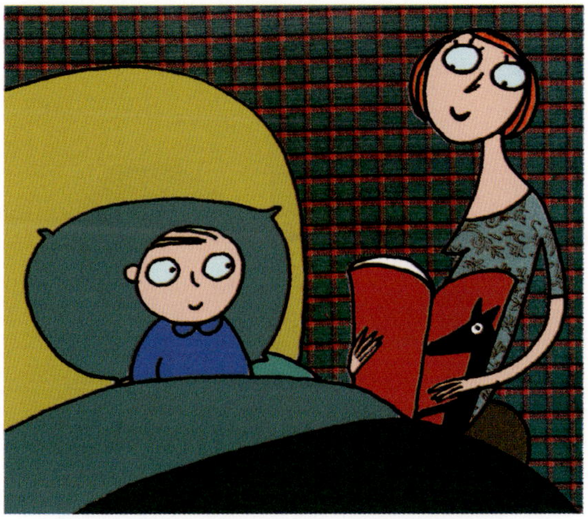

DICA

Nessa faixa etária, a criança gosta de ouvir histórias e pede para repetir as que mais gosta. Procure contar histórias ao seu filho com frequência, despertando nele o interesse pela leitura.

Para conhecer outras atividades que você pode fazer com o seu filho na idade pré-escolar, consulte o capítulo "Brincadeiras, brinquedos, lazer e esporte", nesta seção.

DICA

Deixe que seu filho escove os dentes sozinho, mas sempre supervisione para ver se a escovação ficou adequada.

Para orientações sobre escovação, consulte o capítulo "Cuidados com os dentes", nesta seção.

Desenvolvimento da criança dos 4 aos 5 anos de idade

Como é esperado, a criança nessa idade apresenta maior controle motor e domínio da fala.

Já é capaz de:

- jogar e balançar o corpo;
- dar saltos para a frente;
- desenhar um boneco com mais detalhes, como elementos do rosto e membros;
- copiar figuras geométricas como o quadrado e o triângulo;
- reconhecer 4 cores;
- apreciar qualidades como altura e forma, distinguindo o tamanho grande do pequeno;
- montar uma ponte com 5 cubos;
- falar de forma bem compreensível;
- contar com os dedos;
- lavar o rosto e as mãos;
- escovar os dentes sozinha, mas sempre sob a supervisão de um adulto;
- relatar aspectos de uma história recém-contada.

Nessa faixa etária, já sabe a idade e os dias da semana. Continua muito questionadora e se interessa por palavras novas e seus significados. Normalmente, protesta com energia quando é impedida de fazer o que quer. Também manifesta grande interesse pelas atividades dos adultos.

Desenvolvimento da criança dos 5 aos 6 anos de idade

Nessa faixa etária, a criança começa a perder as características infantis.

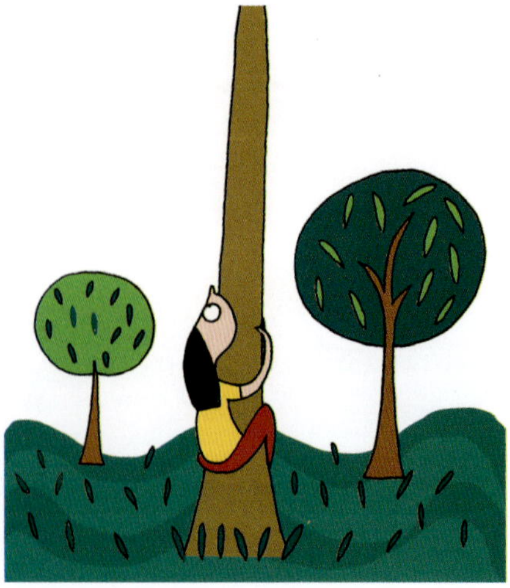

Já é capaz de:

- subir em árvores ou em brinquedos para escalar, nos parquinhos;
- dançar no ritmo da música;
- agarrar uma bola lançada de uma distância de 1 metro;
- ficar em posição imóvel durante 1 minuto;
- falar de modo correto, sem as características infantis de linguagem;
- desenhar um boneco contendo cabeça, rosto, tronco, membros e mãos;
- inventar jogos e mudar as regras no meio;
- amarrar os cadarços corretamente;
- efetuar tarefas simples com interesse.

Nessa faixa etária, a criança também começa a distinguir: o lado direito do esquerdo, o ontem do amanhã e a manhã da tarde. Também percebe a diferença entre os sabores: doce, amargo, salgado e azedo.

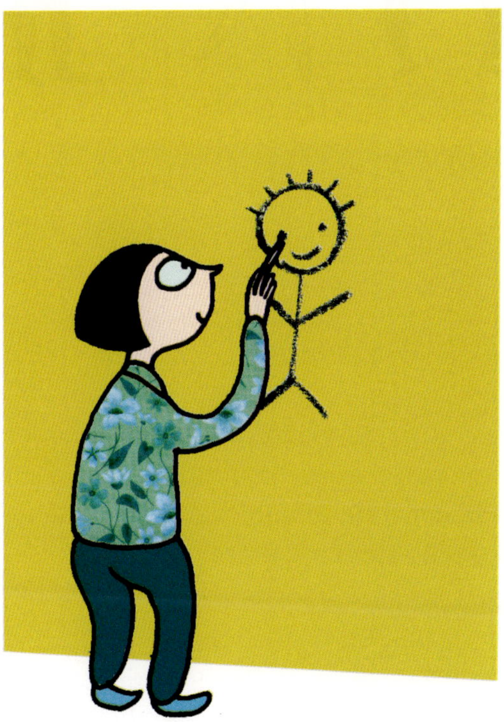

O QUE VOCÊ DEVE SABER

Nesta faixa etária, é comum a criança detestar ordens impostas e as executa de forma lenta.

Para mais informações, consulte o capítulo "Comportamento", nesta seção.

Visão e audição

A **visão** é responsável por 80% das informações sensoriais que recebemos do meio externo, portanto, é essencial para o **aprendizado** e a **socialização** do **pré-escolar.** A **audição**, por sua vez, proporciona à criança condições para desenvolver a **linguagem** falada, sendo também fundamental para a **inclusão social do pré-escolar.** Esses dois sentidos já devem ter sido avaliados pelo pediatra nas faixas etárias anteriores, mas o acompanhamento deve continuar nas **visitas pediátricas** semestrais.

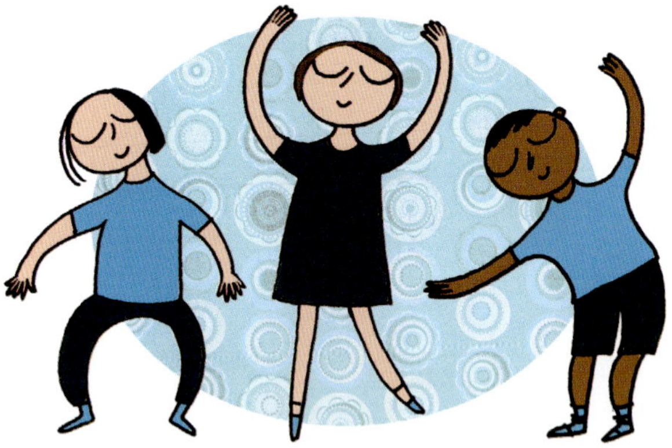

Visão

O aparelho visual continua amadurecendo ao longo do período pré-escolar e atinge o grau de visão de um adulto entre 4 e 7 anos de idade.

A avaliação subjetiva da **visão**, por intermédio de informações colhidas com a própria criança e com os pais, deve ser realizada pelo **pediatra a cada consulta anual**, bem como o exame ocular, uma vez que 5% dos pré-escolares apresentam distúrbios de acuidade visual.

A partir dos 3 anos de idade, a criança já pode ser avaliada pelo pediatra, com a **tabela E de Snellen** (para mais detalhes, consulte o capítulo "Crescimento e Desenvolvimento", nesta seção) e com o optômetro, que possui letras (a partir da alfabetização da criança), para avaliar a acuidade visual.

CONSULTE O PEDIATRA

Fique atento a qualquer problema relacionado à visão ou à audição, a fim de antecipar a visita ao pediatra para esclarecimentos e investigação.

ATENÇÃO

As visitas a especialistas, como o **oftalmologista** e o **otorrinolaringologista** (especialista em ouvidos, nariz e garganta), podem ser recomendadas quando houver indícios de alteração na visão ou na audição do **pré-escolar** saudável (ver texto ao lado), mas são **obrigatórias** para aqueles em que há **certeza** de alguma alteração.

Até os 6 anos de idade, já podem ser realizadas avaliações mais detalhadas tanto da **visão** quanto da **audição** por meio de **testes padronizados.** A partir da alfabetização, já podem ser feitos exames específicos para avaliar a visão e a audição como o optômetro, por exemplo, que requer o reconhecimento e a leitura de letras.

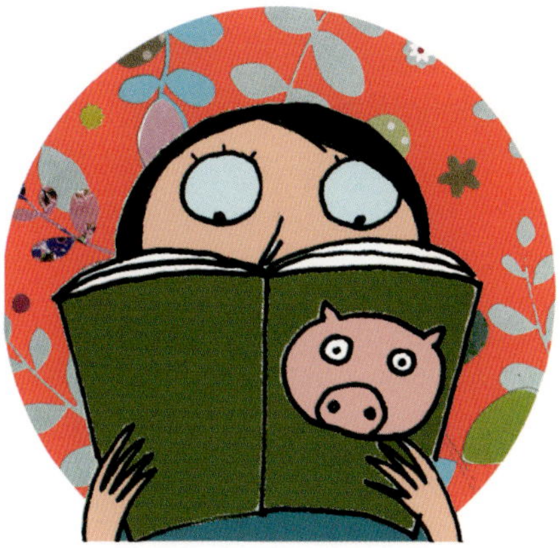

Audição

O comportamento auditivo normal já pode ser avaliado no pré-escolar. Até os 6 anos, a criança que ouve bem tem a **fala** totalmente compreensível, usa plurais e frases complexas, apresenta narrativa rica e compreende cerca de 3 mil palavras.

Como se sabe que 15% dos pré-escolares apresentam distúrbio de acuidade auditiva, é importante fazer a avaliação audiométrica em qualquer situação suspeita.

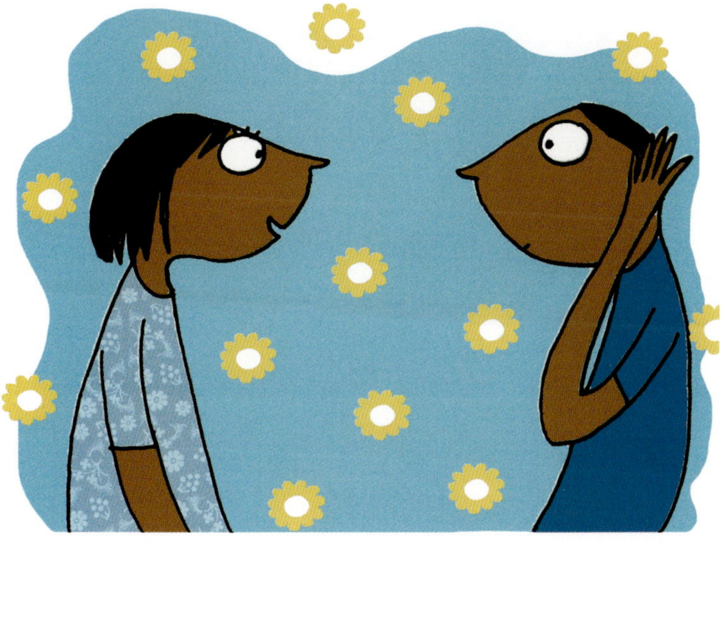

ATENÇÃO

Seguem alguns **sinais de alerta** de dificuldades ou alterações na **visão** que devem ser relatados com urgência ao pediatra:

- piscar excessivamente, indicando possível distúrbio de acuidade visual ou eventuais tiques transitórios da infância;
- aproximar muito os objetos dos olhos, indicando, por exemplo, miopia;
- inflamação (olho avermelhado ou com secreção) ou dor nos olhos;
- inclinação lateral da cabeça.

Consulte o capítulo "Necessidades especiais", para conhecer mais informações sobre cuidados com pré-escolares com acuidade visual e/ou auditiva reduzida.

ATENÇÃO

Alguns **sinais de alerta** de alteração ou defasagem da **capacidade auditiva** são:

- alteração de comportamento (para mais detalhes, consulte o capítulo "Comportamento", nesta seção);
- mau rendimento na pré-escola;
- retardo na expressão verbal;
- dificuldade de compreensão da fala;
- omissão exagerada das consoantes iniciais;
- não usar frases com 2 a 3 palavras após os 3 anos de idade;
- uso excessivo de vogais;
- omissão do final das palavras.

O QUE VOCÊ DEVE FAZER

Ao perceber qualquer alteração da capacidade auditiva de seu filho, **consulte o pediatra e relate a ele as dificuldades** observadas para que seja dado o encaminhamento necessário. O teste neonatal de rastreamento da deficiência auditiva pode ser realizado no recém-nascido, ainda no berçário, por meio do teste das emissões otoacústicas (teste aplicado por especialista fonoaudiólogo ou otorrinolaringologista).

Para informações sobre cuidados com crianças com capacidade auditiva reduzida, consulte o capítulo "Necessidades especiais", nesta seção.

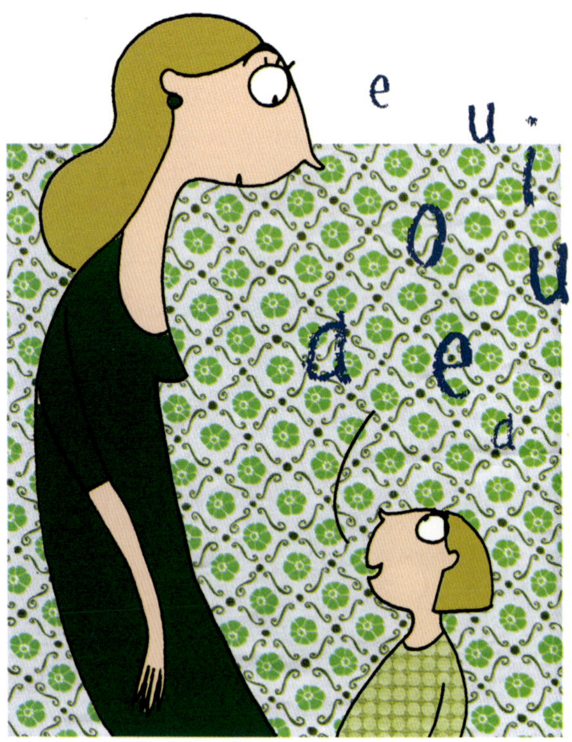

Cuidados com os dentes

A boca é uma das estruturas mais importante no desenvolvimento físico e psicológico da criança e tem papel fundamental na linguagem oral. É formada por lábios, bochechas, língua, glândulas salivares, dentes e gengiva, e, além de fundamental para a alimentação, está ligada ao processo de socialização. Por meio da boca, nos relacionamos com as pessoas e com o mundo, utilizando a fala, os ruídos, o canto, o sorriso, o beijo e o prazer de saborear os alimentos.

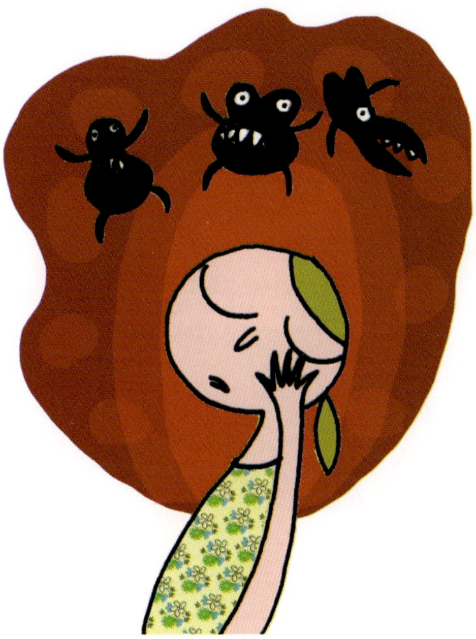

Das doenças que afetam a cavidade bucal, a mais comum é a **cárie**. Trata-se de uma doença infectocontagiosa caracterizada pela desmineralização do dente com presença de mancha branca ou escura, que, se não tratada, evolui para cavitação (formação de cavidade) e perda de estrutura dentária. Entre os principais agentes causadores da cárie, estão as bactérias *Streptococcus mutans*. Os ácidos que desmineralizam o esmalte dentário provêm dos carboidratos que já estão em processo de degradação pelas bactérias.

O QUE OBSERVAR

Além de mancha e cavitação, a criança com cárie pode manifestar dor ao ingerir doces, alimentos quentes e/ou frios.

ATENÇÃO

Sobretudo nas grandes cidades, onde a água natural é enriquecida na fonte com flúor (fluoretação), não se deve administrar flúor oral à criança, pois seu excesso pode provocar **fluorose** – manchas brancas que conferem mau aspecto ao dente e que são indeléveis.

CONSULTE O ODONTOPEDIATRA (DENTISTA)

Devem ser feitas consultas regulares **(anuais)** da criança e da família ao dentista, a partir dos 2 anos de idade, ou antes, caso o pediatra encontre alguma anormalidade envolvendo os dentes. Da mesma forma, em caso de acidentes que possam tê-los afetado, a visita ao dentista deve ser imediata.

O QUE VOCÊ DEVE FAZER

A prevenção da cárie pode ser feita por meio de medidas simples:

1. Emprego de dieta adequada:

- oferecer uma dieta balanceada e variada à criança. Para mais informações, consulte o capítulo "Alimentação";
- evitar que ela coma se acordar no meio da noite;
- evitar oferecer alimentos com açúcar (doces, refrigerantes e guloseimas).

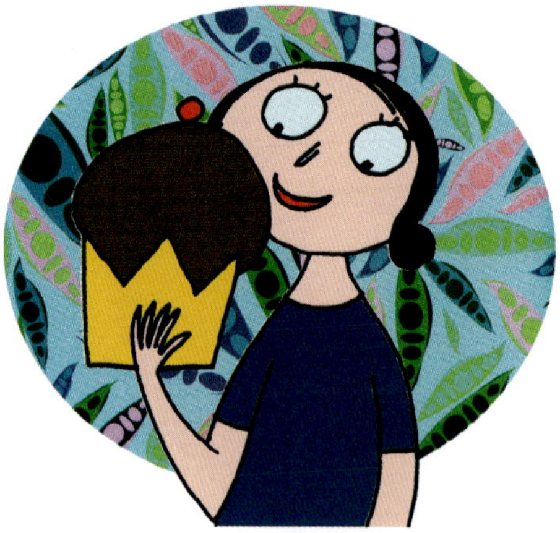

2. Oferecer alimentos ricos em fibras, como frutas e verduras;

3. Prática de higiene bucal:

- escovar os dentes da criança **3 vezes** por dia ou após cada refeição;
- a escovação deve ser feita **pelos pais até aproximadamente 6 anos**, pois a criança, até essa idade, ainda não tem coordenação motora suficiente para a remoção da placa bacteriana;
- **trocar** a escova de dentes da criança a cada 3 meses;
- os dentifrícios **(pasta ou creme dental)** devem ser utilizados em **pequena quantidade** – correspondente a um grão de arroz – pois a criança, sem querer, pode engolir a pasta de dente, a qual contém excesso de flúor, um mineral que, se ingerido em grande quantidade, pode ser prejudicial;

- utilização de flúor: normalmente, o flúor já é acrescentado à água de abastecimento. Se essa não for uma prática da região em que mora a criança, deve ser realizada uma administração oral de flúor, sob orientação do dentista.

4. Vigilância na respiração bucal:

- detectar a respiração bucal e avisar o pediatra para que seja feito o tratamento adequado.

5. Outros cuidados:

- evitar o uso da chupeta, pois ela pode se contaminar com facilidade e ocasionar um grande número de doenças, como diarreia, verminoses e sapinho (candidíase), entre outras;

- **substituir a mamadeira por um copo com canudo**, pois os bicos de mamadeiras podem, como as chupetas, ser contaminados mais facilmente;

- evitar o uso compartilhado de talheres e copos, também para evitar contaminação.

ATENÇÃO

Sob o ponto de vista do crescimento e do desenvolvimento da criança, considera-se que o uso da chupeta deve ser interrompido entre os 2 e os 3 anos de idade. A retirada da chupeta deve ser feita com bastante cuidado e sensibilidade, pois, muitas vezes, chupá-la tornou-se um ato psíquico muito necessário à criança.

Como escovar os dentes do meu filho?

A escovação adequada limpa inteiramente cada dente, sua base e seu ápice, na frente e atrás. O ato de escovar é mais importante que o próprio uso da pasta de dentes e deve ser iniciado tão logo ocorra a erupção dentária.

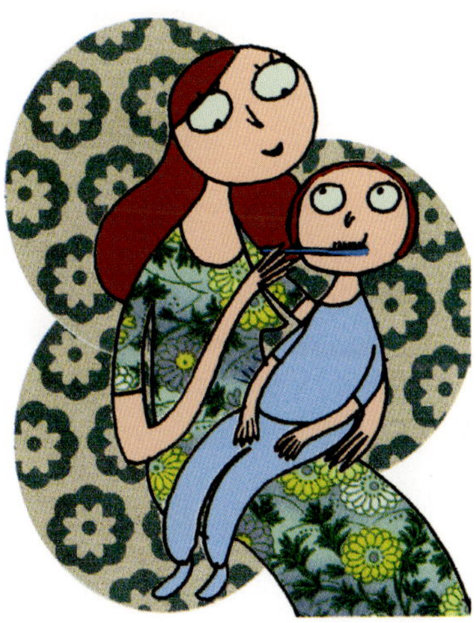

DICA

A **escovação adequada** e **sistemática** após qualquer refeição previne o surgimento de cáries. Deve ser realizada principalmente após a última alimentação do dia, pois, do contrário pode haver um perigo maior de cárie, inclusive do tipo "rampante", que acomete vários dentes ao mesmo tempo.

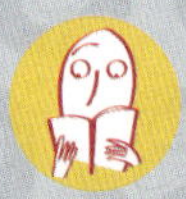

O QUE VOCÊ DEVE SABER

O pré-escolar de 2 anos já apresenta a dentição decídua quase completa, os chamados "dentes de leite", por sua cor branco-leitosa. É nessa idade que se inicia a erupção dos segundos dentes molares inferiores e superiores (ao todo quatro dentes), completando o total de **vinte** dentes da dentição de leite. A sequência habitual de erupção dos dentes decíduos pode ser vista na Tabela ao lado.

Durante a erupção dentária, não são necessários cuidados maiores em relação à alimentação. Apesar da grande preocupação que as famílias costumam ter, a erupção dentária deve ser considerada um fenômeno normal, que raramente merece medicação, como anestésicos locais de baixa dosagem.

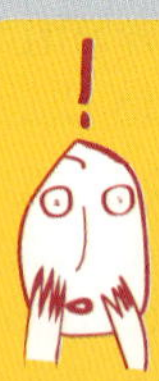

ATENÇÃO

Em algumas situações normais, a erupção dentária se dá em idades maiores ou menores, sem que seja motivo de preocupação. O mesmo acontece com a ordem de aparecimento dos dentes. Às vezes, os incisivos laterais podem nascer antes dos centrais.

Em crianças acima de 1 ano de idade, a escovação deve ser feita pelos pais (até os 6 anos de idade) com pasta dental **pouco fluoretada.** Os movimentos da escova devem sempre partir da base/raiz do dente para fora do dente, tanto na frente como atrás de cada um. Não esquecer da língua, das bochechas e do palato superior ("céu da boca"), onde também se acumulam bactérias.
O fio dental pode ser utilizado após os 3 anos de idade, passando-o entre todos os dentes da criança, para eliminar os resíduos "escondidos". É importante que a criança veja os resíduos, para aprender o motivo do uso do fio dental, e compreenda como ele deve ser utilizado.

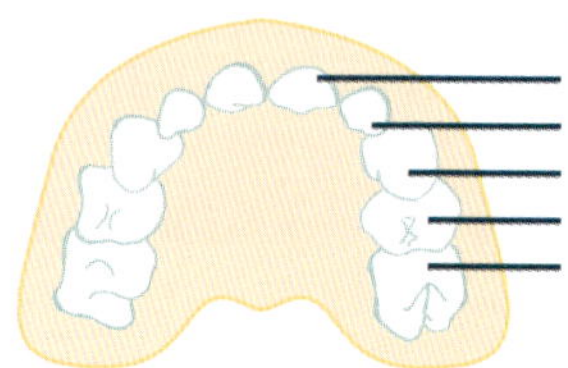

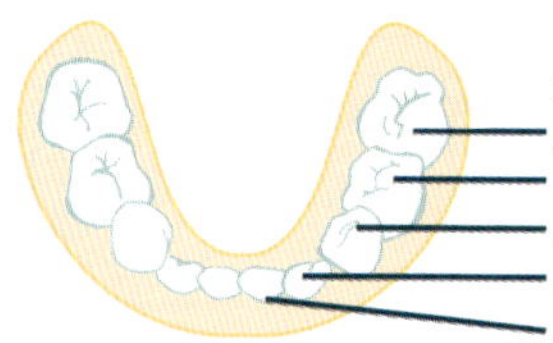

Idade em meses (aproximada)	Dentes
6 a 10	Incisivos centrais inferiores
7 a 11	Incisivos centrais superiores
7 a 9	Incisivos laterais superiores
10 a 16	Incisivos laterais inferiores
14 a 18	Primeiros molares
16 a 18	Caninos superiores
17 a 23	Caninos inferiores
25 a 31	Segundos molares

Os dentes de leite, embora transitórios, garantem que a dentição permanente seja saudável e tenha um alinhamento correto. A erupção dos dentes é precedida por aumento de salivação, sucção mais intensa e irritabilidade.

Cuidados com a pele

Na infância, três cuidados são fundamentais para proporcionar a saúde da pele: limpeza ideal, hidratação adequada e proteção solar apropriada.

Limpeza ideal

É fundamental que ao longo do banho a limpeza da pele da criança ocorra de forma delicada, proporcionando um momento especial na relação entre pais e filho.

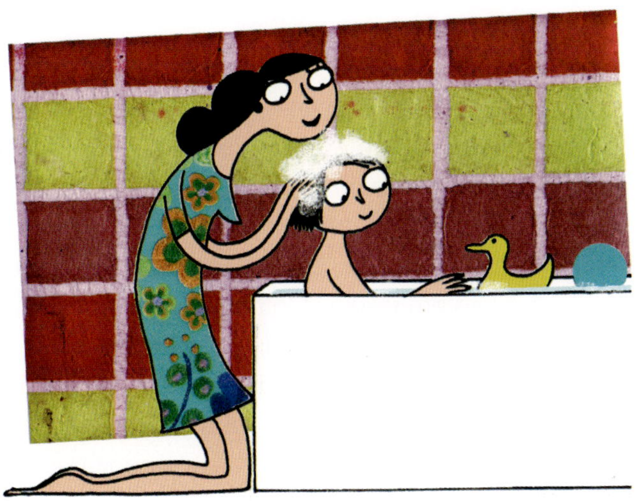

O banho de banheira

Os banhos em banheiras são especialmente prazerosos para as crianças.

Existem produtos específicos (sabonetes) para os banhos em banheira, os quais devem ser escolhidos com cautela, evitando-se um produto que possa causar irritações na pele e especialmente na mucosa genital. Já o uso de óleos, como o mineral ou de amêndoas, na água do banho, é benéfico e ajuda na hidratação da pele da criança pré-escolar.

Xampus infantis

- Xampus infantis contêm surfactantes e emulsificantes adequados à pele infantil, não sendo, portanto, irritantes.

ATENÇÃO

Evite sabonetes comuns, esponjas ásperas ou água muito quente, porque são inadequados para a pele da criança. Procure usar **sabonetes indicados para crianças** ou neutros, de preferência líquidos. Esponjas macias são mais apropriadas para a pele da criança.

O QUE VOCÊ DEVE FAZER

Dar preferência a xampus infantis neutros.

Utilizar xampus, no máximo, 3 vezes por semana, para não agredir o couro cabeludo da criança.

O QUE OBSERVAR

Há disponível no mercado uma grande variedade de xampus infantis! Leia sempre as características no rótulo, para se certificar de que o produto é adequado ao couro cabeludo da criança.

O QUE VOCÊ DEVE FAZER

Se o uso do hidratante for necessário, aplique-o logo após o banho, depois de enxugar delicadamente a pele da criança. Dessa forma, haverá maior retenção de água na pele e maior sucesso na hidratação.

CONSULTE O PEDIATRA

O hidratante adequado para a criança tem características próprias. Consulte o pediatra ou dermatologista para saber qual o produto ideal para a pele de seu filho.

- Xampus comuns, de adultos, não são adequados ao couro cabeludo das crianças, porque podem causar irritação no couro cabeludo, além de ardor nos olhos.

- Mesmo os xampus neutros que não sejam infantis devem ser evitados, pois possuem substâncias surfactantes potentes, que produzem irritação.

- Pela mesma razão, xampus contendo condicionadores não devem ser utilizados.

- Uma alternativa à ausência de xampu infantil é usar **sabão neutro** para lavar a cabeça da criança.

Hidratação adequada

A pele da criança tem uma camada de gordura muito fina que a protege da desidratação, mantendo em seu interior, naturalmente, uma concentração adequada de água.

No entanto, fatores ambientais, como clima seco, vento, umidade, ar condicionado, cloro em piscinas, o contato com o sol e a própria sensibilidade da criança podem ajudar a ressecar a pele. **Nessas condições, o uso de produtos hidratantes é pertinente e necessário**. Uma opção, na ausência de hidratante específico para crianças, é utilizar óleo vegetal, como o de amêndoa pura.

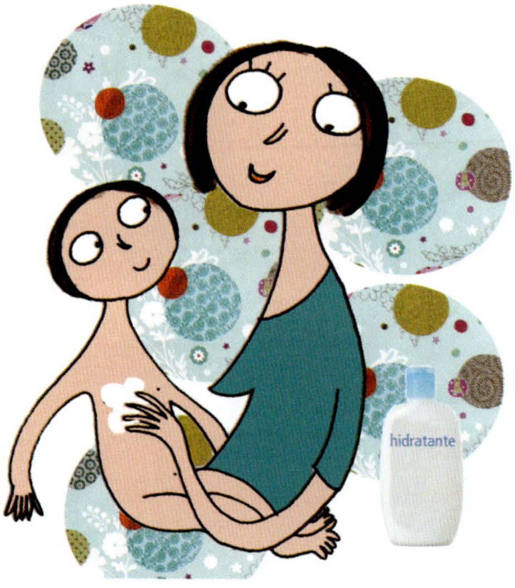

No caso da **hidratação da pele infantil**, o objetivo não é fornecer uma substância oleosa para a hidratação da pele, mas, sim, criar um manto lipídico (de gordura), permitindo que a **umidade** natural da pele seja retida.

Proteção solar apropriada

A escolha do filtro solar deve se basear no fator de proteção solar (FPS). Por exemplo, uma criança exposta ao sol sem proteção poderá apresentar queimaduras a partir de 15 minutos de exposição. Um filtro solar fator 15 permite que a criança permaneça 15 vezes mais tempo sob o sol sem se queimar. Isto é, estará protegida por aproximadamente 4 horas com um filtro solar fator 15.

Se a criança ficou exposta ao sol durante muito tempo e sofreu queimaduras leves, procure oferecer bastante água e sucos, ou seja, líquidos, para hidratá-la bem. O uso de hidratantes corporais também aliviam a sensação de ardência na pele.

Se a criança sofreu queimaduras mais graves, ou têm sintomas de febre e sonolência, consulte imediatamente um pediatra para que ele possa orientar quanto ao tratamento de queimaduras e de insolação.

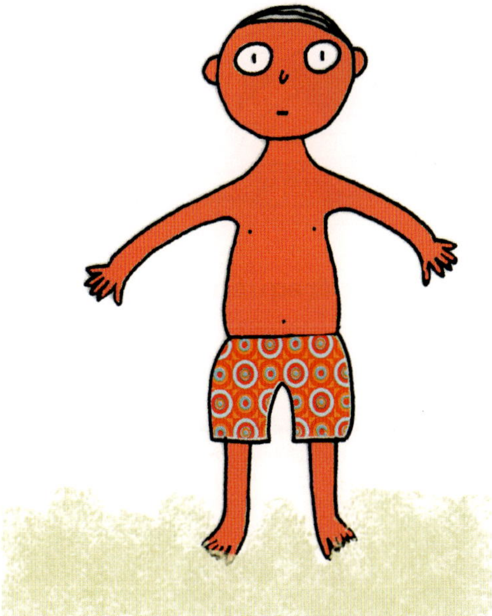

ATENÇÃO

Os hidratantes comercialmente disponíveis são muito variados e muitos desses produtos possuem, em sua composição, aditivos como vitamina E, vitamina A, mel, elastina, colágeno, leite, ovo, lipossomos, alantoína, produtos derivados de frutas, plantas como *Aloe vera*, entre outros. A maioria desses produtos não tem função sobre a pele da criança e pode irritá-la. Além disso, existe uma grande variedade voltada para a face e para o corpo, o que, no caso das crianças, é desnecessário.

CONSULTE O PEDIATRA OU O DERMATOLOGISTA

Consulte o pediatra ou o dermatologista para saber qual o protetor solar adequado à pele de seu filho. Se ele tem pele clara, redobre o cuidado com a exposição solar.

ATENÇÃO

A exposição frequente ao sol sem proteção apropriada está associada ao envelhecimento precoce, ao risco maior de câncer de pele na vida adulta, assim como ao surgimento de catarata.

O sol é mais prejudicial à saúde no período entre **10 e 16 horas**, por isso, as atividades diárias expostas ao sol devem ser planejadas para acontecer antes ou após esse período.

Lembrar que, mesmo na ausência de sol direto, o mormaço é capaz de provocar queimaduras significativas.

O QUE VOCÊ DEVE FAZER

Utilizar **produtos específicos** para o público infantil, pois contêm substâncias adequadas à pele mais delicada das crianças.

Passar o protetor na pele da criança 30 minutos antes da exposição solar. O ideal é deixá-la sem roupas e aplicar o filtro em toda a superfície do corpo que for ficar exposta. Deixe visível uma discreta camada esbranquiçada sobre a pele, pois será naturalmente absorvida, produzindo a proteção necessária.

Utilizar um filtro solar resistente à água, tendo em vista que o suor e o banho de praia ou piscina podem removê-lo da pele.

Reaplicar o filtro solar após o banho, o uso de toalhas e/ou o suor excessivo.

O uso de bonés ou chapéus, óculos escuros infantis e roupas são coadjuvantes na proteção solar (já existem roupas infantis com protetor solar no tecido, sendo populares em outros países).

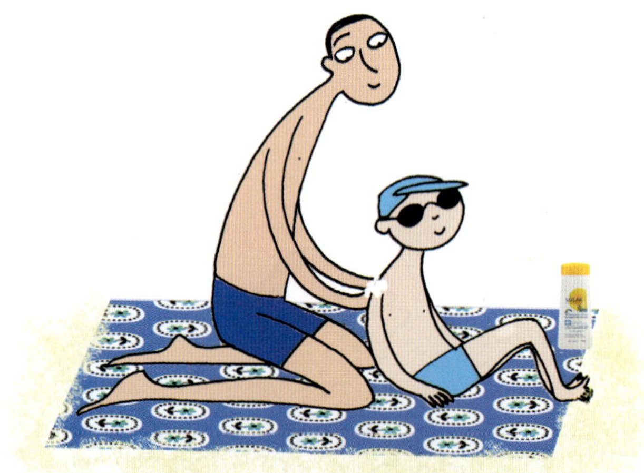

Alterações da pele mais frequentes nessa faixa etária

Nessa fase da vida, em que se inicia a socialização da criança, a pele pode sofrer diversas alterações, de leves a graves. A seguir, apresentam-se as mais comuns e os sintomas que costumam aparecer.

Procure sempre um pediatra ou dermatologista, que orientará sobre o que deve ser feito, nas seguintes situações:

- áreas avermelhadas ou esbranquiçadas e/ou com descamações, principalmente em dobras dos braços, das pernas e no pescoço;
- coceira frequente no corpo ou couro cabeludo, especialmente quando tiver dificuldade para dormir;
- queda de cabelos de forma localizada ou generalizada;
- alteração na cor ou na forma das unhas;
- manchas de nascença que mudem de características, como forma, cor ou relevo.

CONSULTE O DERMATOLOGISTA

Bicho-geográfico ou larva *migrans:* na fase inicial, podem existir **carocinhos avermelhados, que tendem a coçar bastante**. É causado pela penetração na pele de um verme (*Ancylostoma*) oriundo das fezes de animais, principalmente de cachorros, podendo ser adquirido por meio do solo contaminado de parques, praias etc. O trajeto feito pelo verme desenha mapas na pele, dando a ela um aspecto geográfico. O tratamento é realizado com pomadas e medicações orais.

Dermatites ou eczemas: muito comum na criança de 2 a 6 anos, surgem como carocinhos ou áreas avermelhadas, ocasionando bastante coceira, principalmente nas regiões das dobras do pescoço, de braços e pernas. O sono pode ser pertubado pela intensidade da coceira. Muitas vezes, a criança tem também asma ou rinite alérgica associada.

Molusco contagioso: caroços de poucos milímetros, arredondados, "brilhantes" e/ou esbranquiçados, com uma umbilicação ("buraquinho") central, que ocupam grandes extensões de pele. É causado por um vírus (poxvírus). O tratamento é feito com raspagem (curetagem), cauterização ou uso de substâncias irritantes locais.

Pediculose: infestação do couro cabeludo pelo **piolho**, extremamente comum na infância e de acometimento universal, em razão da grande frequência em creches e escolas. Ocorre **coceira no couro cabeludo**, principalmente na região da nuca, onde se observam **carocinhos avermelhados**. Geralmente são encontrados ovos do piolho, as **lêndeas**, caracterizadas por pequenas bolinhas esbranquiçadas que grudam nos fios dos cabelos. O tratamento é feito com o uso de pente fino, para a remoção das lêndeas e com substâncias químicas que matam os piolhos.

Sarna ou escabiose: causa coceira, atingindo principalmente a região do abdome, axilas, virilhas e região interdigital. É extremamente contagiosa, devendo-se tomar medidas específicas durante seu acometimento. O tratamento é realizado com o uso de medicações para combater o ácaro causador (*Sarcoptes scabiei*) e com o controle da sensação de coceira.

Verrugas: as verrugas virais são bastante comuns na infância e se manifestam na forma de caroços cor da pele, de superfície rugosa, que podem aparecer em qualquer parte do corpo, mas principalmente nas extremidades, podendo ser transmitidas de uma região para outra. O tratamento é realizado com substâncias cáusticas, ou crioterapia com nitrogênio líquido, ou ainda com a cauterização química ou elétrica.

Tinhas: infecções causadas por fungos dermatófitos, confirmados por exame de raspado, que se manifestam na forma de áreas avermelhadas, com centro mais claro, normalmente em forma de anel, com escamação periférica, gerando coceira e/ou ardor local. Atingem diversas regiões do corpo, principalmente onde há mais suor e calor. O tratamento é realizado com medicamentos antifúngicos locais ou orais, dependendo da área e da extensão do acometimento. Cuidados: deve-se evitar a umidade na pele e manter hábitos de higiene adequados, principalmente ao frequentar locais públicos como piscinas.

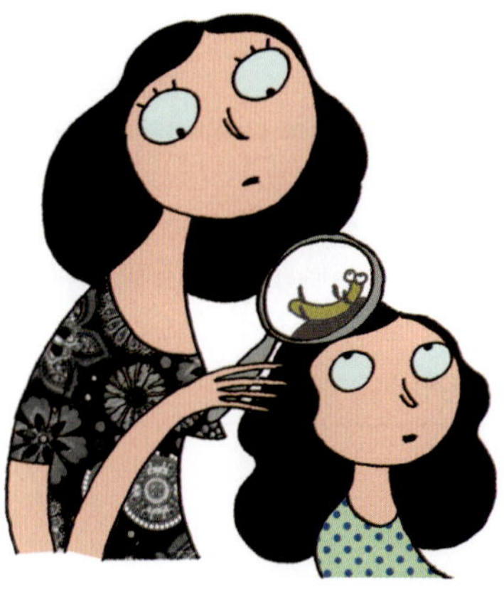

Comportamento

A segunda infância ou o período **pré-escolar** caracteriza-se pelo **aprimoramento das habilidades motoras** até então adquiridas.

Esse aprimoramento é observado no progresso da **coordenação motora**, por exemplo, com a aquisição do **controle esfincteriano** (ou seja, controle consciente do ato de urinar e/ou evacuar).

Ocorre também grande avanço no campo intelectual, social e emocional. Há aumento da **curiosidade**, da **interatividade**, do **aprendizado** e da **independência.** A faixa etária do pré-escolar é caracterizada por duas fases bem distintas quanto ao comportamento da criança.

Comportamento dos 2 aos 3 anos

A primeira fase é um verdadeiro desafio para os pais, pois a criança está sempre dizendo "**não**". Ela está ávida por independência e, ao mesmo tempo, ainda é bastante dependente dos pais, exigindo muitos cuidados.

O estabelecimento de limites é extremamente importante nessa fase, pois refletirá em mais segurança para a criança e mais tranquilidade para os pais.

A título de exemplo, podem ser citados: não bater nas pessoas, não brincar perto da rua, não ficar perto do fogão, não atravessar a rua desacompanhado.

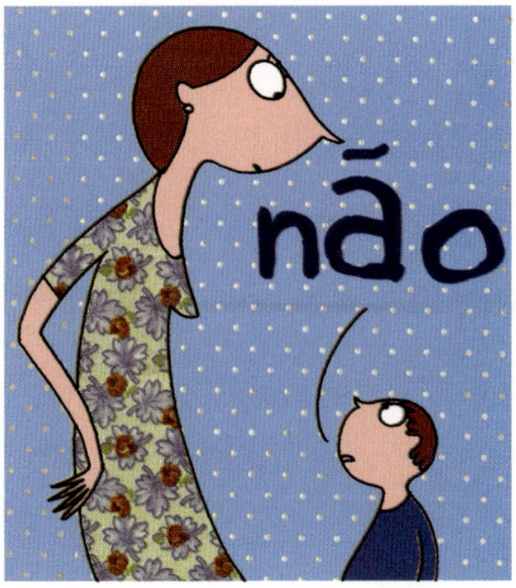

O QUE VOCÊ DEVE SABER

Outros aspectos relevantes dessa faixa etária são:

- a diminuição do apetite, acompanhada, entretanto, por um aumento de peso, isto é, uma ascensão adequada na curva ponderal. Para mais informações, consulte o capítulo "Alimentação", nesta seção;
- a melhor aceitação da rotina e dos limites;
- comportamentos típicos, como sentir medo, roubar e mentir. Os pais devem tranquilizar os filhos, mostrando as atitudes corretas e dando exemplos explicativos sobre cada comportamento. O medo deve ser trabalhado pelos pais com cuidado, esclarecendo à criança percepções reais e factíveis da vida, como o perigo do fogo, por exemplo. A criança na idade pré-escolar ainda não tem ideia do que é roubar; portanto, quando ela pegar alguma coisa que não é dela, explique que aquele objeto pertence a outra pessoa e que ela precisa devolver. Repita essa atitude sempre que essa situação ocorrer.

Em termos de **linguagem**, a criança é capaz de combinar três ou mais palavras e apresenta um **vocabulário** com cerca de mil palavras, sendo 80% delas inteligíveis. Aos **3 anos**, já forma frases de quatro ou cinco palavras, e as pessoas estranhas a compreendem.

Comportamento dos 3 aos 6 anos

Após os **3 anos** de idade, o "mundo" da criança está povoado de fantasias e dominado pelo **pensamento mágico** (entende-se como acreditar em papai noel, bicho-papão, coelhinho da páscoa, cegonha etc.).

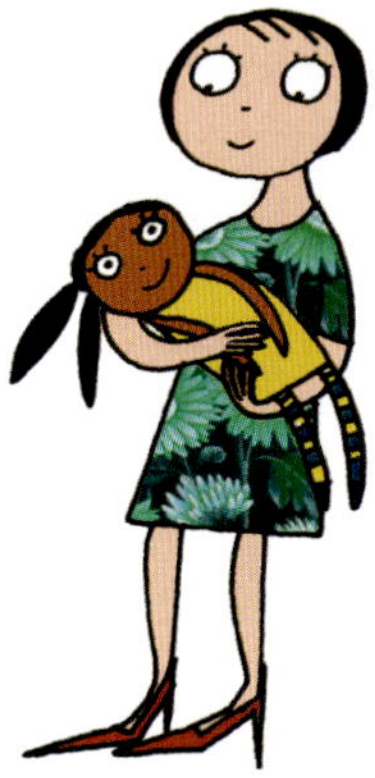

A **elaboração simbólica** é crescente e surgem as brincadeiras do "faz-de-conta". Esse tipo de representação facilitará, por exemplo, a **compreensão da** ausência de pessoas conhecidas.

Nesse período, a criança se **diferencia dos outros** e surgem as dúvidas sobre as diferenças sexuais e a origem dos bebês. Além disso, começa a **perceber os desejos dos seus pais** sobre ela. Por exemplo, quando a criança faz uma brincadeira que os pais gostam, e estes pedem para ela mostrá-la a outros adultos.

Aos **4 anos**, intensificam-se as perguntas do tipo "como?" e "por quê?", o que demonstra a necessidade da criança de **entender o seu meio social** e **integrar-se.** Entre as **habilidades cognitivas** da segunda infância, estão a percepção de que é capaz de influenciar no rumo dos acontecimentos por meio de seus atos, a capacidade de **contar** e **lidar com quantidades**, e a **empatia**, ou seja, a aptidão para imaginar como os outros se sentem.

O progresso da linguagem, a socialização cada vez maior, o aumento da capacidade de compartilhar brinquedos e trocá-los, e a maior independência em relação à família levam a criança a um convívio maior com os outros. Ela passa a sentir **prazer em frequentar a pré-escola e em ter amigos.**

Crises de birra

As crises de birra fazem parte do desenvolvimento normal do pré-escolar. Não são sinais de algum distúrbio, são manifestações de frustração ou raiva, que ocorrem ocasionalmente, sobretudo, **entre 2 e 3 anos de idade.**

Como a criança ainda não tem o controle total das próprias emoções nem noção de seus limites, acaba gritando, chorando e se jogando no chão, na tentativa de obter o que quer. Normalmente, essas crises diminuem de intensidade e frequência em torno de 4 ou 5 anos.

Como conter as crises de birra?

- No início da manifestação, distrair a criança, desviando sua atenção para outro foco mais pertinente.

- Se não for possível distraí-la, ignorar a crise de birra em vez de puni-la, pois a punição pode encorajá-la a repetir tal comportamento.

- Procure fingir que não está se incomodando com a atitude da criança, mesmo que outras pessoas em volta estejam olhando e pedindo que você tome uma providência.

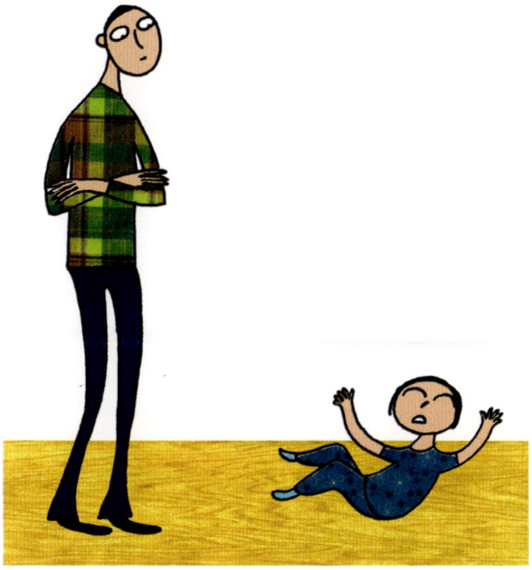

DICAS

Nessa fase, a criança quer fazer as próprias **escolhas**, muitas vezes, tentando realizar seus desejos por intermédio do choro, das birras e/ou dos acessos de raiva. Diante desses comportamentos, o estabelecimento de **limites é** fundamental para a educação da criança.

Evite **atitudes agressivas**, como bater ou gritar! Os castigos leves, como não dar à criança algo que ela deseja, são uma boa e coerente opção.

Pré-escolar

- Se a crise de birra for embaraçosa por ocorrer em público, retirar a criança do ambiente. Leve-a a um local mais calmo e deixe-a gritar e espernear à vontade. Fique próximo, mas sem lhe dar atenção. Quando ela se acalmar, volte às suas atividades normalmente.

- Não perder a calma no momento da crise. Não atenda a criança, mas também não a agrida. Alguns distúrbios de personalidade podem resultar de repreensões rígidas e violentas demais na infância.

- Se a crise de birra for acompanhada de atitude agressiva por parte da criança, dizer **imediatamente** que ela está errada e retirá-la do ambiente. **Repreenda-a** com poucas palavras e de forma direta, pois ela ainda não compreende explicações complicadas. Não deixe para chamar a atenção da criança em um momento posterior, porque ela não perceberá a relação da bronca com os atos cometidos.

- Se possível, identifique os locais e as situações que provocam as crises e procure evitá-los.

Relacionamento entre irmãos

O irmão mais velho

Na faixa etária dos 2 aos 6 anos, as crianças tendem a idealizar os irmãos mais velhos, os quais, segundo eles, nunca estão errados. Por essa razão, com frequência, o irmão mais novo segue o irmão mais velho para todos os lados, o que pode tolher a liberdade do maior e resultar em atrito entre eles, levando a algum desapontamento.

Observe o irmão mais novo para evitar que ele se arrisque em brincadeiras e atividades impróprias para a sua idade ao tentar imitar o mais velho.

Treinamento para o uso do vaso sanitário e o controle esfincteriano

Algumas crianças começam o treinamento alguns meses mais cedo e outras, meses mais tarde, mas, normalmente, é em torno dos **24 meses de idade** (2 anos), quando se completa o amadurecimento do sistema nervoso central, que a maioria das crianças está apta para aprender a usar o penico ou o vaso sanitário.

Mesmo no terceiro ano de vida, o entendimento das normas sociais e higiênicas ainda não está completamente incorporado, o que torna as

Nessa faixa etária, é comum a criança manifestar medo de algumas situações, como do escuro ou de animais. Isso a faz perceber os seus limites.

O QUE VOCÊ DEVE FAZER

Procure evitar que o irmão mais novo prejudique a liberdade do mais velho.

Evitar situações que possam humilhar o irmão mais velho, por exemplo, puni-lo ou criticá-lo na frente do mais novo.

Estimular o companheirismo entre eles, sempre respeitando a autonomia de ambos.

ATENÇÃO

Lembre-se: não existe um esquema rígido para o treinamento do uso do vaso sanitário, uma vez que cada criança é única. O processo pode ser simples e rápido com um filho e mais demorado com outro. Caso perceba que a criança ainda não está apta, o treinamento deve ser interrompido e reiniciado em outro momento.

falhas do controle dos esfíncteres frequentes; assim, prepare-se, pois a criança ainda poderá deixar escapar o xixi ou o cocô.

Alguns estudos mostram que crianças cujo o treinamento para usar o vaso sanitário se iniciou antes dos **18 meses** estão prontas apenas por volta dos **4 anos**, enquanto aquelas cujo treinamento se iniciou por volta dos 2 anos estão completamente preparadas antes do **terceiro aniversário.**

DICAS

Observe qual é o horário em que a criança frequentemente evacua. Nesse horário, coloque-a sentada no penico, explicando-lhe de forma simples a importância de usá-lo. Inicialmente, se achar conveniente, peça para a criança sentar com fraldas no penico e, em seguida, jogue as fezes que estão na fralda dentro do vaso sanitário ou do penico, mostrando a ela o local adequado em que elas devem ser feitas.

Há crianças que não se adaptam ao uso do penico e preferem usar o vaso sanitário com adaptador. Nesses casos, procure sempre apoiar os pés da criança em um banquinho para dar sustentação.

Algumas crianças podem reter as fezes para não ter de usar o penico após a retirada da fralda. Para evitar que isso aconteça, seguem algumas dicas:

- levar a criança para escolher o adaptador do vaso sanitário ou o penico;

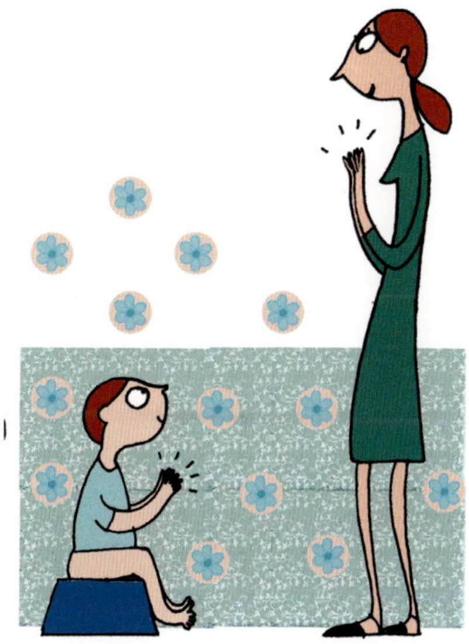

ATENÇÃO

Se o treinamento para o uso de penico ou vaso sanitário ocorrer precocemente, a criança poderá sofrer de emissão involuntária de urina ou fezes (enurese ou encoprese, respectivamente).

- manter o penico no banheiro, que é o local onde ocorrerá a transição para o vaso;
- ficar junto com a criança no momento em que ela estiver usando o penico, explicando a importância da transformação dos alimentos em fezes e urina;
- permitir que a criança veja algum adulto usando o vaso sanitário.

Com o tempo, a criança começará a avisar que está com vontade de fazer cocô ou xixi. Lembre-se, às vezes ela vai se esquecer, principalmente quando estiver entretida com alguma brincadeira, e fará na calça. Não se irrite! Limpe-a, jogue o cocô dentro do penico ou do vaso sanitário, orientando-a, e peça para ela chamá-lo da próxima vez.

O melhor momento para retirar a fralda varia de 24 a 36 meses. Determinadas atitudes podem revelar ser uma boa ocasião para a retirada da fralda. Quando a criança consegue atender a "ordens" mais simples dadas pelos pais e/ou cuidadores, por exemplo, ou quando ela passa mais tempo seca durante o dia e se mostra incomodada quando a fralda está suja.

À noite, a criança costuma urinar mais vezes. A liberação involuntária de urina à noite (enurese noturna) é normal até 5 a 6 anos de idade. A retirada da fralda noturna pode ser feita 6 a 9 meses após a retirada da fralda diurna.

Algumas crianças podem avisar os pais de que vão fazer cocô, o que sinaliza sobre estarem prontas para o treinamento. Também o fato de a criança evacuar geralmente no mesmo horário indica aos pais que esse é um bom momento para iniciar o treinamento.

É preciso ter muita paciência e perseverança para conduzir o treinamento. Ele não deve ser feito com agressões ou críticas diante dos fracassos, mas, sim, com elogios diante dos sucessos. A criança precisa se sentir segura e ser encorajada a continuar o treinamento!

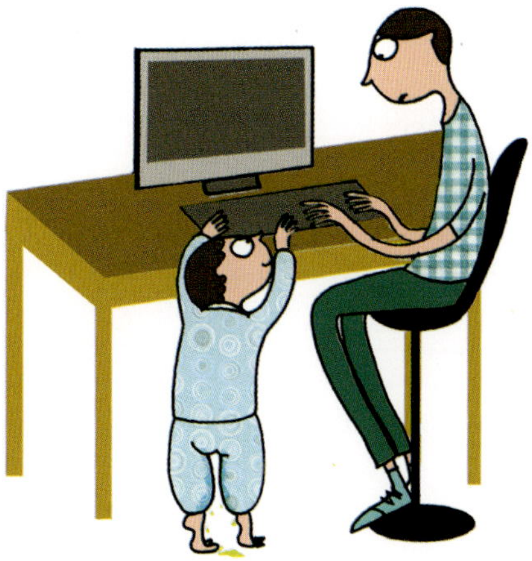

Enurese noturna

Chama-se enurese o ato de urinar involuntariamente, em uma idade em que o controle espontâneo da urina (vesical) já deveria estar estabelecido.

O controle vesical noturno se estabelece normalmente até os **5 anos nas meninas** e até os **6 anos nos meninos**, e está relacionado ao ritmo de desenvolvimento de cada um. Existem casos em que esse controle é adquirido mais tarde, principalmente entre os meninos. Quando isso acontece, geralmente existe histórico familiar relacionado.

ATENÇÃO

Se a criança urinar enquanto estiver dormindo, não a repreenda! Ela não o faz de propósito e frequentemente se sente envergonhada com o fato. Na maioria das vezes, esse problema se resolve à medida que a criança continua crescendo. Assim, o ideal é tranquilizar a criança e a família, no máximo solicitando um exame simples de urina, para afastar uma possível infecção do trato urinário.

CONSULTE O PEDIATRA

Se seu filho já havia apresentado controle vesical noturno, mas voltou a urinar enquanto dorme, consulte o pediatra, pois é necessário investigar a causa dessa mudança de comportamento.

O QUE VOCÊ NÃO DEVE FAZER

Alguns livros sugerem premiar a criança depois de um determinado número de noites sem urinar na cama. Outros recomendam colocar aparelhos na cama que despertem a criança quando esta se molhar com a urina. **Nenhum** desses métodos é válido e o controle vesical é fruto do próprio **desenvolvimento da criança.** Lembre-se: após a retirada permanente da fralda ou calça plástica, não volte a usá-la nessas situações!

O QUE VOCÊ DEVE FAZER

- Evitar que seu filho tome muito líquido até cerca de 1 hora antes de dormir.
- Colocar seu filho para urinar antes que ele se deite.

ATENÇÃO

Evite levar seu filho para a sua cama para que não crie esse hábito.

O QUE VOCÊ DEVE FAZER

- Não chamar a atenção da criança nem procurar corrigi-la, pois ela poderá ficar mais ansiosa ou frustrada, e a gagueira poderá se agravar.
- Não demonstrar em nenhum momento que está incomodado com a gagueira da criança.
- Não repreender se a criança gaguejar, mas elogiar quando falar corretamente.
- Ouvir a criança com interesse e responder calmamente.

Despertar no meio da noite

Com frequência, a criança pode despertar durante a noite, chorando e/ou chamando pelos pais.

Quando isso acontecer, primeiramente, evite acender a luz imediatamente; recorra a um abajur ou uma luz mais fraca.

Veja se seu filho não está com febre ou outros sintomas de doença. Caso não esteja:

- procure saber o que aconteceu e se ele teve algum pesadelo;
- tranquilize-o e explique que os pais estão próximos;
- ajeite-o na cama para dormir. Espere até perceber que ele está bem; depois o deixe dormir sozinho.

Gagueira

Cerca de 5% das crianças podem apresentar períodos de gagueira entre os **2 e os 6 anos de idade**, sendo mais comum em meninos do que em meninas. A maioria não apresenta distúrbios neurológicos ou de desenvolvimento. A gagueira pode se repetir com alguma frequência, mas desaparece à medida que a fala da criança se desenvolve.

Embora a causa não seja conhecida, é comumente atribuída à ansiedade, ao cansaço ou ao fato de a criança estar muito excitada e querer falar rápido.

CONSULTE UM FONOAUDIÓLOGO

Procure um profissional especializado em distúrbios da fala se:

- as crises de gagueira se tornarem mais frequentes;
- a criança ficar muito tensa e evitar falar;
- se as crises persistirem por mais de 6 meses;
- se as crises de gagueira ultrapassarem os 6 anos de idade.

Ambiente

O meio ambiente tem importância fundamental para a **saúde** do ser humano, e isso vale também para a criança em idade **pré-escolar**, etapa fundamental para a formação do indivíduo como ser biológico e social.

As questões da **saúde** estão intimamente ligadas a fatores do **ambiente** em que o **pré-escolar** vive, cresce, brinca e é educado. Nessa fase da infância, a criança adquire autonomia motora cada vez maior e, em decorrência do pensamento mágico, está vulnerável a toda sorte de acidentes, já que a imaginação, sendo maior que o senso de realidade, pode impedir que o corpo use as defesas adequadas contra os perigos iminentes.

No capítulo "Alertas de segurança", são discutidos os cuidados e as medidas necessárias para que o pré-escolar cresça em um ambiente seguro. Neste capítulo, a ênfase é dada a outros **aspectos do ambiente**, também necessários para proporcionar boa saúde física e psicológica ao pré-escolar.

Ambiente psicossocial

O **ambiente ideal** é aquele no qual a criança recebe amor, carinho e limites; no qual se evita que ela presencie eventuais brigas entre os pais; quando há coerência das informações transmitidas à criança; em que se evita assustá-la com ameaças de monstros, guardas policiais etc. quando for desobediente, por exemplo.

Dessa forma, a criança alimenta sua força vital e seu entusiasmo pela vida, o que lhe dá **liberdade**, para que possa realizar-se plenamente.

DICA

O pré-escolar gosta muito de **ouvir histórias**, a partir das quais se aproxima do contador e aprende mecanismos de resolução de problemas, estimula o uso da linguagem e desenvolve o intelecto. Para mais informações sobre atividades de lazer que possam proporcionar o desenvolvimento de seu filho, consulte o capítulo "Brincadeiras, brinquedos, lazer e esporte", nesta seção.

O QUE VOCÊ NÃO DEVE FAZER

- **Evite comparar seu filho com outras crianças, inclusive com irmãos.** Lembre-se: não há duas pessoas iguais! A cobrança e a expectativa geradas pelas comparações podem inibir o desenvolvimento que ocorreria em seu próprio ritmo. Quanto ao desenvolvimento da linguagem falada, por exemplo, pode ser notada grande diferença entre pré-escolares da mesma faixa etária.

- Evitar a **ironia**, terrível arma de agressão psicológica na educação, pois inibe o desenvolvimento natural da criança.

O QUE VOCÊ DEVE FAZER

- **Priorizar hábitos saudáveis:** convívio em família, brincadeiras e atividades ao ar livre, estudo, leitura, atividades artísticas e relações de amizade entre as crianças.

- Quando permitir que seu filho assista à televisão, **escolha programas benéficos**, evitando que interfiram nos hábitos saudáveis.

- **Evitar que a criança use aparelhos eletrônicos** (televisão, computador e jogos) **por mais de 2 horas por dia.**

ATENÇÃO

Nessa faixa etária, a criança **não deve** competir, ou seja, nas atividades físicas, deve prevalecer o aspecto lúdico.

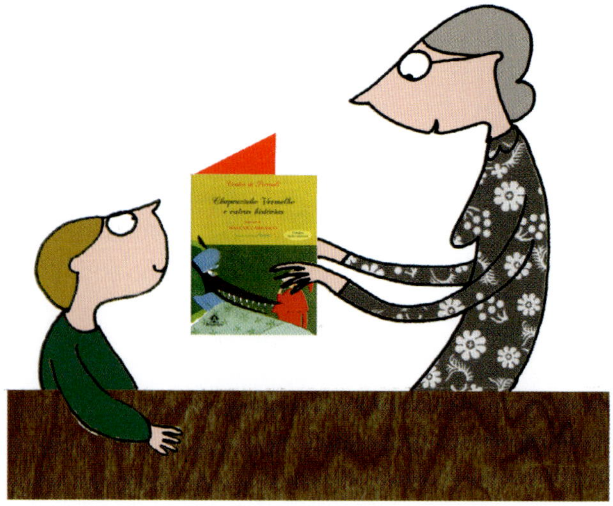

Devo controlar o uso da televisão?

A **televisão** faz parte do cotidiano do pré-escolar e também de sua família. No entanto, **quando não há** seleção dos programas nem limite de tempo estabelecido pelos pais, a televisão **pode** transformar-se em uma verdadeira "babá eletrônica", um elemento **nocivo** à educação, trazendo prejuízos à iniciativa e à atividade criadora e ocasionando prejuízos futuros ao desempenho escolar de seu filho.

DICA

As **atividades físicas** recomendadas para crianças de 2 a 6 anos de idade devem priorizar os movimentos fundamentais, uma vez que o equilíbrio e a habilidade motora estão em desenvolvimento. Alguns exemplos são: corrida, natação, arremesso de bola ao cesto e chute em bola de borracha. Para mais informações, consulte o capítulo "Brincadeiras, brinquedos, lazer e esporte".

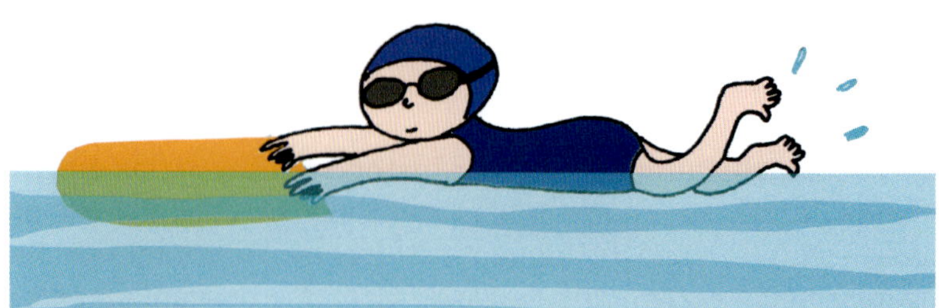

Ambiente físico

Uma **educação higiênica adequada do pré-escolar** torna o seu ambiente físico mais saudável, por meio de cuidados básicos que previnem o surgimento de doenças, como: **asseio pessoal, saúde oral, alimentação e sono apropriados e atividades ao ar livre.**

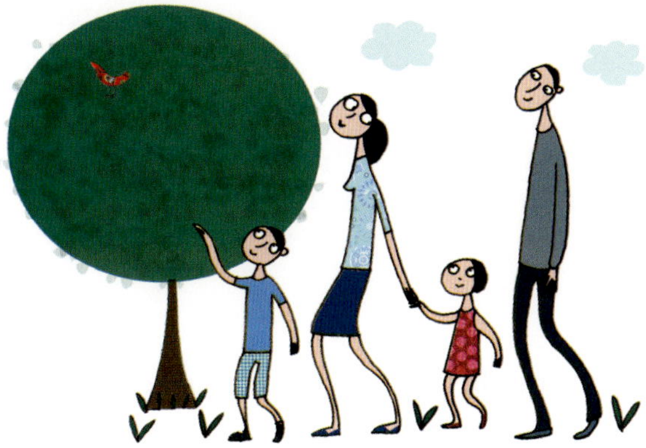

Sono adequado

Seguem algumas **dicas** para que o sono do seu filho seja **melhor controlado.**

Os pais podem ajudar a criança desde a fase de lactente (antes de completar 2 anos de idade). Hábitos saudáveis, que terão uma repercussão positiva no sono do pré-escolar, incluem:

- colocar a criança para dormir na **mesma hora todos os dias;**
- evitar claridade e barulho **em excesso;**
- evitar atender o primeiro choro da criança quando ela acorda à noite, pois ela pode voltar a dormir **espontaneamente;**
- se o choro persistir, confortar a criança e sair de perto novamente, **sem** brincar com ela ou alimentá-la;
- se o choro ainda persistir, verificar se a criança não está **doente.** As doenças que podem justificar um sono inadequado incluem desde terrores noturnos, que são pesadelos de controle muito difícil, até doenças como rinite alérgica ou hipertrofia das vegetações adenoides (conhecidas como "carne esponjosa do nariz"). Nesses casos, **consultar um pediatra** para uma avaliação mais cuidadosa.

O QUE VOCÊ DEVE FAZER

Nessa faixa de idade, também é importante despertar o amor da criança à **natureza** – animais, vegetais, rios, mares, montanhas, campos – enaltecendo sempre a importância de utilizar os benefícios que a natureza oferece sem **a danificar**.

Pré-escolar

Brincadeiras, brinquedos, lazer e esporte

Diz-se que brincar é o trabalho da criança. É por meio dos jogos e das brincadeiras que ela se relaciona com o mundo, aprende sobre seu corpo, a coordenar os seus movimentos, a lidar com suas angústias e anseios, e a entender os papéis das pessoas na sociedade. Cabe ao adulto ajudá-la a se desenvolver, respeitando as capacidades e os limites determinados pelas condições emocionais, culturais e biológicas da criança.

DICA

Na idade pré-escolar, os brinquedos devem ser ofertados à criança sem excesso (nem muitos, nem um só) visto que elas são capazes de inventar brincadeiras com poucos objetos à mão com muita facilidade.

O QUE VOCÊ DEVE SABER

Brinquedos e brincadeiras para crianças de 2 a 6 anos podem e devem estimular o desenvolvimento dos movimentos de coordenação motora e da elaboração de conceitos.

Leia no texto exemplos de brincadeiras e brinquedos indicados para cada situação.

Quais brinquedos devo oferecer a meu filho?

Brincar é uma experiência prazerosa para a criança. O brinquedo é um objeto de intermediação da brincadeira, que deve ser utilizado pela criança sem regras preestabelecidas.

Aos **2 anos de idade**, as crianças aprendem por imitação, ainda não brincam muito umas com as outras, mas gostam de observar a ocupação dos outros e de estarem próximas. Somente **aos 2 anos e meio ou 3**, a criança estará em condições de defender-se ou compartilhar seus brinquedos.

- **Brincadeiras que contribuam para o desenvolvimento da motricidade (movimentações do corpo) ampla da criança**: qualquer local ou situação que permita à criança escalar, escorregar, engatinhar, pular, saltar e correr. Brinquedos e carrinhos que possam ser puxados, empurrados, erguidos ou rolados. Balanço, cordas de pular e bolas, além de jogos que auxiliem na aquisição de equilíbrio.

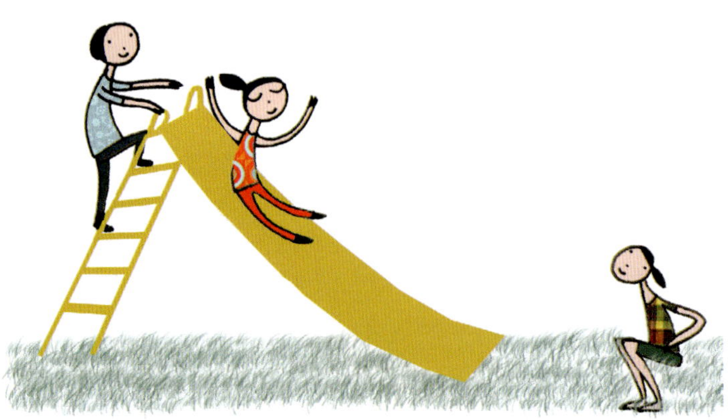

- **Jogos e brinquedos que contribuam para a motricidade fina e para a coordenação de movimentos**: brinquedos de encaixar, costurar (com agulhas grossas e sem pontas), bordar, serrar, cortar, brinquedos que envolvam movimentos dos braços e das mãos, como rodas, engrenagens e piões.

- **Brincadeiras que contribuam para a coordenação de movimentos e da fala**: cantigas de roda, parlendas (declamação poética acompanhada por música), canções infantis.

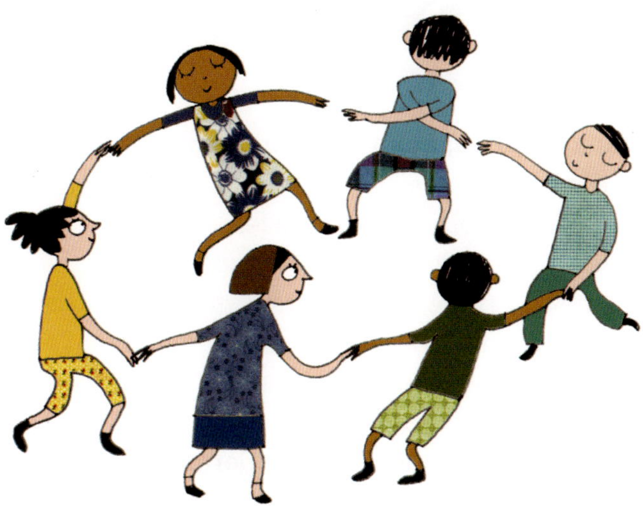

- **Brincadeiras e atividades que contribuam para a coordenação mão-olho**: atividades manuais (picar, cortar, rasgar, colar, costurar e bordar com agulhas bem grossas e sem ponta, modelar), assim como desenhar, pintar, colorir, atirar e agarrar bolas e brinquedos.

- **Brincadeiras que contribuam para a coordenação pé-olho e/ou equilíbrio**: andar sobre uma linha ou sobre uma plataforma não muito larga, como um tapete em um corredor, uma mureta baixa; chutar bolas.

- **Brincadeiras que contribuam para a coordenação de movimentos mais complexos**: andar carregando um objeto na mão ou equilibrando uma almofada sobre a cabeça.

DICA

Incentive seu filho a fazer pequenas tarefas no dia a dia, como abotoar e desabotoar roupas, vestir-se sozinho, amarrar os cadarços do sapato. Peça a ajuda dele em pequenas tarefas que não causem risco e que ele goste de fazer. Dessa forma, você contribuirá para o desenvolvimento da coordenação de movimentos.

ATENÇÃO

Como referido no capítulo "Crescimento e desenvolvimento", as crianças crescem e se desenvolvem em **ritmos diferentes**. Dessa forma, embora a idade represente um ponto de referência, é preciso considerar que nem todas as crianças da mesma idade estão no mesmo estágio de desenvolvimento. Por isso, o estágio de desenvolvimento da criança e seus **interesses devem ser sempre respeitados** na escolha das atividades a ela propostas.

- **Atividades que ajudem na elaboração de conceitos**: oferecer objetos que permitam o reconhecimento de cores, formas, tamanhos, pesos, proporções e volumes; proporcionar atividades de pintura, manuseio de livros e fotos. Procure sempre conversar com a criança, explicando-lhe o que significam aquelas fotos ou figuras, e questione-a sobre o que pensa a respeito.

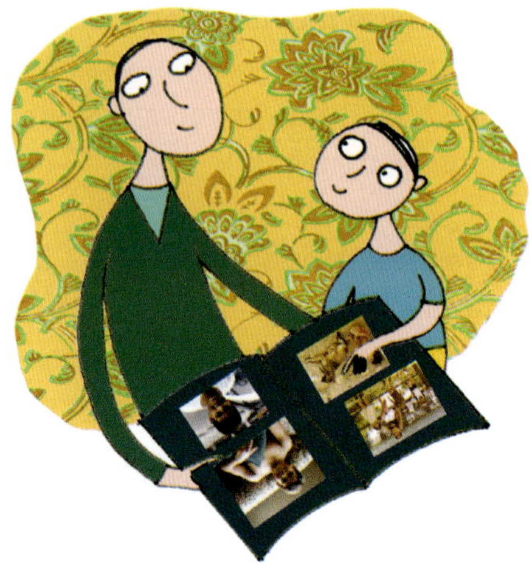

- **Brincadeiras que ajudem na compreensão das relações de tempo e espaço**: para treinar o domínio do espaço, realizar brincadeiras com caixas, vasos, baldes, que permitam à criança colocar areia ou água e, depois, possa transferi-la para outros objetos; para treinar o conceito de tempo, pedir para a criança relatar eventos passados e atividades que irá realizar no futuro, fatos de seu cotidiano, como ir à escola ou visitar algum parente ou amigo.

- **Brinquedos e brincadeiras que permitam raciocínios de situação/problema e resposta/solução**: jogos de encaixar peças de diferentes formas e tamanhos, quebra-cabeças, ludo, jogos de montar e desmontar.

- **Brincadeiras que estimulem o raciocínio lógico**: jogos que permitam quantificar, ordenar, parear e classificar, como coleções de carros e animais de brinquedo, conchas, jogo da memória, dominó etc.

Leia também o capítulo "Necessidades especiais", nesta seção.

Algumas sugestões de brinquedos ou brincadeiras de acordo com a idade

- **Dois anos**. Procure utilizar brinquedos simples de puxar ou empurrar, brinquedos musicais, *kits* de desenho e pintura, massa para modelar; deixe a criança cortar com tesoura apropriada para a idade (sempre sob a supervisão de um adulto!); aproxime-a de animais de estimação para conhecê-los.

- **Três anos**. A criança já brinca com seus amiguinhos sem a presença dos pais. Gosta de brincar com blocos, brinquedos de encaixar, quebra-cabeças simples, brincadeiras de faz-de-conta com brinquedos e objetos. Interessa-se por acompanhar histórias de livros com figuras grandes. Pintura, desenho e brincadeiras com massa para modelar também são atividades indicadas para essa faixa etária.

- **Quatro anos**. Nessa faixa etária, as crianças adoram brincar em parquinhos: escorregador, balanço e gangorra são os brinquedos preferidos; mas lembre-se sempre de que a **supervisão de um adulto** é muito importante. Estimule brincadeiras com blocos, massa de modelar, brinquedos de montar, quebra-cabeças simples, pintura e desenho. Nessa idade, a criança consegue pular corda e brinca de faz-de-conta, mas já inspirada na realidade. O convívio com animais de estimação é indicado nessa faixa etária, porque a criança vai criando um vínculo afetivo com um ser vivo não humano. Essa relação desenvolve, dentre outros, o sentimento de amizade e de cuidado com o outro, além de aproximá-la da natureza.

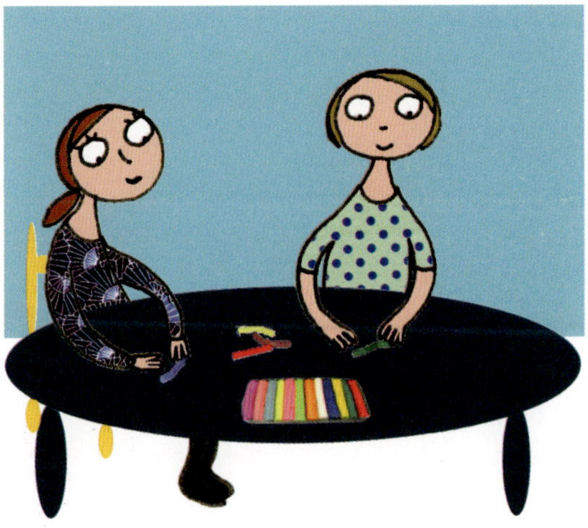

ATENÇÃO

Nessa faixa etária, algumas crianças ainda têm o hábito de colocar objetos na boca, por essa razão, é importante que um adulto sempre supervisione a brincadeira e **não ofereça** objetos cortantes, muito pequenos, ou que possam ser **engolidos**, como peças de brinquedos e jogos.

DICAS

- Oferecer brinquedos de montar e desmontar.
- Oferecer brinquedos de diferentes cores, formas, pesos e texturas, procurando ensinar, sem forçar, cada característica dos objetos.
- Contar histórias infantis.
- Aproximar o seu filho de animais de estimação.
- Solicitar a ajuda da criança em algumas tarefas simples, como arrumar a cama, colocar os pratos na mesa, separar as roupas que colocará após o banho etc.

O QUE VOCÊ DEVE SABER

Atualmente, com a discussão sobre a obesidade e a importância da prática de atividade física para a manutenção da saúde, bem como a valorização profissional dos esportes, muitos pais levam seus filhos com 3 a 4 anos de idade para praticar balé, judô, ginástica etc. Lembre-se: essas atividades **serão saudáveis** física e psicologicamente para a criança **somente** se forem realizadas **com o intuito de permitir que a criança brinque**. Essas atividades ainda **não** devem ser praticadas com o objetivo de competição, mesmo porque a criança ainda está desenvolvendo a coordenação motora necessária para esse tipo de atividade. Muitas vezes, a natação é iniciada aos 6 meses de idade, mas, atenção, a indicação tem como objetivo o desenvolvimento da capacidade motora, e não o treinamento para competições.

- **Cinco anos**. A criança gosta de **brincar com seus amiguinhos** de correr, esconde-esconde, brincadeiras de roda, jogo da amarelinha, ou seja, aceita brincadeiras com regras mais definidas. Nessa faixa etária, podem ser oferecidos quebra-cabeças mais complexos. Atividades de pintura, desenho e com massa para modelar continuam válidas para essa faixa etária.

Idade de aparecimento de algumas habilidades

Três anos

- Caminha uma curta distância sobre uma trave de 10 cm de largura.
- Saltita com o pé de preferência (se destro, direito; ou esquerdo, se canhoto) até três vezes.
- Utiliza o corpo para apanhar um objeto que foi lançado.

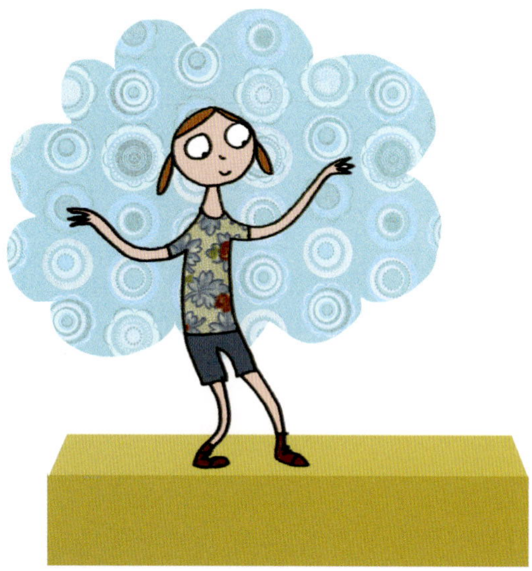

Quatro anos

- Vira cambalhota de forma rudimentar.
- Realiza corrida eficiente, ou seja, de forma coordenada e com velocidade e equilíbrio.
- Saltita de 4 a 6 vezes usando o mesmo pé.
- Ao lançar um objeto, movimenta para a frente a perna do mesmo lado do braço que faz o lançamento.

Cinco anos

- Consegue correr mais rápido.
- Saltita de 8 a 10 vezes usando o mesmo pé.
- Salta em altura de até 30 cm.
- Apanha objetos lançados usando somente as mãos.

Seis anos

- Vira cambalhota de forma correta.
- Chuta de forma correta.
- Lança e apanha a bola de forma correta.

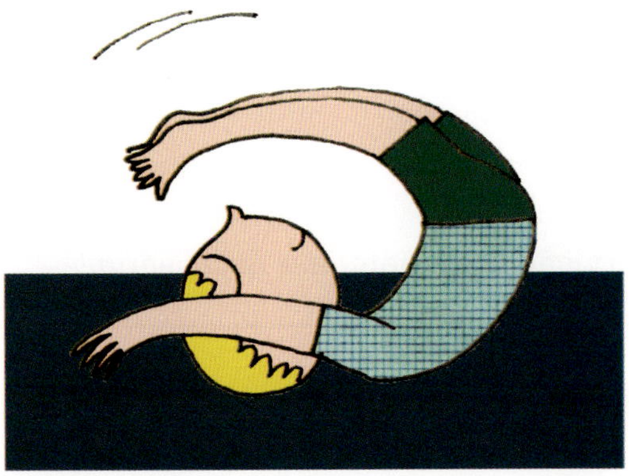

O uso do computador

O computador está cada vez mais presente na vida das crianças. A informática influi na construção do pensamento e, ao possibilitar a transmissão rápida de informações, **altera** as relações entre as pessoas. Não se pode deixar de destacar que o computador oferece formas de linguagem bastante sofisticadas, tais como imagens, códigos de linguagem, processadores de texto e de cálculo, facilitando o desenvolvimento da criança e a expressão escrita e oral.

A internet é considerada um meio privilegiado de estimular o desenvolvimento das crianças, desde que **não sejam esquecidos os seus riscos**. Elas podem crescer rodeadas de estímulos tecnológicos e midiáticos, mas é preciso atenção dos mais velhos para guiá-las e ensiná-las a tirar o melhor proveito desses meios, sem correrem riscos desnecessários.

O QUE VOCÊ DEVE FAZER

Incentivar o uso responsável da internet. Procure utilizá-la junto com seus filhos. Busque sites educativos, cantigas, vídeos infantis que os estimulem a conhecer cada vez mais coisas.

O QUE OBSERVAR

Somente a partir dos 6 anos de idade, a criança, em geral, está apta para atividades físicas **estruturadas**, como as atividades **esportivas**. Antes dessa idade, ela deve ser estimulada a movimentar o corpo diariamente, mas sem a exigência de movimentos precisos. Dessa forma, se quiser brincar com seu filho de chutar ou jogar bola, devem-se usar bolas grandes e leves. As bolas vão sendo trocadas por outras menores e mais pesadas à medida que a criança apresentar mais desenvoltura nas brincadeiras.

ATENÇÃO

Ao permitir que seu filho use a internet, procure instalar programas que impeçam o acesso à informação indesejada, como sites com conteúdos ilegais, nocivos e não desejados (pornografia infantil, publicidade sobre drogas ilegais e aliciamento para transmissão de informações pessoais).

Alertas de segurança

Acidentes, ou melhor dizendo, injúrias físicas não intencionais e agressão são as principais causas de morte de crianças nessa faixa etária e acontecem, na maioria das vezes, **dentro de casa**. Assim, o ambiente doméstico é bastante perigoso para a criança.

Nessa fase, a criança passa a maior parte do tempo em casa e o seu interesse volta-se para o que está ao seu redor. O desenvolvimento motor está no auge, ela se locomove livremente e sem medo, o que torna a **supervisão extremamente necessária**.

ATENÇÃO

Vigilância total: os pais e cuidadores devem prevenir os acidentes supervisionando constantemente as crianças, uma vez que os acidentes podem acontecer em segundos, e quase sempre ocorrem distantes do olhar dos adultos.

O QUE VOCÊ DEVE FAZER

É possível evitar os acidentes se as **regras básicas de segurança** forem respeitadas, como as que seguem abaixo:

- colocar portões de segurança na cozinha e na área de serviço, e deixar as portas de banheiros e varandas sempre fechadas;
- instalar **grades e/ou redes nas janelas e nos parapeitos**, revisando-as periodicamente e sempre considerando a idade e o peso da criança;
- instalar **portões de segurança nas escadas**, tanto no pé como no topo;
- colocar **proteções** em quinas e tomadas. Não deixar extensões e fios longos, como de computadores e ferro de passar roupas, ao alcance da criança;
- escolher bem os brinquedos, certificando-se que **não vão se soltar** ou se quebrar em pedaços pequenos e pontiagudos, que sejam de material **atóxico** e de fácil manuseio;
- **medicamentos e produtos químicos** devem estar sempre acondicionados em frascos com **tampas** de segurança e **longe** do alcance das crianças (em armários altos e trancados);
- as crianças sempre devem utilizar **capacete** ao conduzir um triciclo ou uma bicicleta.

Os acidentes mais frequentes, com alto risco de complicações

- **Quedas. Causas mais frequentes**: em diferentes níveis, nas brincadeiras dentro de casa com mesas, cadeiras, sofás, camas, escadas e janelas sem as devidas proteções; de cima de árvores, de bicicleta (são mais graves quando não estão sendo usados capacetes e rodinhas para manter o equilíbrio). **Como evitar?** A prevenção exige vigilância total dos adultos e dos cuidadores responsáveis, além de uso de equipamento de segurança, como capacete (para a prática de atividades que possam oferecer risco de queda), tela ou grade nas janelas, portões nas escadas e protetores nas quinas.

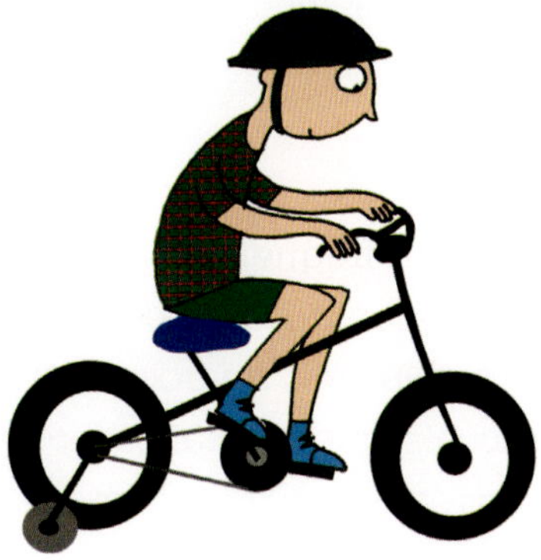

- **Asfixia/sufocação. Causas mais frequentes**: brinquedos que se desmontam em pequenas peças, ou seja, impróprios para a idade. **Como evitar?** Os pais e cuidadores devem sempre observar a indicação da idade permitida no rótulo do brinquedo e certificar-se também de que ele é feito de material atóxico. **Outras causas**: brincadeiras com sacos plásticos, cordas, travesseiros e cobertores. **Como evitar?** Além de não deixar esses objetos ao alcance da criança, é fundamental que os pais e os cuidadores as supervisionem.

- **Queimaduras. Causas mais frequentes**: brincadeiras com fogo utilizando álcool, fósforos, bombinhas e outros produtos inflamáveis, além de brincadeiras próximas ao fogão. **Como evitar?** Supervisão constante e evitar o acesso da criança à cozinha, principalmente no momento do preparo de refeições. **Atenção:** esses acidentes são muito frequentes e de extremo risco!

O QUE VOCÊ NÃO DEVE FAZER

Não permitir que a criança brinque na cozinha e na área de serviço e, sobretudo, manuseie materiais inflamáveis e explosivos.

- **Afogamentos. Causas mais frequentes**: afogamentos em piscinas, baldes, banheiras, rios e riachos. **Como evitar?** A prática precoce da natação não protege a criança do risco de afogamento. Além disso, a criança não deve permanecer próximo ou dentro de piscinas, riachos e rios sem a adequada supervisão. O uso de cerca, portão trancado e cobertura em piscinas e poços também serve de ferramenta de prevenção.

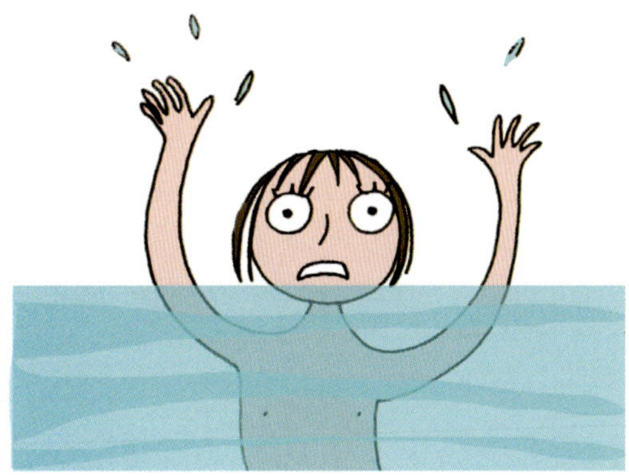

- **Intoxicações. Causas mais frequentes**: ingestão de medicamentos ou produtos químicos que foram deixados ao alcance das crianças. **Como evitar?** Nunca deixe ou guarde materiais de limpeza e medicamentos em locais que a criança possa alcançar, como prateleiras baixas na área de serviço, gavetas ao lado da cama ou armários baixos no banheiro. **Atenção**: a ingestão e a inalação desses produtos oferecem perigo extremo para a criança!

- **Choques elétricos. Causas mais frequentes**: contato com tomadas sem proteção, fios desencapados e extensões. **Como evitar?** Jamais deixe tomadas desprotegidas e/ou aparelhos eletroeletrônicos com fios longos e ligados nas tomadas ao alcance das crianças.

- **Atropelamentos. Causas mais frequentes**: brincadeiras na calçada, na rua, em garagens ou estacionamentos, em locais de trânsito de veículos e bicicletas sem a supervisão de pais ou cuidadores. Uso de bicicleta, patinete e patins sem os cuidados básicos de proteção. **Como evitar?** As crianças devem brincar em local seguro e apropriado para a faixa etária, longe dos veículos e sob vigilância o tempo todo. O uso de capacete é fundamental para a segurança dos ciclistas e dos condutores de brinquedos similares.

Necessidades especiais

Desde antes do nascimento do bebê, os pais o projetam como o filho ideal. O crescimento e o desenvolvimento da criança mobilizam o imaginário familiar. A chegada do segundo ano de vida, em algumas situações, coloca em evidência as diferenças das crianças portadoras de necessidades especiais. Tal momento exige que os pais lidem, com a ajuda de um profissional, com os sentimentos de insegurança em relação ao futuro dos filhos e com o processo de negação, culpa, confusão, raiva e desespero, além do estranhamento diante do "filho real". Nesse momento, os pais precisam lançar sobre o filho um **novo olhar, abandonando as idealizações**. Devem dar **ênfase positiva às aquisições da criança**, perceber qualidades e não apenas diferenças em relação às outras de sua idade.

O amor ao filho cresce gradativamente. Procure se divertir com ele, e não se culpe se seus sentimentos forem diferentes do esperado. Habitualmente, os pais se assustam com o sentimento de recusa e desilusão vivenciado quando descobrem que têm um filho com necessidades especiais. Saiba que esses sentimentos são comuns à maioria dos pais, embora despertem de forma singular em cada um. **A atenção e o afeto dos pais para os filhos resultam em uma melhor adaptação emocional de todos.**

À medida que a criança cresce, se os pais não aceitaram emocionalmente o nascimento do filho com necessidades especiais, há uma possibilidade de se intensificarem fortes sentimentos de culpa. Esses sentimentos podem ocasionar desavenças entre o casal, pois há uma tendência de um culpar o outro, principalmente nos momentos difíceis. As mães tendem a se dedicar exaustivamente ao filho, o que acentua em seus parceiros o sentimento de abandono.

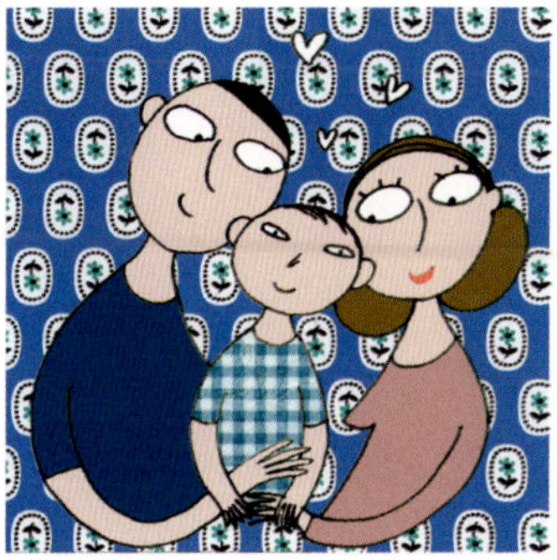

Pré-escolar

O QUE VOCÊ DEVE FAZER

Sabe-se que o **afetuoso cuidado** dispensado ao filho é muito mais valioso do que conhecer técnicas de fazer "isso" ou "aquilo". Nesse sentido, o que se deseja transmitir aos pais é a importância da construção de um bom vínculo afetivo com seu filho. Não tenham medo de sorrir, falar, brincar e acariciá-lo. Amem e apreciem-no pelo que ele realmente é!

ATENÇÃO

No início da idade pré-escolar, os pais precisam ser **firmes**, quando necessário, exigindo boas maneiras da criança, mas **de forma carinhosa**, exatamente como indicado para uma criança sem necessidades especiais. O "não" pode ser dito com firmeza sem que seja preciso levantar a voz e sempre reafirmando o quanto eles gostam da criança.

O vínculo entre o casal

O casal deve **fortalecer constantemente** o vínculo entre si, tendo em vista a importância da participação de ambos no desenvolvimento da criança. A mãe e o pai devem compartilhar os cuidados para com o filho, proporcionando o **envolvimento de ambos**. Além disso, é importante que o casal **não procure um culpado** pela deficiência da criança, pois isso causa mais transtorno e tristeza, e esta pode ser transmitida para o filho, sem que os pais percebam.

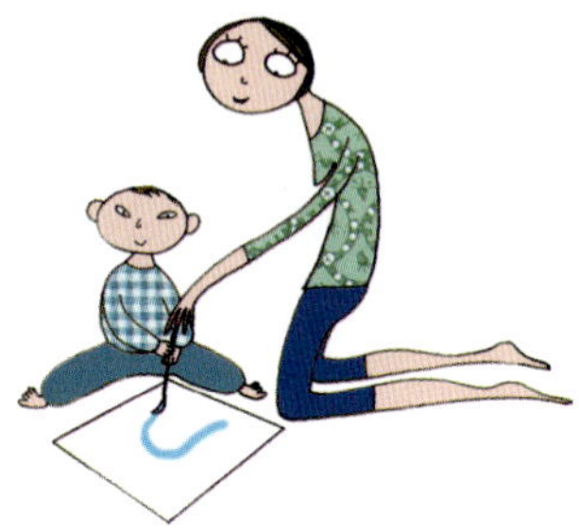

A importância da brincadeira

A brincadeira possibilita à criança organizar-se internamente para o início de relações afetivas e para o desenvolvimento de contatos sociais. A escolarização cada vez mais precoce e as formas de terapia por meio do brinquedo podem ser enriquecidas pela compreensão da importância do brincar na constituição da vida psíquica da criança.

De acordo com o tipo de necessidade especial da criança, os pais devem **adaptar as brincadeiras de forma que se tornem estimulantes ao desenvolvimento dela e ao fortalecimento do vínculo pais-filho.** Se houver dúvidas sobre como adaptar as brincadeiras, os pais podem consultar o pediatra para que ele possa indicar um terapeuta ocupacional, um psicopedagogo ou um psicólogo.

Inicialmente, na faixa etária dos **2 aos 3 anos**, a criança tem a capacidade de fixar a atenção por curtos períodos de tempo. Dessa forma, é importante criar o hábito de contar histórias curtas e entoar canções de ninar, que são uma forma de fortalecer o vínculo afetivo pais-filho e estimular o desenvolvimento infantil.

Aos poucos, a criança adquire a capacidade de imitação, e independentemente de sua necessidade especial, os pais devem estimulá-la por meios lúdicos.

O QUE VOCÊ DEVE SABER

Os brinquedos não precisam ser sofisticados. A criança deve ser estimulada a criar brincadeiras com caixas de papelão e latas, papéis e tintas, argila e outras massas de modelar, pedras, conchas, lãs e tecidos. O chão é um lugar de grandes possibilidades. O berço, o carrinho e o "chiqueirinho" limitam o espaço da criança, e espaço restrito limita a curiosidade, prejudicando o desenvolvimento.

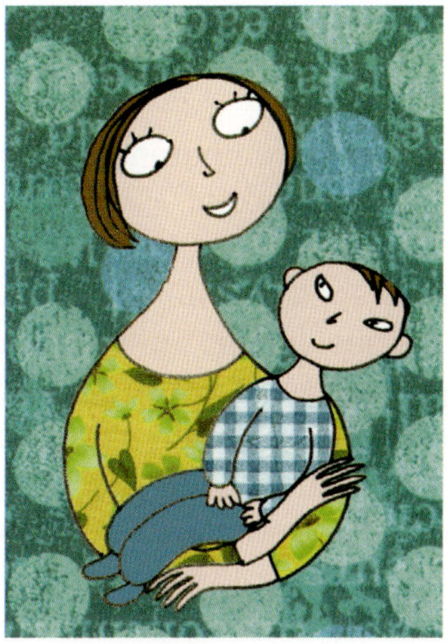

Procure criar seu filho para que ele se torne o **mais independente possível**, considerando as limitações impostas pelas deficiências. Na medida do possível, possibilite que, na vida adulta, seja capaz de responsabilizar-se por si mesmo, ter uma profissão e ser autônomo.

Observe-o atentamente para que seja possível notar, a cada instante, a emergência de suas competências. Seja apenas pai e mãe, acima de tudo; **respeite seu filho**, propiciando-lhe sentimentos de autoconfiança e evitando situações que possam levá-lo a se sentir incompetente.

Procure ampliar o universo social do seu filho e trabalhe para incluí-lo **o mais cedo possível** na sociedade.

O QUE OBSERVAR

A criança com necessidades especiais desenvolve as suas diversas competências em um tempo diferente das outras crianças. Acompanhar esse tempo é uma forma de estar a par do desenvolvimento do seu filho.

DICA

Jamais subestime a capacidade do seu filho. Estimule-o!

O QUE VOCÊ DEVE FAZER

- Avaliar a necessidade de ajuda e supervisão para lidar com a criança. Se precisar de ajuda nessa avaliação, consulte o pediatra.
- Na medida do possível, incentivar a criança a aprender as cores, o encaixe de formas, a diferenciar o claro do escuro, o grande do pequeno, o áspero do macio. **Atenção: incentivar não é forçar**. O aprendizado vai depender do nível de aptidão da criança e do quadro clínico em questão; por exemplo, se a criança fala, ou se apresenta algum déficit sensorial.
- Utilizar as formas de expressão artística (música, filmes, artesanato local) como meio de estímulo para as crianças. Não é necessário criar um ambiente artificial, pois o ambiente doméstico gera naturalmente inúmeros estímulos.

O QUE VOCÊ DEVE SABER

Os pais podem definir quais as brincadeiras mais adequadas para a criança, observando como ela interage com os brinquedos oferecidos e com os colegas. Certamente, o bom-senso e a sensibilidade dos pais e educadores ajudam a criança a tornar os brinquedos e os recursos tecnológicos objetos de intermediação da brincadeira. Lembre-se que, para cada tipo de necessidade especial, são necessários estímulos mais específicos. **Procure os profissionais que trabalham com crianças especiais**, pois eles podem dar dicas para explorar as capacidades dessas crianças com os brinquedos e brincadeiras convencionais.

ATENÇÃO

Não é necessário disponibilizar brinquedos específicos para as crianças especiais.

- Observar quais são as primeiras competências do seu filho e, a partir delas, ampliar seu universo social.

- A criança com necessidades especiais irá desenvolver as competências motoras, afetivas e sociais em um tempo **diferente** das outras crianças. Ela **deve ser estimulada à medida que os pais percebam as condições mínimas para o estímulo**.

- O desenvolvimento da parte motora deve seguir a sequência: assentar com apoio, assentar sem apoio, engatinhar e ficar de pé. De acordo com a habilidade motora adquirida é que a criança deverá ser estimulada. Em outros casos, como o da criança que tem uma deficiência visual grave, os pais devem enfatizar outras competências, sem hipervalorizar o déficit visual.

- Se os pais aceitam a criança de forma cordial e natural, os irmãos farão o mesmo. O modo como a família **enfatiza as competências** da criança possibilitará a inclusão no ambiente familiar e em outros espaços sociais, tal como a escola.

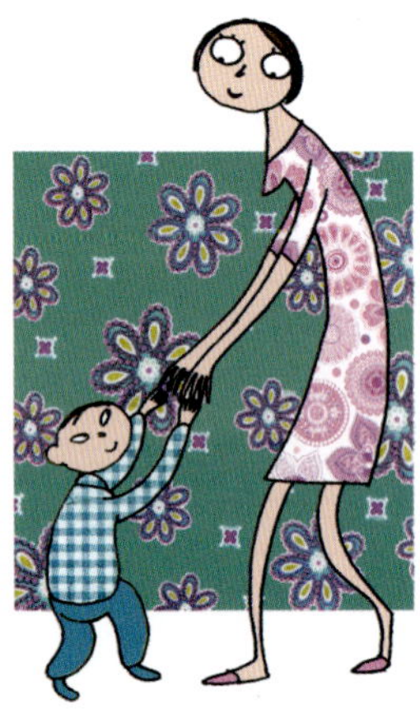

- Incentivar a brincadeira entre os irmãos, se houver; essa relação é muito rica, principalmente porque ficam à vontade para manifestarem seus sentimentos e emoções.

- Permitir que a criança comece a usar o computador, em especial a internet, sob sua supervisão e com as adaptações adequadas. Por oferecer formas de linguagem bastante sofisticadas, a internet estimula sobremaneira o desenvolvimento da criança especial, assim como a expressão escrita e oral, considerando as limitações impostas pela deficiência.

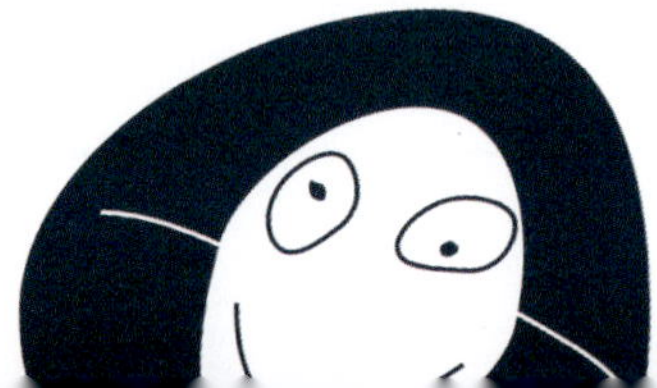

O QUE VOCÊ NÃO DEVE FAZER

É mais fácil dizer que a criança deve ser tratada com naturalidade do que o fazer. É evidente que a atitude dos pais é fundamental para propiciar que a criança conviva com outras crianças.

Não proteja demasiadamente seu filho especial ou faça-lhe concessões que não seriam feitas aos demais filhos.

CONSULTE O PEDIATRA

Os pais devem escolher um **pediatra** e com ele construir uma **relação de confiança**, de forma que possam compartilhar suas descobertas e dificuldades. Essa parceria é fundamental para o acompanhamento da criança.

A correta **compreensão das capacidades do seu filho** é o principal passo rumo à interação com ele.

A **sub ou a superexpectativa dos pais pode comprometer as oportunidades de inserir a criança na sociedade**. A não aceitação dos pais de que o filho possa trabalhar, por exemplo, pode restringir a iniciativa futura de profissionalizar-se.

A inserção social da criança sustenta-se na forma como os pais lidaram com a necessidade especial, que, diretamente, influencia no modo como os irmãos lidarão com a criança com necessidade especial. Se a família não é inclusiva, pode ficar embaraçada e querer esconder a criança. **A atitude inclusiva dos pais irá influenciar no comportamento de parentes e amigos**.

Se a inclusão da criança não ocorre desde os primeiros meses de vida, os pais vão se sentir acanhados, envergonhados e infelizes, e tais sentimentos serão transmitidos para os familiares, dificultando a mudança do modo como a criança é percebida socialmente, seja na família, seja na escola. **A inclusão no núcleo familiar é essencial para o processo de inclusão nos demais segmentos sociais.**

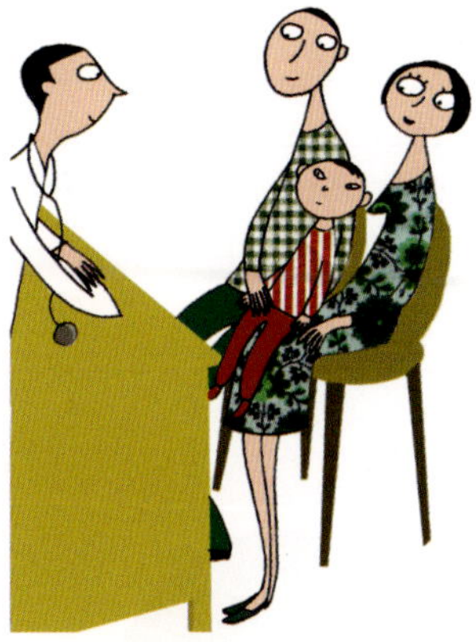

O QUE VOCÊ DEVE SABER

A criança especial deve ser educada da mesma forma que as outras, obedecendo, em geral, às mesmas regras. Excetuam-se casos em que a criança não tem capacidade para entendê-los. Por isso, é importante documentar com precisão o nível de desenvolvimento da criança para que as regras possam ser adequadas à idade de desenvolvimento, e não somente à idade cronológica da criança.

O QUE OBSERVAR

Muitos pais relatam que explicam com antecedência aos filhos que têm alguma alteração de comportamento, como os autistas, por exemplo, qualquer tipo de mudança em suas rotinas diárias, pois essas crianças apresentam habitualmente reações impulsivas diante de situações de mudança da rotina, tal como do ambiente ou de rota. Embora essa estratégia de antecipar as mudanças funcione bem para a maioria dessas crianças, pode haver situações em que a resposta seja adversa. Assim, **não há uma regra preestabelecida** de como lidar com a criança, de acordo com sua necessidade especial. As estratégias devem ser construídas caso a caso.

A educação da criança especial
Como dizer "não"

As crianças com necessidades especiais têm um tempo próprio para internalizar o "não", o que exige firmeza dos pais quando necessário. **Deve-se procurar conhecer as limitações dos filhos diante de algumas situações.**

A forma como a criança especial reage diante do "não" resulta do processo de constituição psíquica. Assim, as crianças especiais, por vezes, apresentam reações impulsivas e agressivas diante do "não", exigindo um esforço maior dos pais, sobretudo quando a criança se coloca em situação de risco. Ressalta-se que cada caso deve ser abordado de forma **individualizada**. A generalização de um modelo único e de técnicas ou formas mais adequadas que orientem as ações dos pais deve de ser evitada, visto que o que pode funcionar bem para uma criança pode não ser o adequado para outra. É importante que os pais criem no dia a dia **alternativas que melhorem o comportamento dos filhos**.

O QUE VOCÊ DEVE SABER

A criança com desenvolvimento cognitivo normal adquire a capacidade de compreender o "não" em três etapas, que dependem da estruturação e do desenvolvimento da vida psíquica. Por sua vez, a criança com necessidades especiais pode compreender o "não" de forma habitual ou exigir períodos mais longos para internalizá-lo.

Primeiramente, os pais precisam estar **inteiramente** envolvidos no processo, no qual são totalmente responsáveis pela proteção do bebê. Antes dos 12 meses de idade, somente algumas palavras que simbolizam o "não" têm sentido para um bebê. A capacidade de compreender o "não" na primeira etapa ocorre independentemente do uso da palavra ("não"). São os cuidados que a criança recebe dos pais que favorecem a compreensão dos atos indesejados. Por exemplo, impedir que a criança suba em um local alto ou jogue objetos, dentre outras situações do cotidiano.

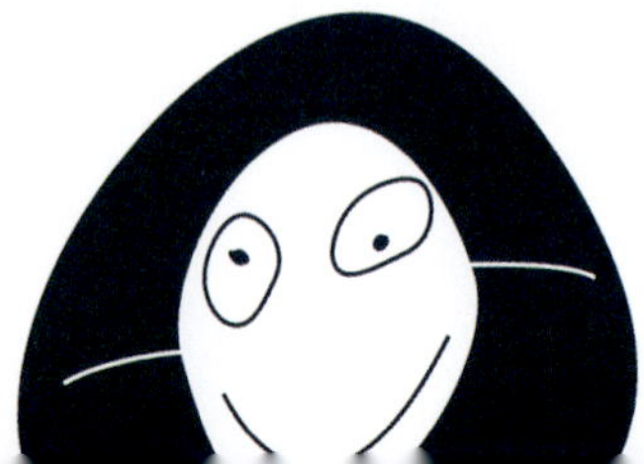

Há deficiências que impossibilitam que a criança adquira a capacidade de compreender o "não", tal como descrito anteriormente. Ou seja, em doenças **neurológicas** ou **psiquiátricas** graves, o potencial cognitivo (ato ou processo de conhecer, que envolve atenção, percepção, memória, raciocínio, juízo, imaginação, pensamento e linguagem) e afetivo podem estar prejudicados, ocasionando a permanência da criança na fase inicial de compreensão do "não" e a necessidade do completo envolvimento e da proteção dos pais ou de outros cuidadores ao longo dos vários anos de vida.

Recomenda-se também usar estímulos por meio de conversa sobre um **assunto de interesse da criança**, por música cantada ou gravada, ou histórias. Sempre diante de uma situação nova, pode-se tentar mostrar ou demonstrar para a criança como executar uma atividade até que se familiarize com ela.

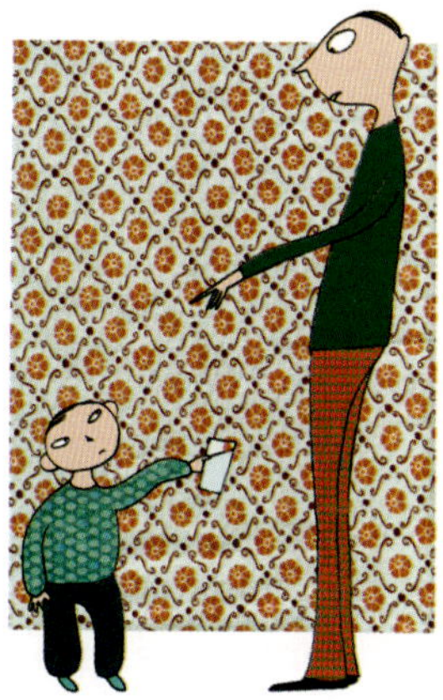

O **estímulo** reforçador **positivo** é um evento desejável ou agradável que deve se seguir imediatamente a um comportamento específico com o intuito de aumentar a frequência desse comportamento. Os **elogios** ao comportamento colaborador podem ser considerados um estímulo reforçador. Procure usar frases do tipo: "muito bom", "legal", "você está muito bem", como estímulo reforçador após um comportamento adequado.

Do segundo ao terceiro ano de vida, a criança já estabelece um modo de **comunicação verbal eficiente**, e as explicações verbais começam a ser concretas nas situações em que é preciso dizer "não". Ela inicia a compreensão do significado dessa palavra, mas também começa a exigir explicações. Em outros termos, é a fase do "por quê?". A criança quer entender, quer explicações sobre o que pode ou não ser feito.

O QUE VOCÊ NÃO DEVE FAZER

- Ficar muito irritado ou nervoso, pois essas atitudes são percebidas pelas crianças e podem prejudicar seu aprendizado e desenvolvimento.
- Não forçar situações das quais o seu filho parece não gostar.

CONSULTE O PEDIATRA

Se a criança revela sentimentos ambivalentes em relação aos pais, é comum que expresse sentimento de rejeição pela mãe ou pelo pai. Se isso ocorrer, consulte o pediatra. Ele poderá intervir na construção do vínculo e, até mesmo, se for necessário, encaminhar a mãe e o pai para um tratamento especializado, tal como psicoterapia individual ou familiar e grupos de ajuda.

Atenção: na idade pré-escolar, a criança apresenta rápido crescimento e desenvolvimento, e estes são construídos passo a passo, da mesma forma que o vínculo entre pais e filhos.

> ATENÇÃO
>
> O desenvolvimento da criança com necessidades especiais é bastante particular e exige cuidados bem específicos.

Como lidar com a angústia de ter um filho especial?

Consulte um psicólogo e procure um grupo de apoio

Sabe-se que os pais, ao receberem a notícia de que o filho tem uma necessidade especial, vivenciam diferentes sentimentos, que oscilam entre amor e ódio, alegria e sofrimento. Em outros termos, os pais experimentam reações concomitantes de aceitação e rejeição, euforia e depressão, para citar as que ocorrem com maior frequência. Toda situação nova e desconhecida gera um sentimento de ambiguidade, e o fracasso em superá-la leva à crise. Assim, os pais de crianças especiais, por vezes, encontram-se em crise, na qual se manifestam os sentimentos de fracasso. O fato de ter um filho com deficiência é algo que não se consegue aceitar com facilidade e, muitas vezes, implica dor, vergonha, culpa, preconceito, raiva e negação.

Caso se sintam angustiados, impotentes e cansados diante das necessidades especiais do filho, os pais devem procurar, inicialmente, a **ajuda de um pediatra**, pois, quando isso acontece, tanto a criança quanto os pais sofrem. A palavra "sofrimento" refere-se ao mal-estar que pode ter como fonte o próprio corpo, a relação com os outros e o mundo exterior. Esse sofrimento não depende de uma cronologia evolutiva ou da idade da criança, mas refere-se aos elementos da vida psíquica da criança e dos pais.

Por essas razões, quase sempre é necessária a ajuda **de um profissional especializado na deficiência em questão e de grupos de apoio para oferecer auxílio e orientações, proporcionando equilíbrio e conforto aos pais e, consequentemente, à criança especial.**

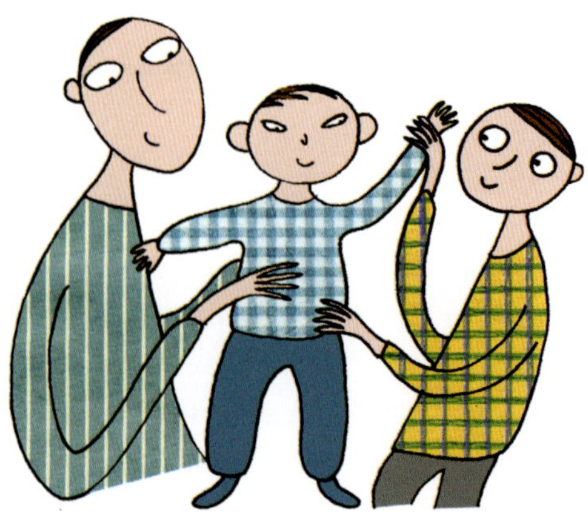

A inclusão social da criança

A inclusão social da criança com necessidades especiais começa na família e, se possível, a criança deve frequentar a escola regular.

Dentre os benefícios da escola, está a sociabilidade, a qual a criança adquirirá do mundo e de si mesma. De acordo com a necessidade especial da criança, ela deverá receber o suporte específico. Por exemplo, nos casos de:

Perda auditiva: a intervenção precoce, antes dos 6 meses de idade, pode possibilitar que a criança adquira habilidade de linguagem similar à da criança com audição normal. No geral, elas devem ser atendidas desde o momento do diagnóstico por equipe multidisciplinar, composta por pediatra, neurologista, otorrinolaringologista, fonoaudiólogo e psicólogo. Devem-se avaliar o tipo e o grau de perda auditiva, os problemas de base e as alterações associadas.

É importante conscientizar os profissionais envolvidos na educação da criança sobre a importância do diagnóstico e do tratamento precoce das disfunções leves e moderadas da audição, buscando evitar falhas ou atrasos no desenvolvimento da linguagem que interfiram no processo educacional.

Perda auditiva grave: ainda há controvérsias sobre iniciar o treinamento para a comunicação de sinais ou favorecer a leitura labial e o treinamento da fala, o que facilita a inclusão social da criança. Alguns especialistas consideram que é mais interessante associar os dois tipos de comunicação.

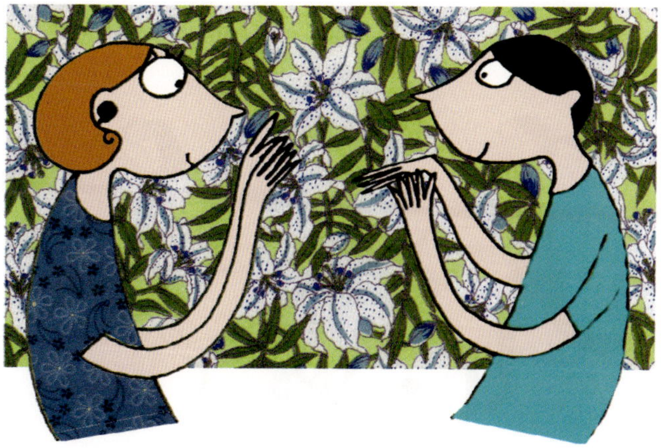

O QUE VOCÊ DEVE FAZER

Procure se informar sobre procedimentos básicos em relação à criança e os recursos disponíveis em sua comunidade, nos campos assistencial, educacional, intelectual, emocional e financeiro.

O QUE VOCÊ DEVE FAZER

Para incentivar a inclusão social do seu filho:

- Colocá-lo na escola regular, quando possível.
- Estimular a conversa sobre assuntos de que o seu filho goste.
- Criar alternativas que melhorem o comportamento dele, acompanhando o seu desenvolvimento dia a dia.
- Dar carinho, amor e atenção.

Perda visual: a criança necessitará dos recursos disponíveis de leitura em Braille e de informática, mas pode, de forma surpreendente, frequentar a escola regular que trabalhe na perspectiva inclusiva.

Cadeirantes: a escola deve estar preparada para receber crianças com deficiência física e, como condição básica, oferecer espaços arquitetônicos livres de barreiras. Infelizmente, há ainda uma grande lacuna entre o "real" e o "ideal". Sabe-se que a falta de acessibilidade espacial é uma realidade na maioria das escolas brasileiras, o que impede a plena integração das crianças cadeirantes. Os pais devem **avaliar** as condições de acessibilidade espacial e **solicitar modificações** no ambiente, que estejam de acordo com as necessidades e as dificuldades da criança, pois exigir adequações faz parte do direito dos usuários. É importante também que os pais avaliem o acesso a sala de aula, bebedouros, armários, sanitários, biblioteca etc.

Down e outras síndromes

A inclusão da criança com necessidades especiais na escola regular é um grande **desafio** e um processo em contínua construção. Sendo assim, a escolha da escola adequada dependerá da avaliação de cada caso. Nesse cenário, os pais exercem o papel fundamental de exigir e construir, com as escolas, as condições necessárias para a **inclusão de seus filhos**. Infelizmente, muitos pais deparam-se com dificuldades e preconceitos a serem vencidos.
A prática da inclusão social e, particularmente, da inclusão escolar, vem aos poucos substituindo a prática da integração social. O princípio básico a ser observado pelos pais é que para inserir todas as pessoas, a sociedade deve ser modificada de modo a atender às necessidades de todos os seus membros: uma sociedade inclusiva não admite preconceitos, discriminações, barreiras sociais, culturais e pessoais.

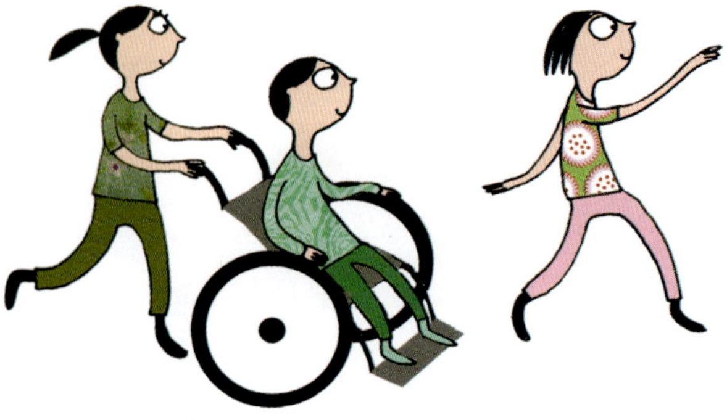

Uma escola inclusiva ideal seria a que estivesse inserida em uma sociedade adaptada para incluir, em seus sistemas sociais gerais, pessoas com necessidades especiais e, simultaneamente, haveria condições de elas se prepararem para assumir seus papéis na sociedade.

De acordo com a necessidade especial da criança, a escola, a família e os diversos profissionais da área de saúde que prestam assistência à criança devem, conjuntamente, construir um projeto de inclusão no ambiente escolar. Por exemplo: se a criança é cadeirante, a escola tem que adaptar os espaços físicos para permitir o acesso livre da criança; isso vale também para outros tipos de deficiência e as respectivas adaptações exigidas.

Direitos legalmente garantidos aos portadores de necessidades especiais

É essencial conhecer os direitos garantidos legalmente aos portadores de necessidades especiais.

A Secretaria Nacional de Promoção dos Direitos da Pessoa com Deficiência (SNPD), órgão da Secretaria de Direitos Humanos da Presidência da República (SDH/PR), foi criada em 2010 pelo Decreto n. 7.256/10 em substituição à Coordenadoria Nacional para Integração da Pessoa Portadora de Deficiência (Corde). A SNPD é responsável pela articulação e coordenação das políticas públicas voltadas para as pessoas com deficiência. Dentre outras atribuições, supervisiona o Programa Nacional de Acessibilidade e o Programa de Promoção e Defesa dos Direitos da Pessoa com Deficiência. A Lei n. 7.853/89 e o Decreto n. 3.298/99 balizam a política nacional para integração da pessoa portadora de deficiência. A SNPD tem a função de implementar essa política e, para isso, atua em dois sentidos: exerce a atribuição normativa e reguladora no âmbito federal, e desempenha a função articuladora de políticas públicas existentes, tanto na esfera federal como em outras esferas governamentais.

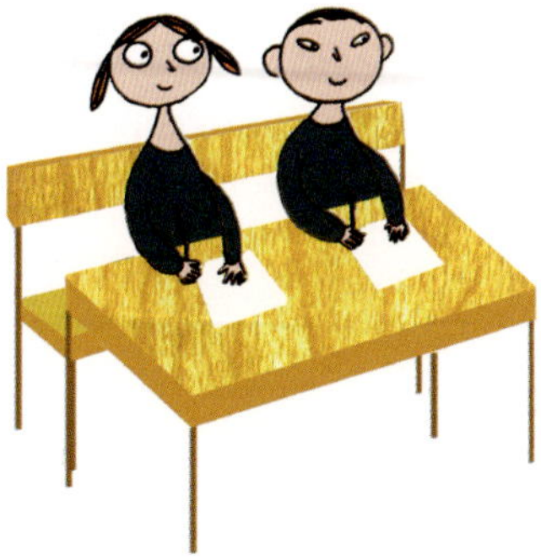

O QUE VOCÊ DEVE SABER

A maioria das crianças com necessidades especiais pode ser incentivada a frequentar a escola regular, desde que sejam observadas as suas especificidades, de forma a favorecer a inclusão social.

A escola inclusiva deve possibilitar a cada portador de necessidades especiais o acesso aos serviços públicos, aos bens culturais e aos produtos decorrentes do avanço social, político, econômico e tecnológico da sociedade, além de respeitar as necessidades próprias de sua condição.

O QUE VOCÊ DEVE SABER

Para conhecer os direitos garantidos legalmente aos portadores de necessidades especiais, consulte:

Lei n. 7.853/89:
http://www.planalto.gov.br/ccivil_03/Leis/L7853.htm

Decreto n. 3.298/99:
http://www.planalto.gov.br/ccivil_03/decreto/D3298.htm

ATENÇÃO

O tratamento **específico** e a **estimulação precoce** visando à utilização do potencial de desenvolvimento não afetado por patologias já instaladas, minimizando sequelas, melhora a qualidade de vida da criança e de sua família.

A **estimulação precoce** é o conjunto de técnicas de caráter socioeducativo que tem o objetivo de proporcionar a aquisição e/ou o aumento dos níveis de aprendizagem nos primeiros anos de vida.

O QUE VOCÊ DEVE FAZER

Acredite na possibilidade de inscrever um novo olhar para seu filho, vendo-o para além da necessidade especial.

Aposte nas competências e no fortalecimento das habilidades do seu filho.

Proporcione tratamento específico e estimulação precoce ao seu filho

No Brasil, 7 a 10 milhões de crianças e adolescentes têm alguma necessidade especial, seja ela mental (50%), física (20%), auditiva (15%), visual (5%) ou mista (10%). A identificação rápida de alguma deficiência, o diagnóstico precoce e a assistência adequada podem dar a essas crianças a chance de uma vida normal.

Não se deve apenas enfocar o problema auditivo, visual, motor ou psíquico, mas, sim, considerar que essa perda possui um significado singular para a constituição psíquica da criança. Cada pessoa tem uma história ímpar e original e, embora não seja fácil o caminho a ser percorrido pela criança especial, esse percurso será um aprendizado.

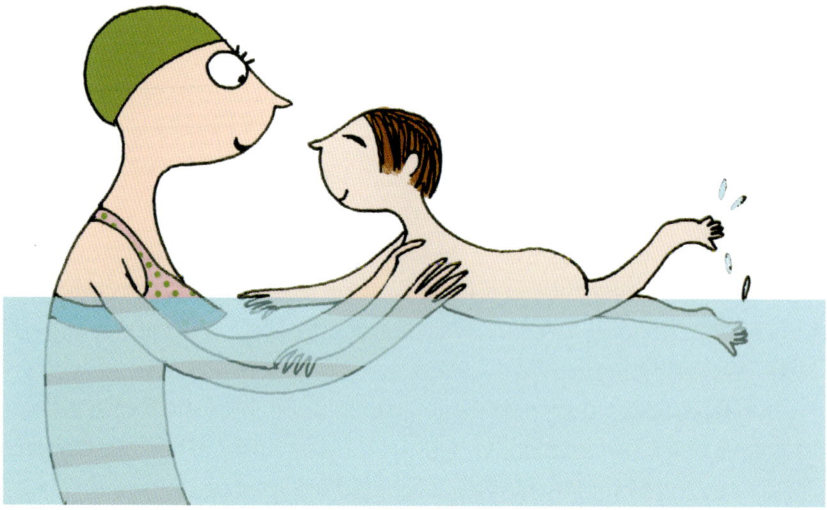

O QUE VOCÊ DEVE SABER

Os pais devem ter em mente que todas as pessoas são eficientes e deficientes em alguns aspectos, e as possibilidades do corpo e a neuroplasticidade (capacidade do cérebro de criar rotas alternativas de comunicação entre os dois hemisférios) são capazes de criar soluções e alternativas para a criança especial. Por isso, os pais devem se imbuir do desejo de **superação**. Compartilhar dúvidas e criar redes de ajuda com os profissionais e outros pais é essencial para que se definam as estratégias para lidar da melhor maneira com a deficiência da criança.

Onde encontrar mais informações?

A seguir, apresentam-se algumas sugestões de livros e sites onde é possível encontrar mais informações sobre diversas necessidades especiais.

Autismo

Tendlarz, Silvia Elena. **De que sofrem as crianças?** Rio de Janeiro: Sette Letras, 1997.

Schwartzman, José Salomão e Assumpção Jr., Francisco B. **Autismo Infantil**. São Paulo: Memnon, 1995.

Deficiência auditiva

Sacks, Oliver. **Vendo vozes: uma viagem ao mundo dos surdos**. São Paulo: Companhia das Letras, 1997.

National Center for Hearing Assessment & Management. **http://www.infanthearing.org.**

Casa de Saúde São José. **http://www.cssj.com.br/site2/triagem_auditiva.asp**
Nesse site, é possível encontrar informações sobre Triagem Auditiva Neonatal (Tanu), exame para detectar a acuidade auditiva do recém-nascido.

Marion Downs Hearing Center Foundation. **http://www.mariondowns.com.**

Oral deaf education. **http://www.oraldeafed.org.**
Esse site informa sobre o ensino de linguagem falada para crianças surdas.

University of Ferrara **http://audiology.unife.it.**
Indica excelentes sites sobre deficiência auditiva.

Deficiência visual

Bruno, Marilda M.G. **O desenvolvimento integral do portador de deficiência visual**. São Paulo: Edições Loyola, 1992.

DICA

Neste capítulo, são listados alguns livros e, principalmente, sites interessantes que podem ajudar os pais, de acordo com cada deficiência. **Lembre-se** que o desejo dos pais é um dos eixos de definição das soluções e formas de inscrição do filho no mundo.

Bruno, Marilda M.G. **Deficiência visual – reflexão da prática pedagógica**. São Paulo: Laramara – Associação Brasileira de Assistência ao Deficiente Visual, 1992.

Desenvolvimento cognitivo

Vygotsky, L.S. **A formação social da mente**. São Paulo: Martins Fontes, 2000.

Linguagem

Vygotsky, L.S. **Pensamento e linguagem**. São Paulo: Martins Fontes, 1994.

Paralisia cerebral

Finnie, Nancie. **O manuseio em casa da criança com paralisia cerebral**. Barueri: Manole, 2000.

Bobath, Berta e Bobath, Karel. **Desenvolvimento motor nos diferentes tipos de paralisia cerebral**. Barueri: Manole, 1989.

Bobath, Berta e Bobath, Karel. **A deficiência motora em pacientes com paralisia cerebral**. Barueri: Manole, 1989.

Bobath, Berta e Bobath, Karel. **Atividade postural reflexa causada por lesões cerebrais**. Barueri: Manole, 1978.

Síndrome de Down

Pueschel, Siegfried. **Síndrome de Down – guia para pais e educadores**. Campinas: Papirus, 1993.

Tunes, Elizabeth e Piantino, L. Danezy. **Cadê a síndrome de Down que estava aqui? O gato comeu...**. Campinas: Autores Associados, 2003.

Schwartzman, José Salomão e cols. **Síndrome de Down**. São Paulo: Mackenzie / Memnon, 1999.

Indicações sobre necessidades especiais em geral

Entreamigos – Rede de informações sobre deficiência. **http://www.entreamigos.com.br**.
A rede é formada por diversas organizações governamentais e ONGs, disponibilizando na internet informações sobre serviços, produtos e assuntos de interesse das pessoas com deficiência, além de links de sites para consulta sobre necessidades especiais.

Mannoni, M. **A criança retardada e a mãe**. 2.ed. São Paulo: Martins Fontes, 1999.

Meyer, D.J. **Pais de crianças especiais**. São Paulo: M. Books, 2004.

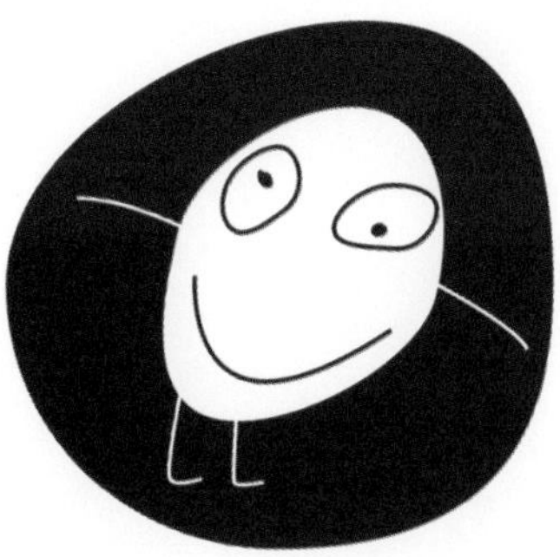

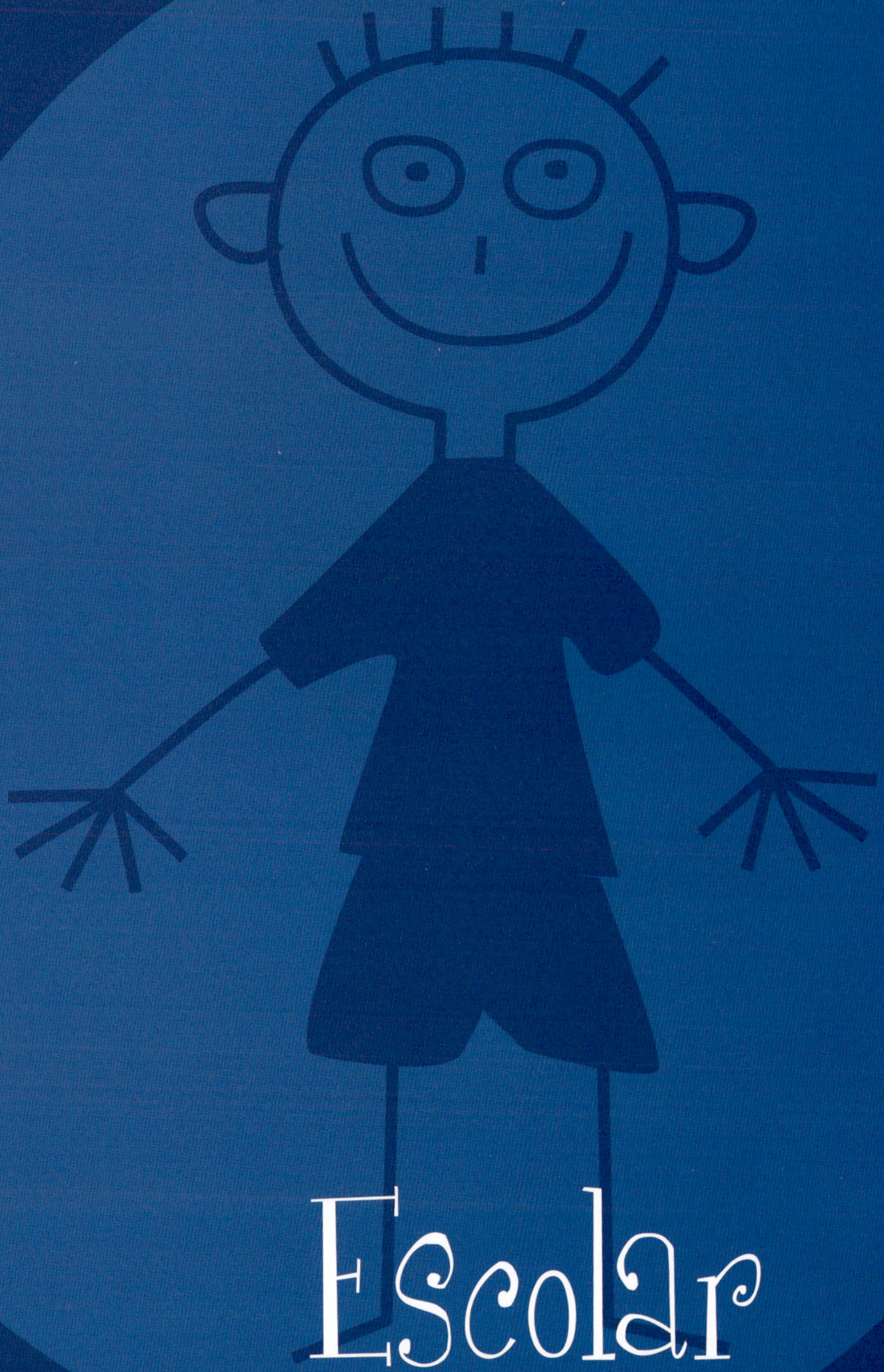

Escolar

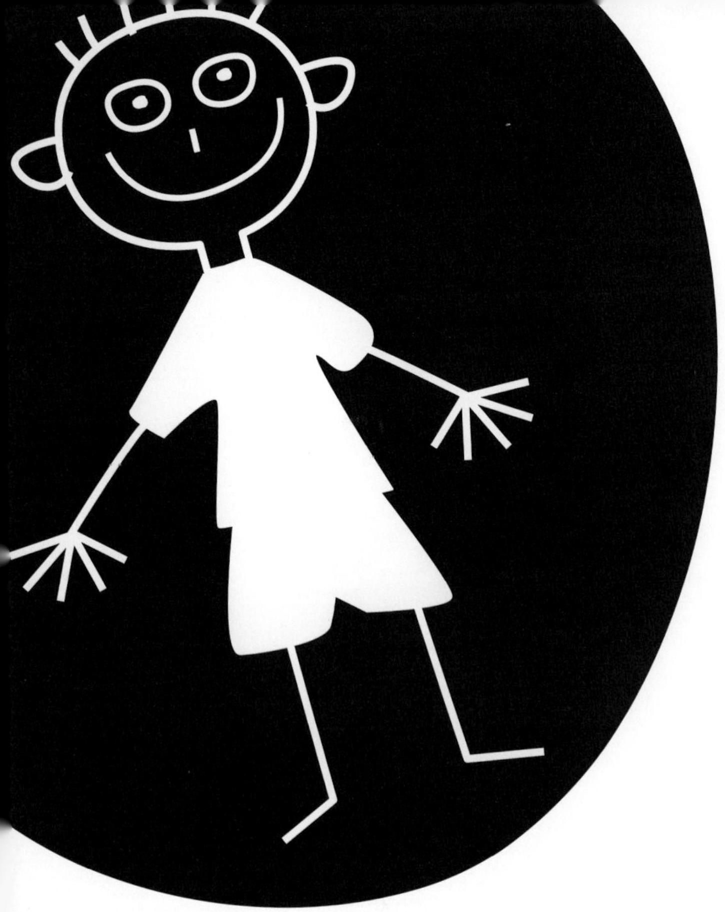

Escolar

6 a 10 anos

Capítulos

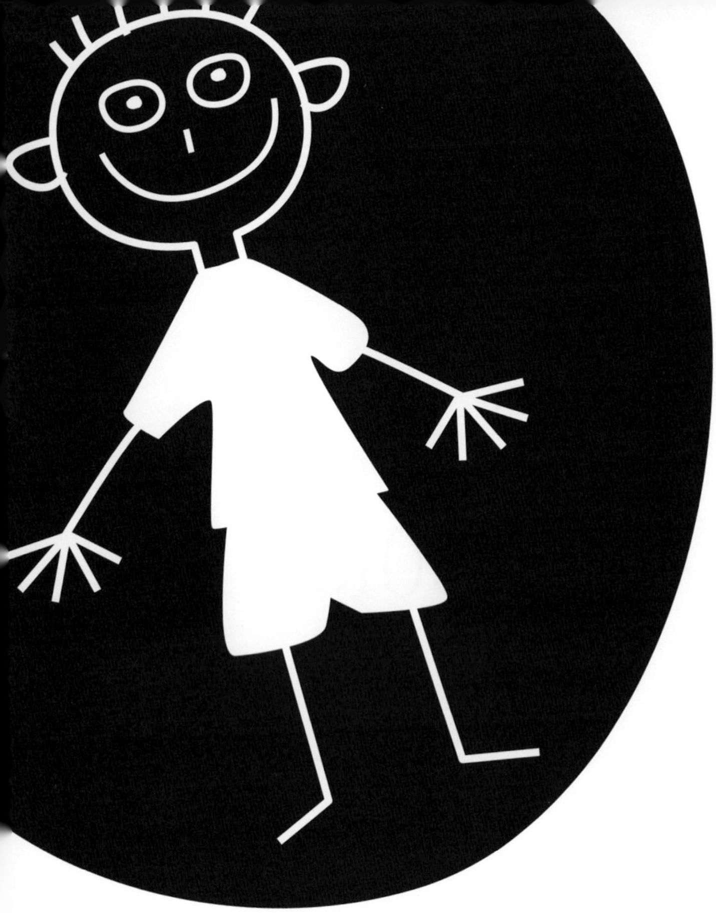

Escolar

6 a 10 anos

Conteúdo

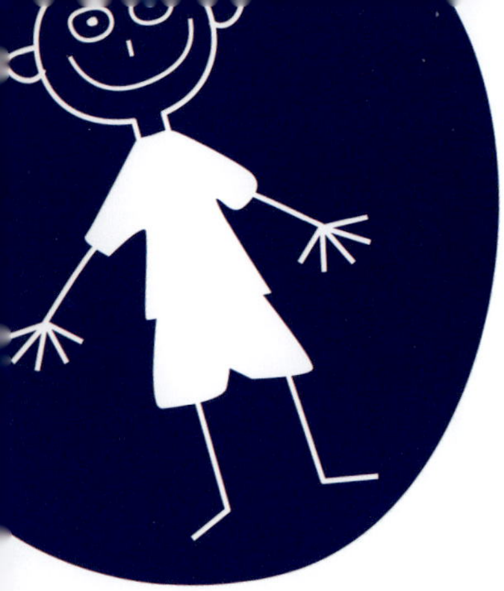

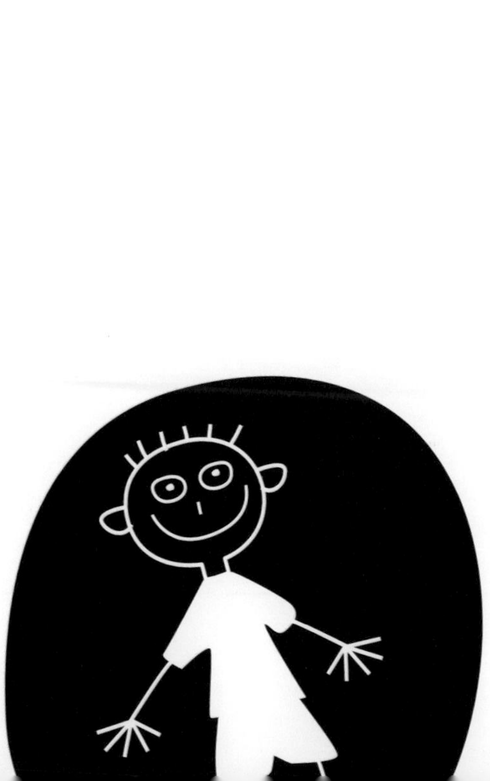

Vacinação

Confira as vacinas que o seu filho já deve ter tomado até os 9 anos de idade, de acordo com a Sociedade Brasileira de Pediatria. As informações completas podem ser obtidas no site indicado na página ao lado ou no livro *Filhos – da gravidez aos 2 anos de idade* (Editora Manole, 2010).

RN	1m	2m	3m	4m	5m	6m	7m	9m	12m	15m	18m	4-6 anos	9-10 anos	10-20 anos
BCG														
HBV	HBV					HBV								
		DTP/DTPa		DTP/DTPa		DTP/DTPa				DTP/DTPa		DTP/DTPa		
		Hib		Hib		Hib				Hib				
		VIP		VIP		VIP / VOP				VIP / VOP		VIP / VOP		
		ROT		ROT										
						FLU	FLU							
		Pn		Pn		Pn			Pn					
			McC		McC				McC					
								FA (áreas endêmicas) – A partir dos 9 meses de idade						
									SCR			SCR		
									VAR			VAR		
									HAV		HAV			
													HPV	HPV
														dT

A seguir, apresentam-se as explicações para as vacinas que devem ser dadas entre 9 e 10 anos de idade.

Idade	Vacinas	Doses	Doenças evitadas	Data em que foi vacinado(a)
9 a 10 anos	Febre amarela (FA)[1]	1ª dose*	Febre amarela	
	Papilomavírus humano (HPV)[2]	3 doses	Infecção pelo HPV, câncer de colo de útero, doenças genitais	
	Hepatite A (HAV)	3 doses*	Hepatite A	
	Hepatite B (HBV)	3 doses*	Hepatite B	

* Caso não tenham sido dadas anteriormente.

Escolar

(1) Febre amarela (FA): a vacina contra febre amarela está indicada para os residentes de áreas endêmicas, de transição ou de risco potencial. A aplicação deve ser feita a partir dos 9 meses de vida. Viajantes para áreas endêmicas devem recebê-la com, no mínimo, 10 dias de antecedência da viagem (em território nacional ou internacional), lembrando que os reforços são realizados a cada 10 anos.

(2) Papilomavírus humano (HPV): existem duas vacinas diferentes disponíveis no mercado. Devem ser administradas em 3 doses a partir de 9 a 10 anos de idade, em meninos e meninas, de acordo com o fabricante.

(3) Hepatite A (HAV): recomenda-se dose única a todas as crianças a partir dos 12 meses de idade. Está indicada dose de reforço com intervalo de 6 a 12 meses após a 1ª dose para crianças e adultos com alto risco para HAV. A vacina contra hepatite A também é indicada como profilaxia pós-exposição para indivíduos com idade entre 1 e 40 anos, em substituição ao uso de imunoglobulina, desde que administrada até, no máximo, 2 semanas após o contato com caso-índice. Crianças e adolescentes não vacinados previamente contra as hepatites A e B podem receber a vacina combinada (HAV + HBV) na primovacinação, no esquema de 3 doses.

(4) Hepatite B (HBV): a vacina contra hepatite B deve ser aplicada nas primeiras 12 horas de vida. A 2ª dose pode ser dada com 1 ou 2 meses de vida, e a 3ª dose, aos 6 meses. Crianças e adolescentes não vacinados anteriormente devem receber a vacina no esquema 0, 1 e 6 meses. A vacina combinada (HAV + HBV) pode ser utilizada na primovacinação desses indivíduos no esquema de 3 doses.

Para consultar o Calendário Vacinal 2011/2012 completo da Sociedade Brasileira de Pediatria, acesse:

http://www.sbp.com.br, clique em Depart. Científicos > Departamentos > Infectologia> Materiais diversos de interesse público > Calendário Vacinal SBP 2011/2012

Consultas pediátricas

No período escolar, as consultas pediátricas devem ser, no mínimo, **anuais**, salvo em caso de doenças agudas ou crônicas, em que a periodicidade das consultas deve ser menor e particularizada.

É ideal que seu filho tenha o pediatra dele, que o acompanhe desde o nascimento, em quem a família confie e com quem a criança se sinta **à vontade** para se expressar. Nessa faixa etária, seu filho já deve **participar ativamente** da consulta, expressar suas necessidades, preocupações ou queixas. É sempre bom que os **pais estejam presentes** e também participem da consulta, **embora a criança deva ter voz.**

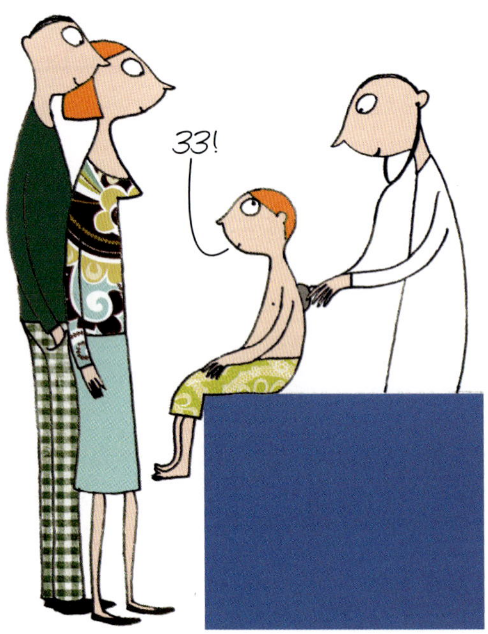

ATENÇÃO

O ideal é que a consulta anual, de rotina, **não seja** realizada quando seu filho estiver doente, pois a doença em questão torna-se o foco principal da consulta, sendo que devem ser analisados muitos outros aspectos. A criança pode estar indisposta, com febre, sentindo dor e por isso alguns assuntos importantes deixam de ser abordados de forma adequada. Por outro lado, na medida do possível, mesmo em consulta realizada quando seu filho estiver doente, o pediatra deve procurar avaliar a saúde da criança de forma integral.

A consulta de rotina

Na consulta de rotina, o objetivo principal é a promoção da **saúde integral** e a **prevenção de doenças**. O pediatra também é um educador em saúde e tem a responsabilidade de contribuir para a boa qualidade de vida de seu pequeno paciente, não só no presente, mas também no futuro.

Na consulta anual do escolar, como em todas as outras idades, são abordados:

- **promoção do crescimento e do desenvolvimento.** Na avaliação do crescimento, deve ser dada especial atenção à prevenção da **obesidade**, que é cada vez mais prevalente no escolar. Em relação ao desenvolvimento, deve-se enfatizar os temas **comportamento** em família, com os colegas e na escola, bem como o **desempenho** escolar e as **aptidões** da criança. Essa é a oportunidade que os pais têm para pedir ao pediatra orientações sobre regras de **disciplina** em geral, envolvendo, por exemplo, o horário em que ela dorme e outros hábitos cotidianos, como o tempo gasto assistindo à televisão ou ao computador e com jogos eletrônicos.

- **promoção de nutrição adequada.** A nutrição adequada envolve as orientações sobre uma alimentação saudável e a avaliação de possíveis distúrbios nutricionais ou anemias carenciais (anemias por falta de ingestão de nutrientes, como o ferro ou o ácido fólico). A principal anemia carencial é decorrente da falta de ingestão de ferro, que é encontrado nas carnes (boi, porco, frango, peixe); nas leguminosas (feijão, lentilha, grão-de-bico, soja) e nos vegetais de cor escura (couve, brócolis).

  Muitas vezes, os pais descuidam-se da alimentação do escolar, que já faz as próprias escolhas, por vezes influenciado pela mídia ou por falta de opção. É importante que o pediatra sugira um cardápio ao seu filho e que o escolar participe indicando suas preferências dentro do que se considera uma alimentação saudável. Não se esqueça que pais e/ou cuidadores devem também conscientizar-se para ajudar nesse hábito. O objetivo de manter uma alimentação saudável deve ser compreendido pela criança, que pode não estar preocupada com a própria saúde, mas poderá mudar de atitude se for levada a sério e ouvida.

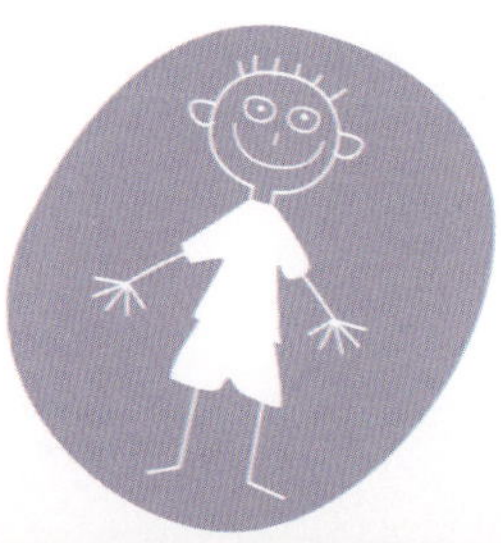

O QUE VOCÊ DEVE FAZER

Não se fica adulto de uma hora para outra. À medida que seu filho se desenvolve, vai ganhando **autonomia**, de forma crescente e cada vez mais qualificada, em todos os aspectos da vida. **Cabe aos pais aceitar esse processo**, inerente ao caminhar da criança em direção à vida adulta. A criança precisa ter a oportunidade de **expressar suas opiniões**, que devem ser levadas em conta. **Os pais exercem o papel de "dar limites", mas**, por outro lado, devem estimulá-la ao exercício gradativo da **autonomia.** Seus direitos, vontades e anseios devem ser respeitados na medida do possível e dentro de limites.

O QUE VOCÊ DEVE SABER

A vacina contra gripe deve ser administrada anualmente a todas as crianças com idade entre 6 meses e 5 anos, assim como às pessoas do convívio domiciliar delas (incluindo pais e irmãos). Crianças com menos de 9 anos de idade que estão sendo vacinadas pela primeira vez devem receber **duas** doses da vacina contra *influenza*, com intervalo de 1 mês entre elas. Se a criança tiver recebido previamente duas doses da vacina contra a gripe, deverá receber apenas uma dose da vacina, preferencialmente no outono.

Nos estados de São Paulo, Rio de Janeiro e Minas Gerais, têm aumentado muito as taxas de doença por meningococo C. Por essa razão, a vacina conjugada (vacina contra o meningococo C) é recomendada em dose única para crianças maiores de 1 ano de idade e adolescentes, que apresentam índices mais altos de infecção.

Recentemente, a vacina contra HPV foi incluída no calendário da Sociedade Brasileira de Pediatria para meninas, a partir de 9 anos de idade. Ela protege contra um vírus que pode causar câncer de colo de útero.

- **imunizações.** O pediatra verificará se o seu filho recebeu **todas** as vacinas recomendadas pela Sociedade Brasileira de Pediatria. Consute o capítulo "Vacinação", no início desta seção.

É muito comum que, após o primeiro ano de vida, os pais levem o filho ao pediatra apenas quando ele estiver doente. Nessa ocasião, muitas vezes, a família não leva a carteira de vacinação, o que pode ocasionar um atraso nas doses de **reforço** de difteria, tétano, coqueluche (DTP); de sarampo, rubéola e caxumba (SRC); da vacina contra hepatite B (recomendadas no primeiro ano de vida); da vacina contra hepatite A (recomendada após completar um ano); e de vacina contra catapora, entre outras. **Sempre que levar seu filho ao pediatra, não se esqueça da carteira de vacinação**, para que o pediatra possa verificar se a criança recebeu todas as vacinas necessárias.

Há algumas vacinas que não são oferecidas gratuitamente nos postos de saúde. Pergunte ao seu pediatra sobre a necessidade de utilizá-las.

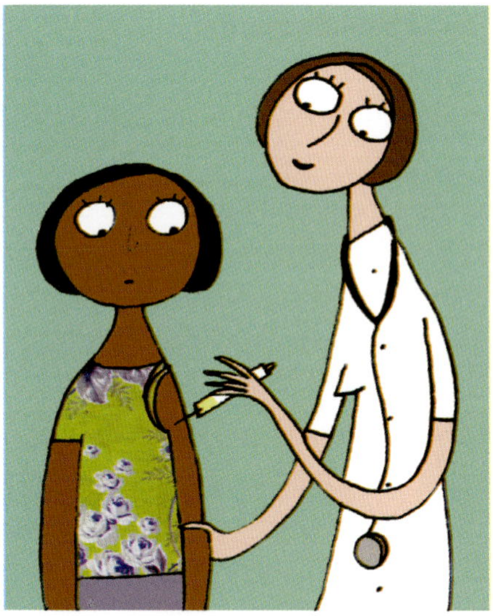

- **educação sobre a prevenção e o controle dos problemas de saúde.** Na consulta médica, o pediatra dará orientações para que pais e filhos adotem um **estilo de vida saudável**, evitando sedentarismo e fumo, e dando recomendações quanto a atividades físicas, lazer e outros assuntos que possam ser trazidos pelo escolar, como uso de drogas lícitas e ilícitas e sexualidade. Esses dois últimos temas podem ser do interesse do escolar mais velho (8 a 10 anos) e não devem ser encarados como tabus, ou seja, não se deve evitar essa discussão.

- **promoção da saúde mental**. Deve-se estimular o **coleguismo**, as amizades, os momentos de **brincar** e se divertir em **família;** o diálogo, o **carinho** e o apoio; a participação com a família na vida da comunidade; ensinar a buscar em tudo o **lado positivo**, a partilhar sentimentos com sinceridade, a **respeitar as pessoas** que pensam diferente, e, principalmente, dar bons exemplos.

- **abordagem da importância da saúde bucal**, **da segurança e dos bons tratos**. Esses são temas que devem ser **enfatizados** pelo pediatra. Para mais informações, consulte os itens "Desenvolvimento emocional e social", no capítulo "Crescimento e desenvolvimento", e os capítulos "Visão, audição e cuidados com os dentes" e "Alertas de segurança", nesta seção.

Orientações sobre disciplina

Cabe também ao pediatra discutir com os pais temas como prevenção da violência e disciplina, que, às vezes, é confundida com punição. O termo **disciplina** vem do latim *discipulos*, ou seja, **aquele que aprende**. E **os pais são os principais educadores** dos filhos.

Outros exames

Além do **exame físico completo**, incluindo a aferição da **pressão arterial** e o exame da **postura**, com ênfase na coluna vertebral, o pediatra deve verificar o **desenvolvimento puberal** e também realizar, pelo menos aos 6 e aos 10 anos, a avaliação da **acuidade visual** por meio do teste de Snellen. Antes de entrar para a escola, seu filho deve ser encaminhado para a **audiometria** (para mais informações, consulte o capítulo "Visão, audição e cuidados com os dentes").

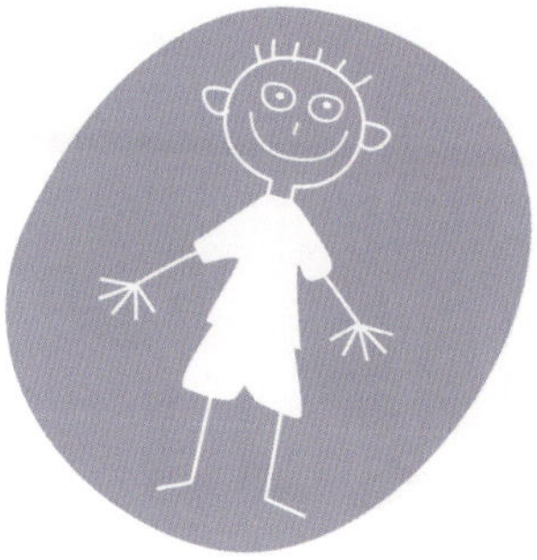

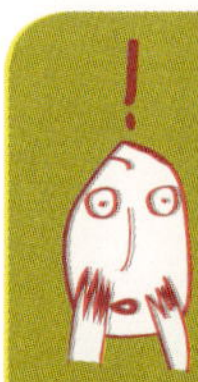

ATENÇÃO

É recomendado que o seu filho em idade escolar seja submetido também à dosagem de colesterol e triglicérides, particularmente quando houver fatores de risco, como:

- **obesidade;**
- **dieta** rica em gordura saturada e *trans*;
- história familiar de dislipidemia (aumento de gorduras no sangue);
- história familiar de doença cardiovascular antes de 55 anos de idade.

Alimentação

A faixa etária escolar caracteriza-se por um ritmo de crescimento constante, com ganho de peso mais acentuado, próximo ao estirão de crescimento da adolescência. Nessa fase, além da grande importância da família, a **escola** desempenha um papel de destaque na vida da criança. Notam-se crescente **independência** e formação de **novos laços sociais** com indivíduos da mesma idade e com adultos.

Aliada à preocupação com o que os filhos fazem e comem em casa, quando estão em companhia da família, **os pais devem acompanhar** o dia a dia no ambiente escolar. Nessa idade, os professores são referências positivas para a maioria das crianças. Por essa razão, é interessante que as **aulas proporcionem também o diálogo sobre hábitos alimentares saudáveis**.

Desse modo, é possível sensibilizar as crianças para a formação de hábitos de vida saudáveis, que devem envolver também a prática de atividade física regular. Na sociedade atual, essa não é uma tarefa fácil em função dos hábitos mais sedentários da população, dos brinquedos eletrônicos, da televisão e da violência urbana. Por isso, **a família e a escola devem se empenhar ao máximo para instituir hábitos de vida saudáveis** nas crianças desde a mais tenra idade.

Para mais informações sobre atividades de lazer, consulte o capítulo "Brincadeiras, brinquedos, lazer e esporte", nesta seção.

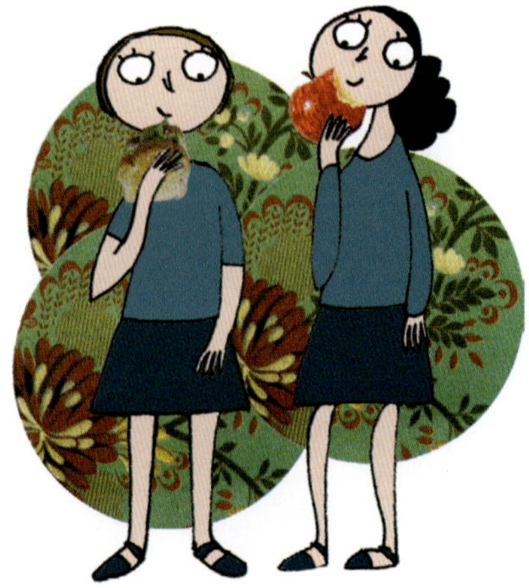

Recomendações dietéticas

O QUE VOCÊ DEVE FAZER

- Ajustar o cardápio do seu filho à alimentação da família, conforme a disponibilidade de alimentos e preferências regionais.
- Incluir, **no mínimo**, três refeições diárias: café-da-manhã, almoço e jantar, sendo que o ideal são seis refeições (café-da-manhã, lanche da manhã, almoço, lanche da tarde, jantar e ceia).
- Oferecer uma alimentação variada ao seu filho, incluindo todos os grupos alimentares e atendendo às necessidades nutricionais da faixa etária.
- Garantir o consumo regular de água.
- Incentivar a atividade física regular como adjuvante no controle do ganho excessivo de peso e das doenças crônicas não infecciosas da vida adulta (diabete e hipertensão).
- Realizar as refeições, sempre que possível, em família e longe da televisão. Esse cuidado é importante para incentivar o cultivo de hábitos alimentares saudáveis no seu filho. Lembre-se da importância de os pais também terem hábitos saudáveis de alimentação, dando o exemplo.

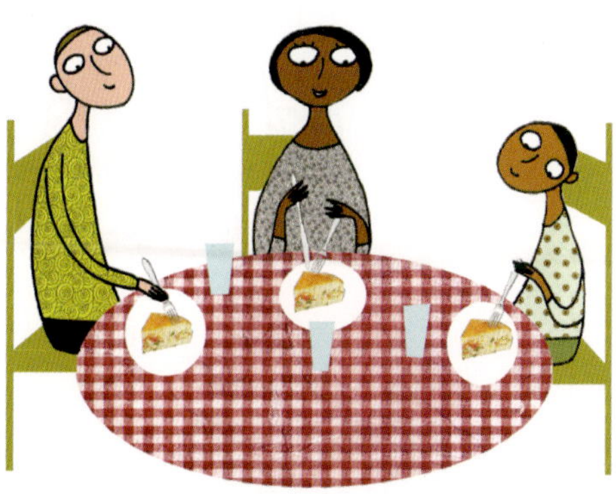

ATENÇÃO

Evite:

- pular refeições, em especial o café-da-manhã.
- oferecer pratos de preparo rápido ao seu filho, como pré-congelados, salgadinhos e alimentos instantâneos.
- oferecer biscoitos recheados, balas, guloseimas e bebidas gaseificadas.

Esses alimentos não são balanceados e têm sido associados a danos nutricionais como a obesidade e a chamada "fome oculta", que é a carência de um nutriente específico, principalmente o ferro e o cálcio. Essa carência pode ser observada, até mesmo, na criança com excesso de peso.

Outras sugestões práticas de alimentação e estilo de vida saudáveis podem ser encontradas no capítulo "Alimentação", na seção Pré-escolar.

O QUE VOCÊ DEVE SABER

Muitos estudos científicos têm relacionado a capacidade de concentração e raciocínio com a alimentação recebida. Desse modo, a alimentação reveste-se de fundamental importância para o crescimento físico e também para o desenvolvimento intelectual das crianças nessa fase de grande aquisição de habilidades cognitivas.

A merenda escolar

A merenda escolar é uma refeição importante nessa fase da vida. Ela deve ser adaptada aos hábitos regionais, **evitando-se** o uso de alimentos de baixo valor nutricional, como **balas, salgadinhos** e **refrigerantes**.

As escolas com programas de merenda escolar são mais bem-sucedidas na educação alimentar e na manutenção da alimentação saudável das crianças do que aquelas que mantêm cantinas sem controle da qualidade dos alimentos comercializados.

Por influências diversas, em especial da mídia, as crianças dessa idade têm preferência por alimentos que possam ser rapidamente consumidos, permitindo maior disponibilidade de tempo livre para o lazer durante os intervalos para recreação. Algumas regiões do país contam com **legislação** específica para a comercialização de alimentos nas escolas, com **restrições à venda de refrigerantes, balas e outras guloseimas,** que são isentos de valor nutricional. Políticas dessa natureza podem ter grande êxito se forem associadas a programas de promoção da alimentação saudável e de educação nutricional.

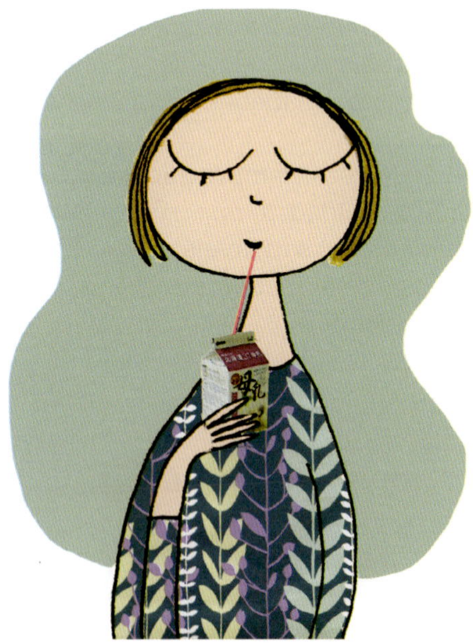

Alimentação balanceada para o seu filho

No período escolar, o valor energético diário das refeições deve ser de aproximadamente **2.000 kcal/dia**. A dieta deve ser constituída de diversos grupos de alimentos distribuídos ao longo do dia, nas seguintes porções:

- Massas e cereais: 6 porções;
- Verduras e legumes: 4 porções;
- Frutas: 4 porções;
- Leguminosas: 1 porção;
- Carnes e ovos: 2 porções;
- Leite e produtos láteos: 3 porções;
- Açúcares e doces: 2 porções;
- Óleos e gorduras: 1 porção.

Quanto representa uma porção de cada alimento?
Em medidas caseiras, **uma porção** é estimada da seguinte maneira:

Grupo das massas e cereais
- Arroz branco cozido: 4 colheres de sopa;
- Macarrão cozido: 3 colheres de servir;
- Batata cozida: 3 colheres de servir;
- Farinha de mandioca: 3 colheres de sopa;
- Biscoito tipo maisena: 7 unidades;
- Biscoito tipo *cream cracker*: 5 unidades;
- Pão francês: 1 unidade.

Grupo das verduras e legumes
- Legumes (cozidos): 1 colher de sopa de legumes picados;
- Legumes (crus): 2 colheres de sopa de legumes picados;
- Verdura (folhas cruas): 3 médias ou 6 pequenas;
- Verdura (folhas cozidas/refogadas): 1 colher de sopa.

Grupo das frutas
- Banana-nanica: 1/2 unidade;
- Mamão-papaia: 1/2 unidade pequena;
- Maçã: 1/2 unidade média;
- Suco de laranja: 1/2 copo de requeijão.

Grupo das leguminosas
- Feijão cozido: 2 colheres de sopa;
- Ervilha cozida: 2 colheres de sopa;
- Lentilha cozida: 2 colheres de sopa cheias.

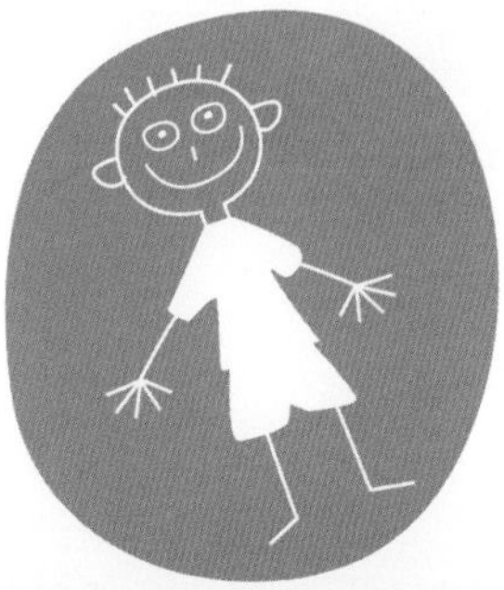

Sugestões de cardápios para seu filho

Café-da-manhã
1 copo de leite + um pão francês (50 g) com manteiga
Substituições para o leite: iogurte ou 2 fatias de queijo
Substituição para o pão: biscoitos salgados

Lanche matinal
1 fruta pequena ou fatiada no caso de grande

Almoço e/ou jantar
Arroz: 4 colheres de sopa
Carne cozida: 1 bife pequeno
Feijão: 2 colheres de sopa
Tomate: 1 unidade pequena
Escarola picada: 1 pires cheio
Óleo de soja: 1 colher de sopa rasa
Sobremesa: 1 goiaba grande
Substituições para o arroz: macarrão ou purê de batatas
Substituições para a carne cozida: frango, peixe ou ovo
Substituição para o feijão: ervilha
Substituição para o tomate e a escarola: alface e cenoura

Lanche da tarde
Iogurte + pão com queijo
Substituições para o iogurte: leite ou suco de frutas naturais
Substituições para o pão: bolo ou bolacha

Para mais informações sobre a proporção ideal dos grupos de alimentos na dieta de seu filho, consulte a pirâmide alimentar no capítulo "Alimentação", na seção Pré-escolar.

Grupo das carnes e ovos
- Carne de boi: 3 colheres de sopa ou 1 bife pequeno (80 a 100 g);
- Carne de frango: 2 sobrecoxas pequenas ou 1 filé médio (100 a 120 g);
- Carne de peixe: 1 posta média (150 g);
- Ovo cozido: 2 unidades;
- Ovo frito: 1 unidade.

Grupo do leite e produtos láteos
- Iogurte de polpa de frutas: 1 pote (120 g);
- Leite em pó integral: 2 colheres de sopa;
- Leite de vaca líquido: 200 mL;
- Queijo-de-minas: 1 1/2 fatia média;
- Queijo mozarela: 2 fatias médias (40 g);
- Queijo prato: 2 fatias finas (30 g).

Grupo dos açúcares e doces
- Achocolatado em pó: 1 colher de sopa;
- Açúcar refinado: 1 colher de sopa.

Grupo dos óleos e gorduras
- Óleo vegetal: 1 colher de sopa;
- Margarina: 1 colher de chá cheia.

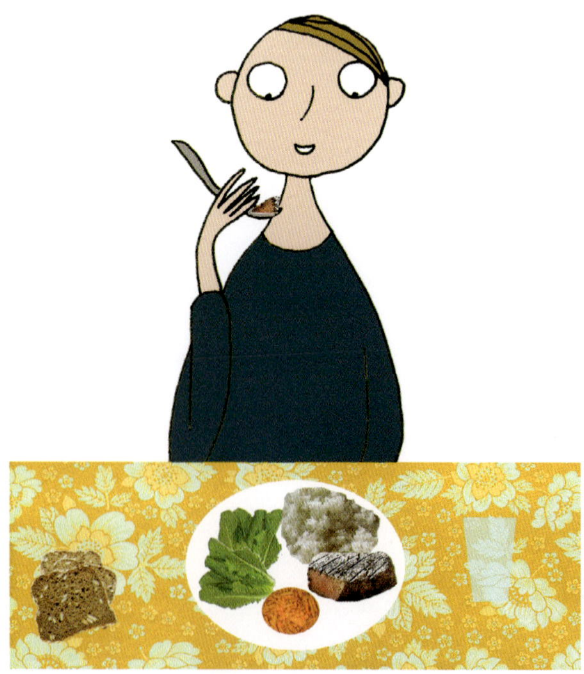

Crescimento e desenvolvimento

Um dos fatos mais marcantes nessa fase da infância é a **superação do egocentrismo**. Antes, o seu filho sentia-se o "centro do universo", como se tudo e todos girassem ao redor dele. À medida que avança na idade escolar, começa, cada vez mais, a viver com e para os outros. Também é na idade escolar que aumentam as expectativas dos pais quanto à estatura dos filhos na idade adulta e, mais importante ainda, as expectativas quanto ao **desempenho acadêmico e a sua inserção na sociedade**.

Como na escola o seu filho já pertence, obrigatoriamente, a um grupo da mesma idade, surgem as comparações entre os pares, não só quanto ao tamanho, mas, principalmente, quanto ao desempenho social e intelectual.

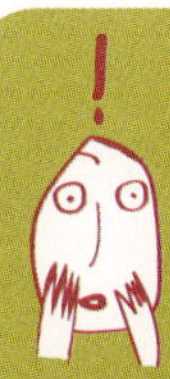

ATENÇÃO

É fundamental que o pediatra acompanhe o processo de crescimento e desenvolvimento do escolar, **junto com os familiares**, para que seja assegurada a normalidade do processo e sejam detectados precocemente possíveis desvios.

Crescimento

O período escolar corresponde à faixa etária dos **6 aos 10 anos de idade**. Nesse período, a **velocidade de crescimento** tende a se estabilizar em relação aos períodos anteriores, atingindo uma média de 3 a 3,5 kg e de 5 a 7 cm ao ano no escolar. Após a fase pré-escolar, a criança apresenta uma relação de **peso/altura** pequena, com os menores **índices de massa corpórea**.

O **índice de massa corpórea (IMC)** é calculado por meio da seguinte fórmula: **IMC** $= \frac{P}{E^2}$ (P: **peso** em quilogramas; E: **estatura** em metros).

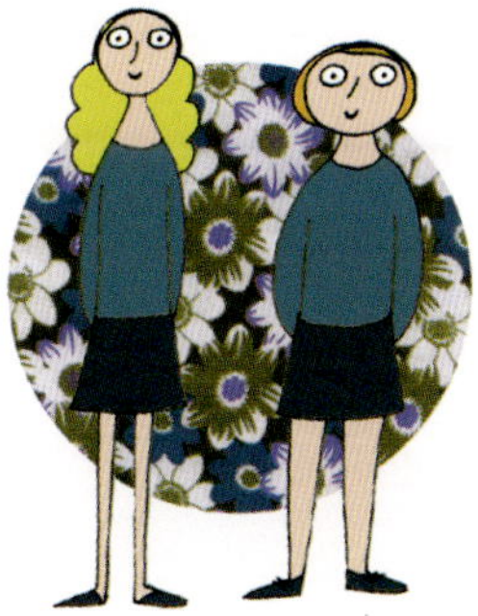

O termo **crescimento** é usado para especificar o aumento do tamanho do corpo (peso e altura).

E o termo **desenvolvimento** refere-se à capacidade que a criança tem de adquirir funções, ou seja, habilidades.

Escolar

O QUE OBSERVAR

Na maioria das vezes, as **características sexuais secundárias** aparecem na **adolescência**; entretanto, em algumas crianças, o amadurecimento biológico pode aparecer mais cedo. Assim, considera-se normal que uma menina entre na **puberdade** a partir de 8 anos, e um menino, aos 9 anos de idade.

O IMC avalia se a criança está com o peso adequado para a altura, ou se apresenta magreza ou excesso de peso. Ao final da idade escolar, a **obesidade** é considerada um fator de risco para diabete e doenças cardiovasculares (derrame e infarto) na idade adulta, mas ela pode ser tratada antes de a criança chegar à adolescência. **Como a obesidade é cada vez mais prevalente também em crianças, a avaliação do IMC nas consultas pediátricas é importantíssima.**

Em torno dos **6 anos de idade**, o **aspecto magro** da criança é característico e normal. A partir da entrada no período escolar, ocorre um aumento fisiológico do **IMC** e, ao final desse período (**por volta dos 10 anos de idade**), existe uma fase de repleção, em que a relação **peso/altura** aumenta (ou seja, **a criança fica menos esguia**), pois o organismo está se preparando para a etapa seguinte – a **puberdade** – em que ocorre o **estirão puberal** de crescimento.

O início da puberdade é marcado pelo aparecimento das **características sexuais secundárias**, como mamas e pelos nas meninas, e aumento dos testículos, do pênis e também dos **pelos** nos meninos.

CONSULTE O PEDIATRA

Tanto o peso quanto a estatura da criança em idade escolar devem ser avaliados em **consultas pediátricas**, que devem ser, no mínimo, **anuais** se o seu filho for saudável e apresentar crescimento adequado. Recomenda-se que o **acompanhamento do crescimento seja feito com anotações das medidas de peso e altura nas curvas de crescimento** (de peso *versus* idade, altura *versus* idade e IMC *versus* idade), as quais são adotadas como padrões de normalidade da população. A *Caderneta de Saúde da Criança* de 2007, fornecida pelo Ministério da Saúde (MS), foi atualizada em 2009, para facilitar o acompanhamento da criança. **A seguir, seguem os novos gráficos para IMC, altura, peso e idade**, para que os pais também possam registrar aqui o crescimento do seu filho.

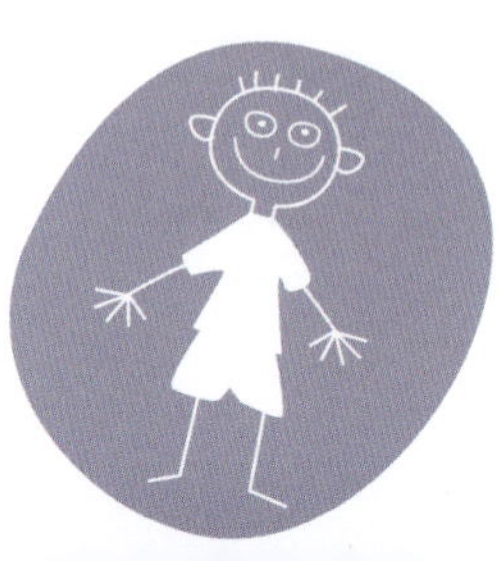

Peso x Idade (MS): 5 a 10 anos

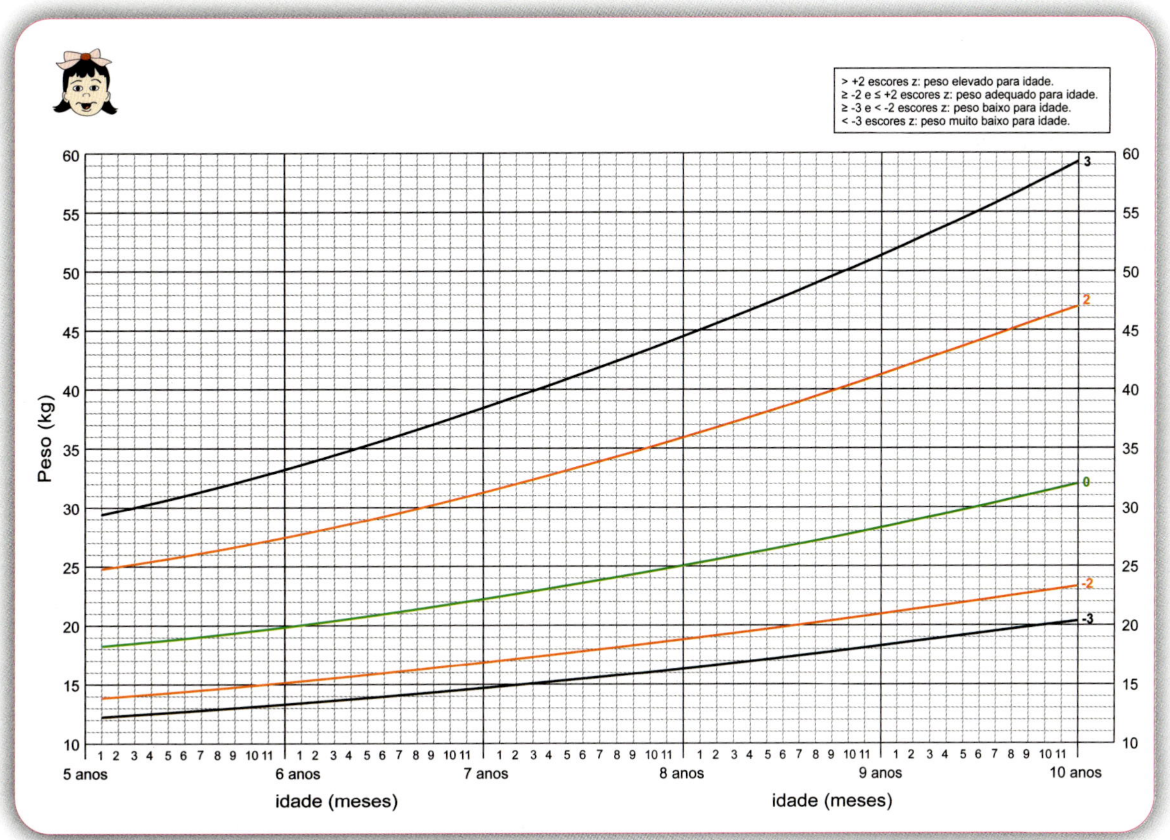

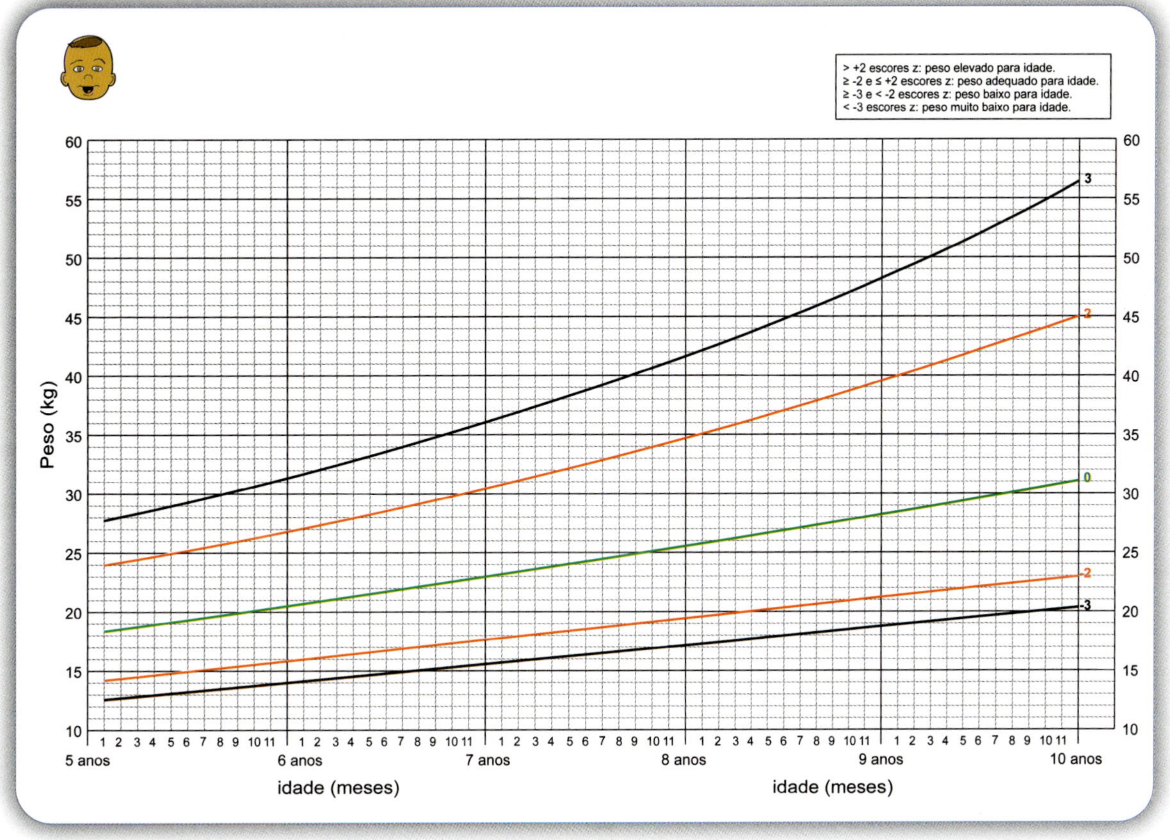

Altura x Idade (MS): 5 a 10 anos

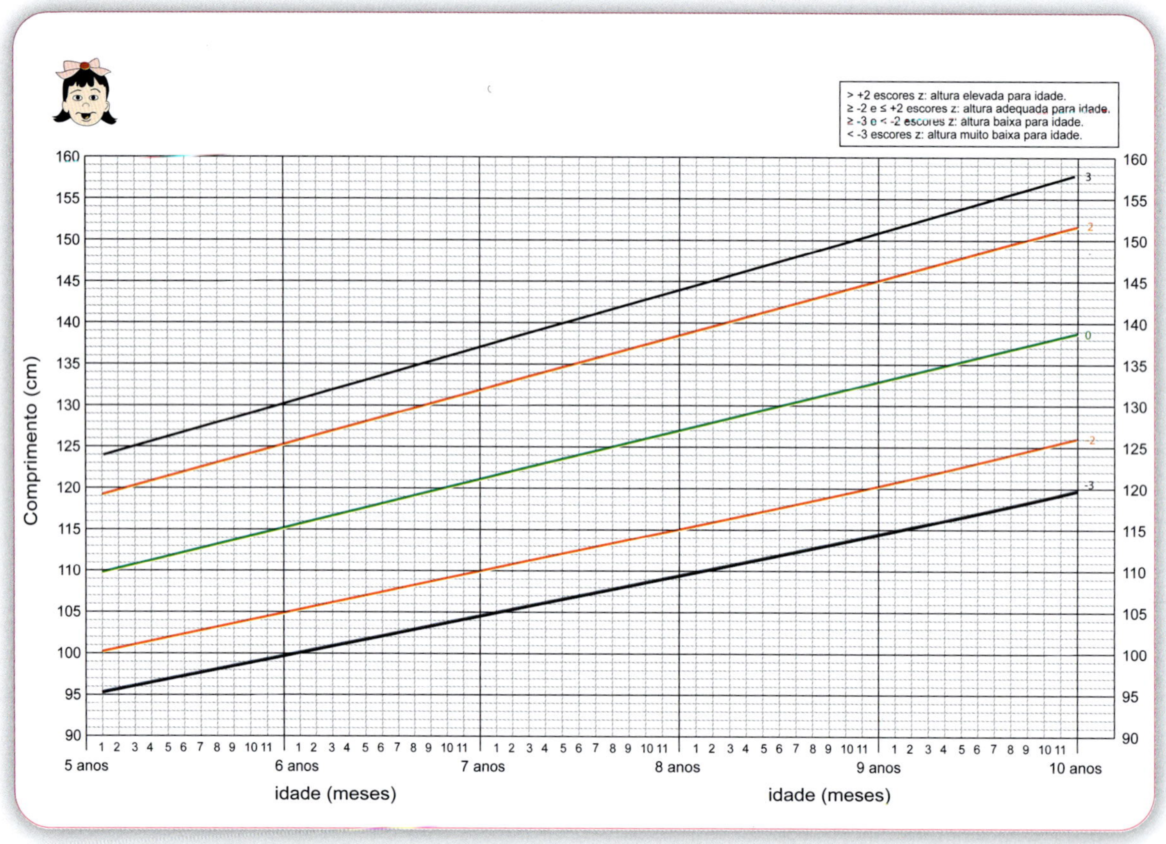

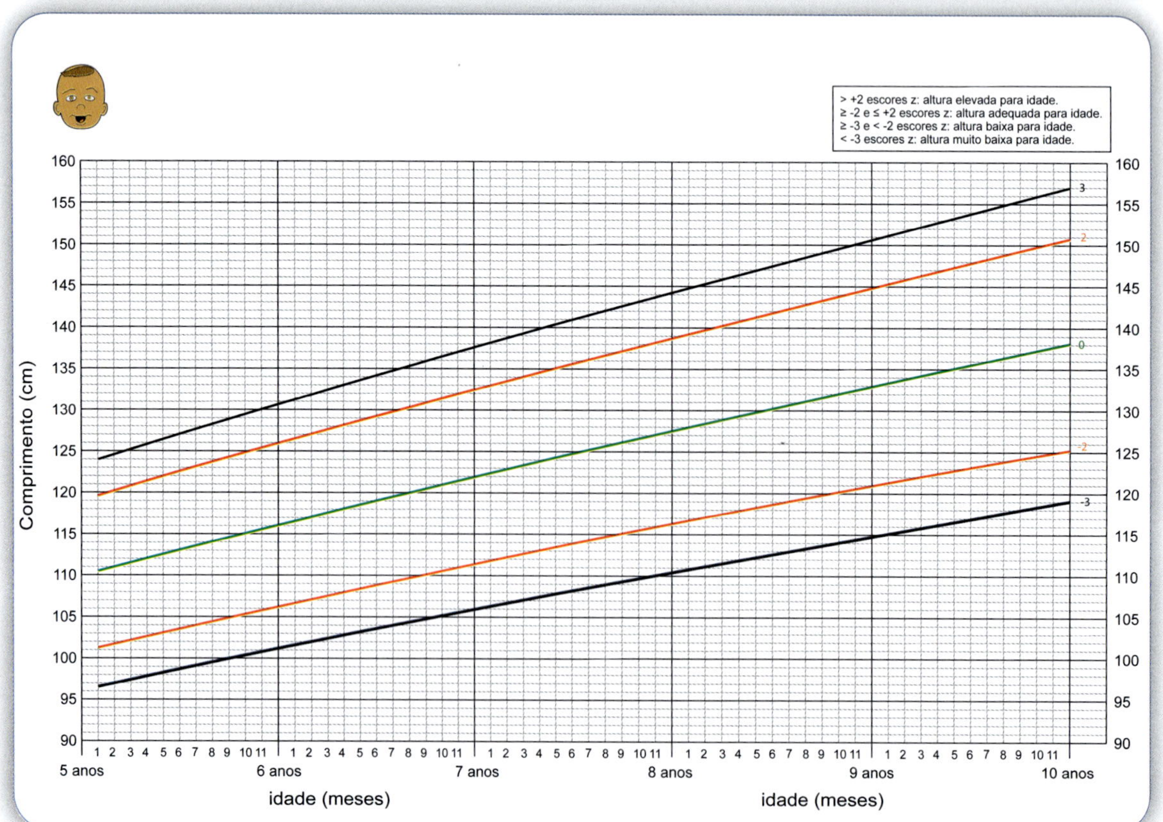

IMC x Idade (MS): 5 a 10 anos

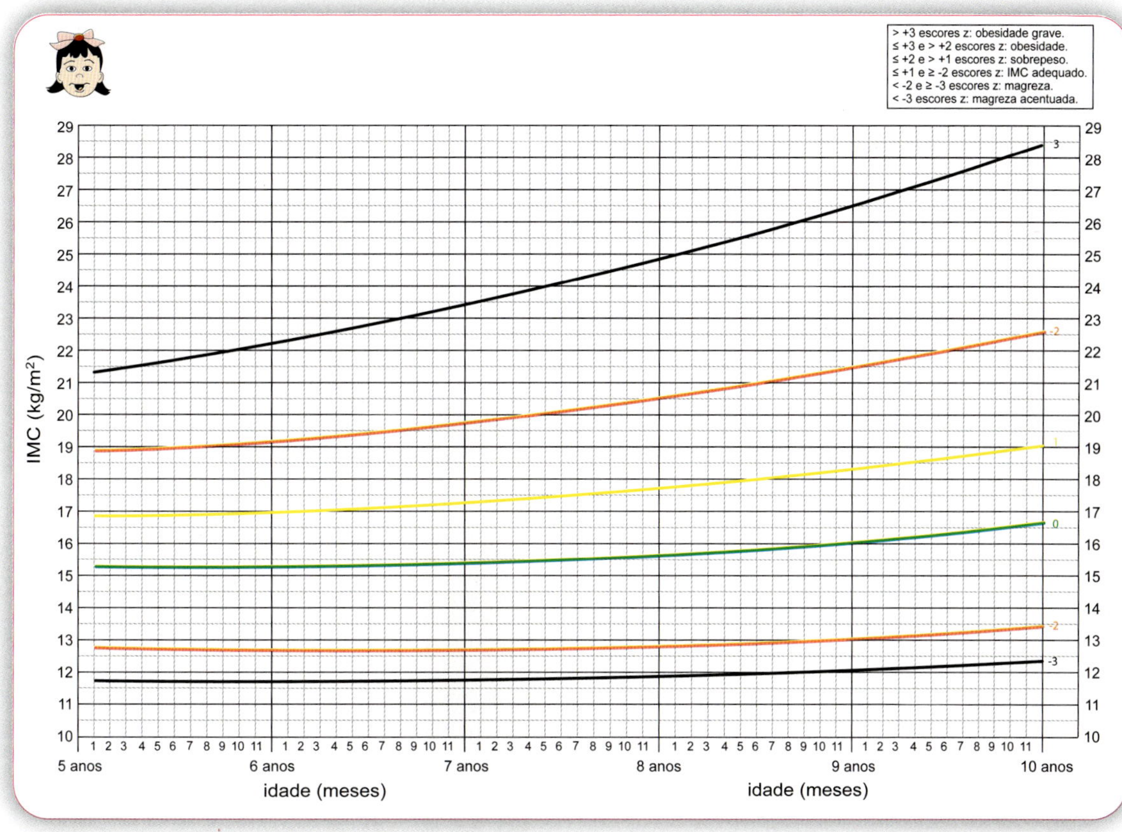

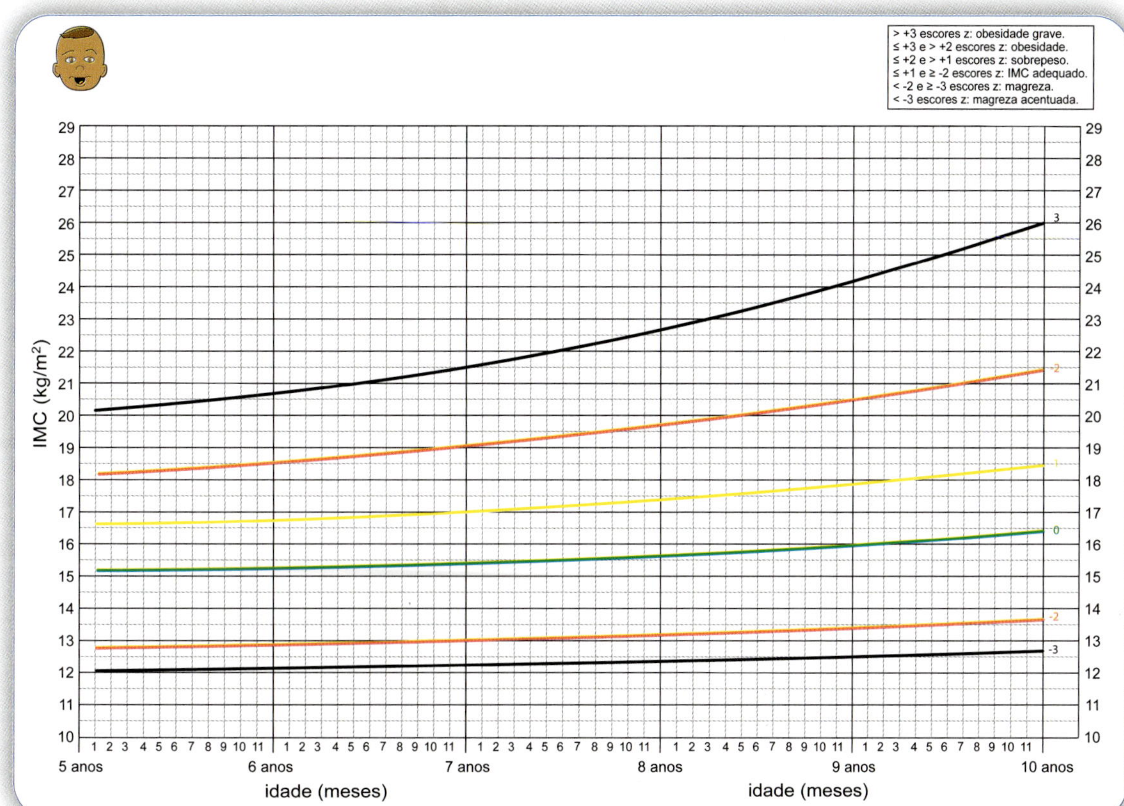

Para consultar as **cadernetas atuais** (2009) completas, acesse:
http://www.soperj.org.br/publico/default.asp

As antigas cadernetas (2007) podem ser visualizadas no site:
http://portal.saude.gov.br/portal/arquivos/pdf/sas_dab_caderneta_da_crianca_2007.pdf

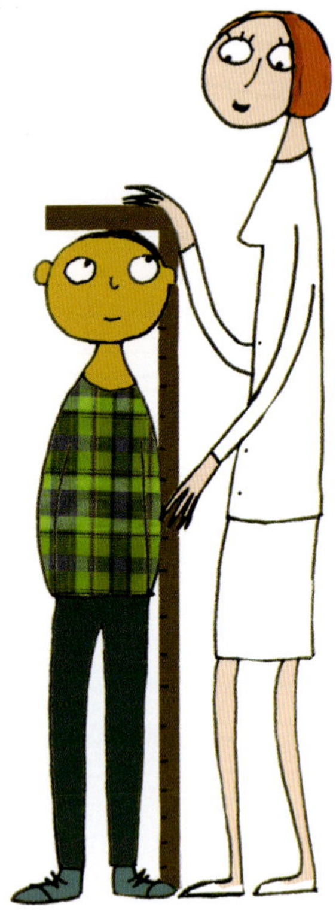

As medidas recomendadas atualmente pela Sociedade Brasileira de Pediatria são as da Organização Mundial da Saúde, com distribuição em percentis ou em desvios-padrão, que podem ser vistas a seguir. A maioria dos pediatras utiliza as medidas em percentis, e a *Caderneta de Saúde da Criança* do Ministério da Saúde faz uso da medida desvio-padrão.

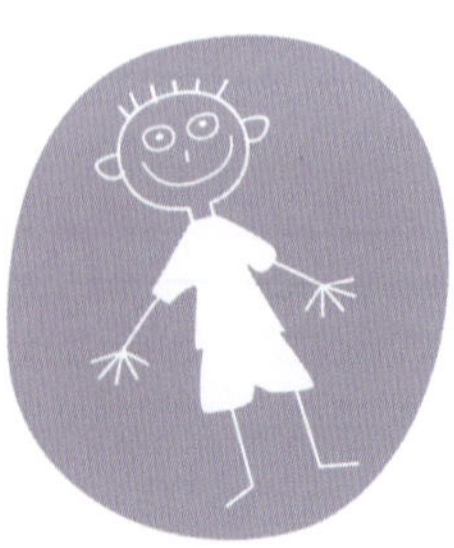

Peso x Idade (OMS): meninas de 5 a 10 anos (escores-z)

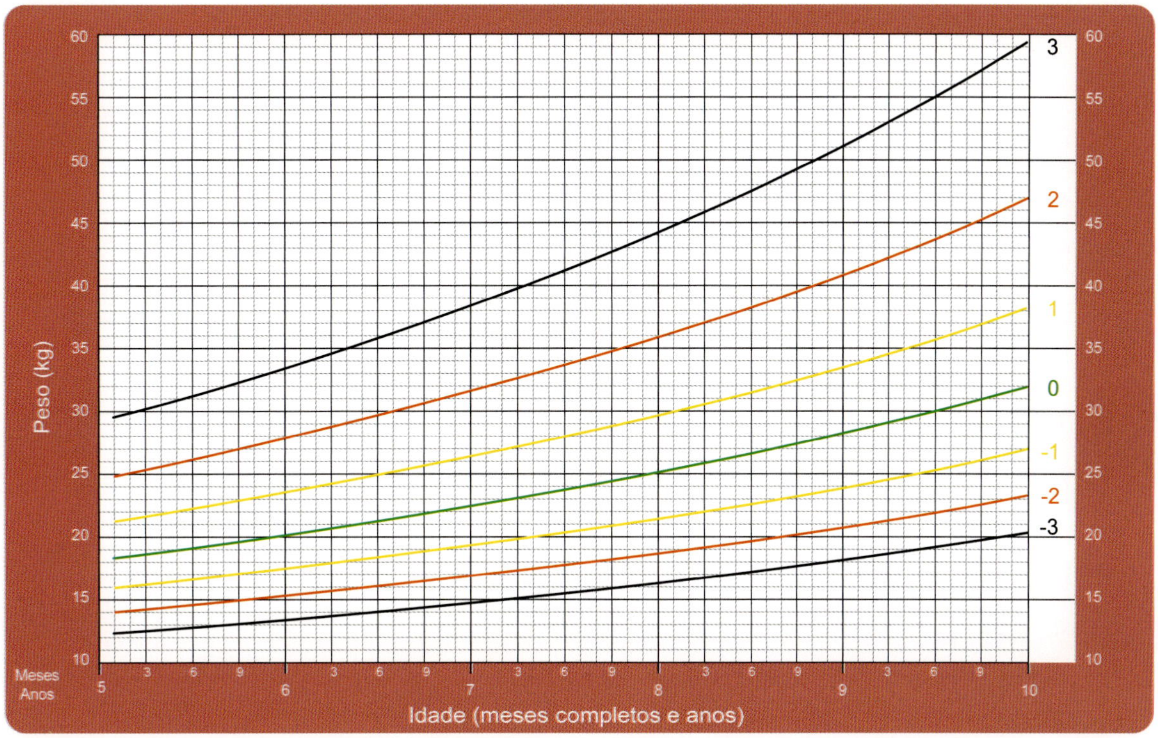

Peso x Idade (OMS): meninos de 5 a 10 anos (escores-z)

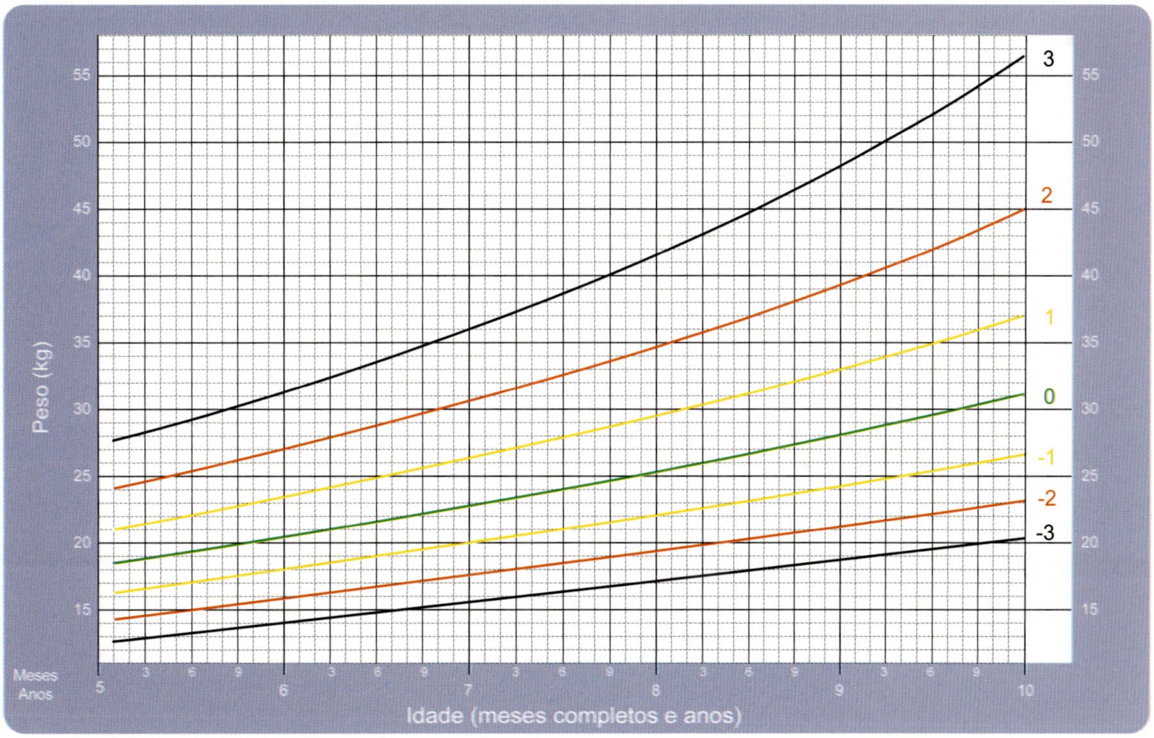

Escolar

Estatura x Idade (OMS): meninas de 5 a 19 anos (escores-z)

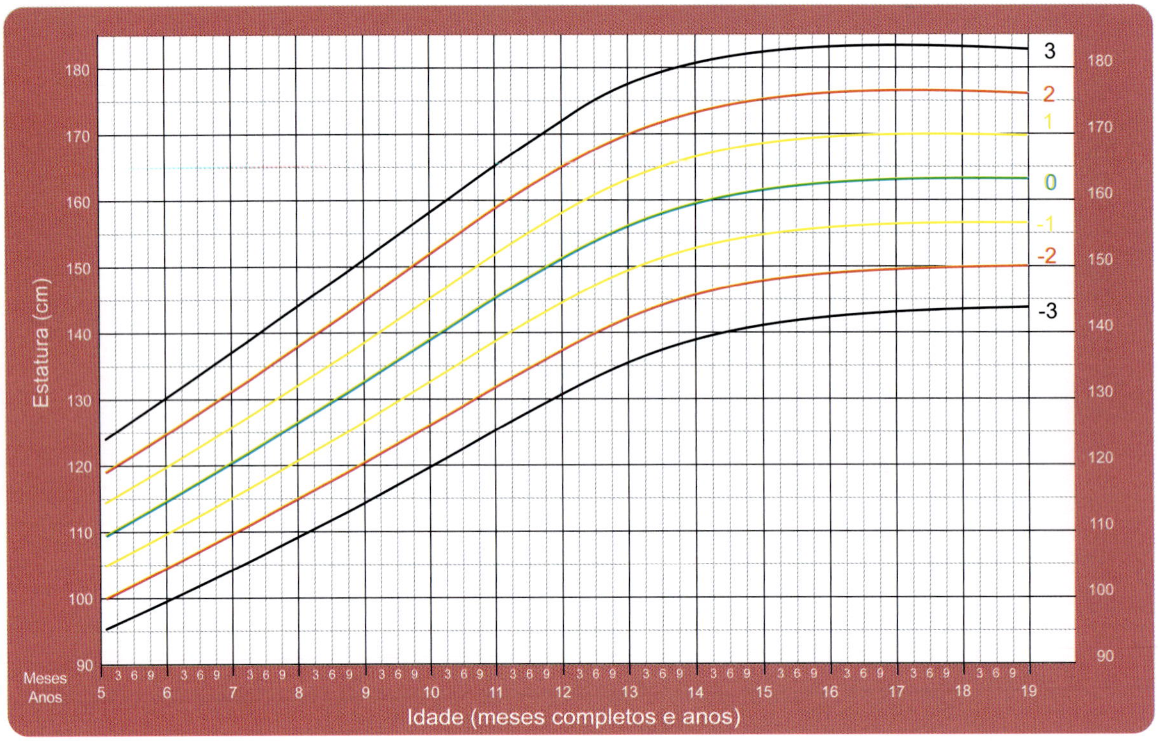

Estatura x Idade (OMS): meninos de 5 a 19 anos (escores-z)

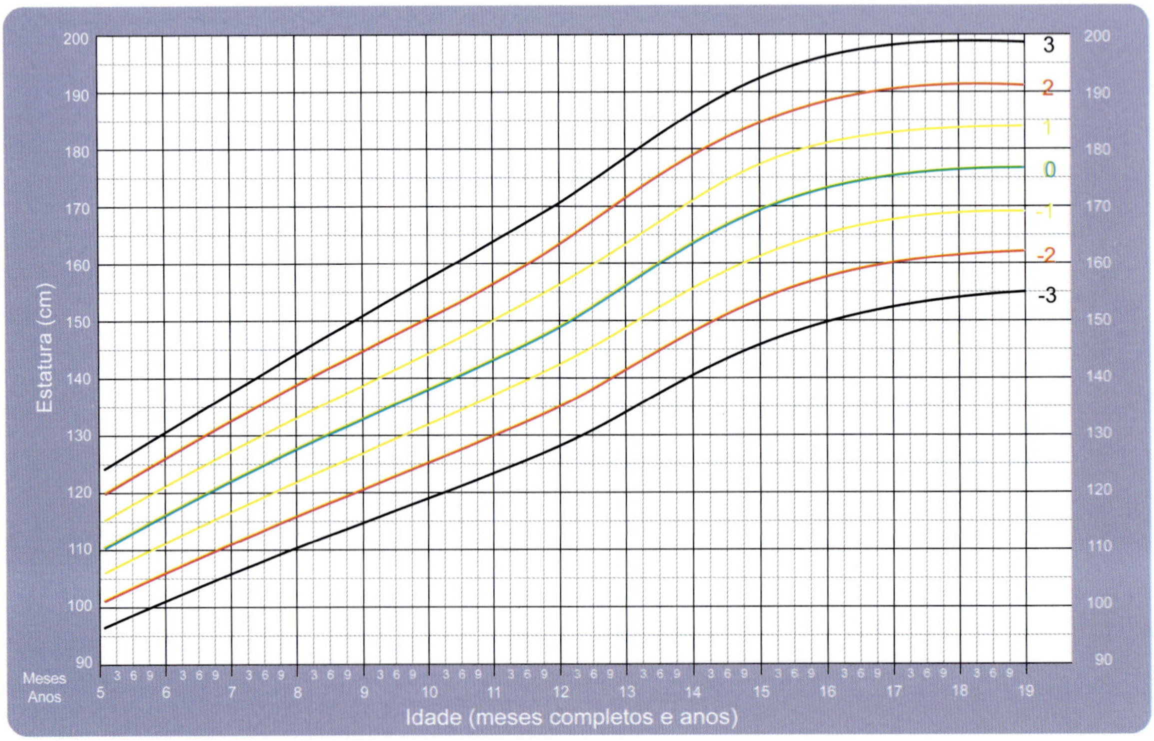

IMC x Idade (OMS): meninas de 5 a 19 anos (escores-z)

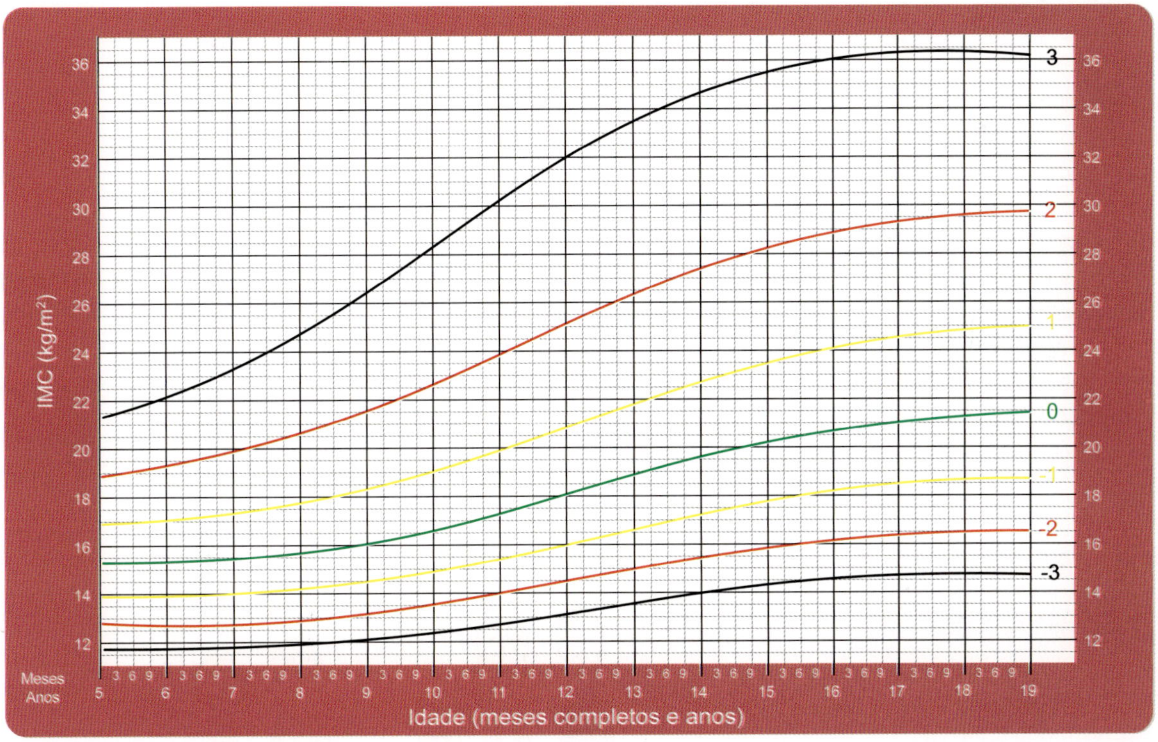

IMC x Idade (OMS): meninos de 5 a 19 anos (escores-z)

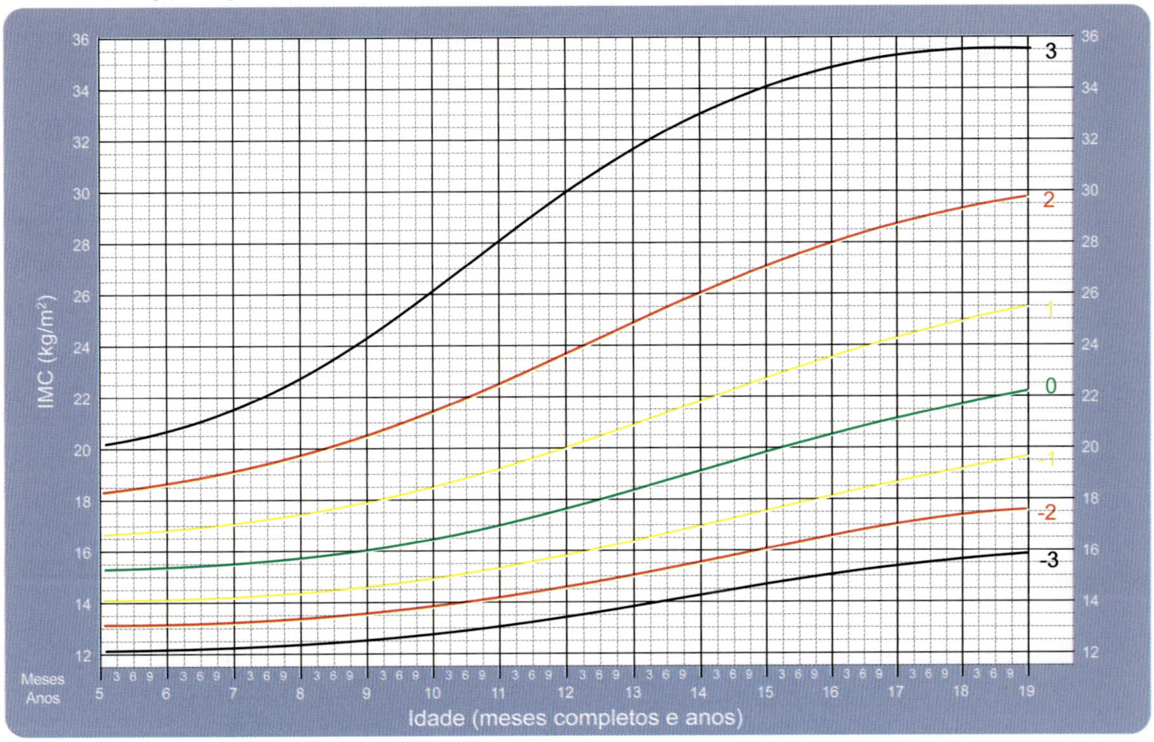

Escolar

O QUE OBSERVAR

Além de comparar as medidas do seu filho com os padrões populacionais, o pediatra também leva em conta o padrão da **estatura familiar**, pois, em geral, na idade escolar, a criança assume o padrão estatural da família, afinal, a herança genética é o "motor" do **crescimento**!

Assim:

- filhos de famílias altas tendem a ser mais altos em relação à média de seus pares;
- filhos de famílias baixas costumam ser relativamente mais baixos, mas a velocidade de crescimento deve ser normal.

CONSULTE O PEDIATRA

Fique atento e peça orientações ao pediatra se o seu filho estiver com estatura adequada (entre - 2 e + 2 escores-z [ou p50]), mas com:

- peso maior que **+3 escores-z** (p maior que 97): ele está **obeso**.
- peso menor que **- 3 escores-z** (p menor que 3): ele está **magro ou desnutrido**.

Meu filho está crescendo normalmente?

De maneira geral, ao aplicar o peso e a estatura da criança às curvas apresentadas anteriormente de peso *versus* idade e altura *versus* idade, o pediatra pode identificar as seguintes situações:

- peso ou estatura maior que + 2 escores z: a altura está elevada para a idade;
- peso ou estatura entre - 2 e + 2 escores-z: a altura está adequada para a idade;
- peso ou estatura entre -3 e - 2 escores-z: a altura está baixa para a idade;
- peso ou estatura menor que - 3 escores-z: a altura está muito baixa para a idade.

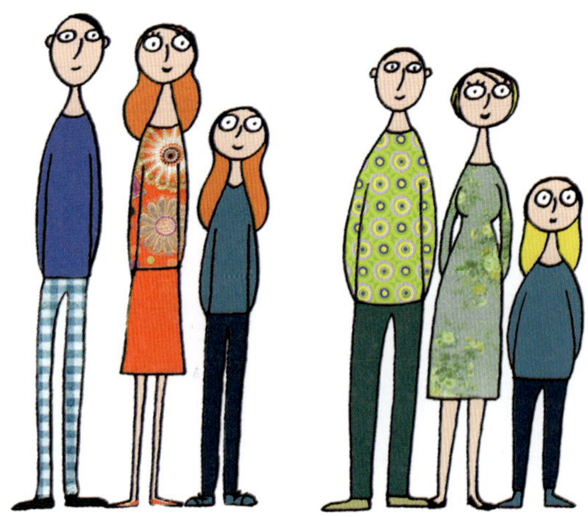

Peça sempre para o pediatra lhe mostrar em que ponto o seu filho se situa nas curvas de crescimento!

As curvas de **índice de massa corpórea (IMC)** *versus* idade dão uma boa noção do **estado nutricional** da criança:

- maior que + 3 escores-z (maior que p95): criança com obesidade grave;
- entre + 3 e + 2 escores-z (p85 e p95): criança obesa;
- entre + 2 e + 1 escores-z: criança com sobrepeso;

- entre + 1 e - 2 escores-z (p10 a p85): criança com estado nutricional (IMC) adequado;

- entre - 2 e - 3 escores-z (p5 a p10): criança magra;

- menor que - 3 escores-z (maior que p5): criança com magreza acentuada.

Além da posição anotada nas curvas de crescimento, para avaliar o aspecto dinâmico do crescimento e prevenir ou detectar desnutrição, obesidade ou problemas de crescimento, o pediatra também deve avaliar o **sentido do traçado das curvas**:

- se ascendente, horizontal ou descendente, no caso do peso e do IMC;
- se ascendente ou horizontal, no caso da estatura.

Como proporcionar o crescimento pleno do meu filho?

Para o crescimento pleno do escolar, é essencial:

- garantir uma **boa avaliação da saúde**, assegurada por visitas periódicas ao **pediatra** e ao **dentista**, que darão orientações sobre os cuidados necessários;

- proporcionar uma **alimentação balanceada** e variada ao seu filho;

- incentivar a prática de **atividade física** regular programada e sob supervisão, combatendo hábitos sedentários;

- garantir um **ambiente saudável** à criança em casa, na escola e na comunidade.

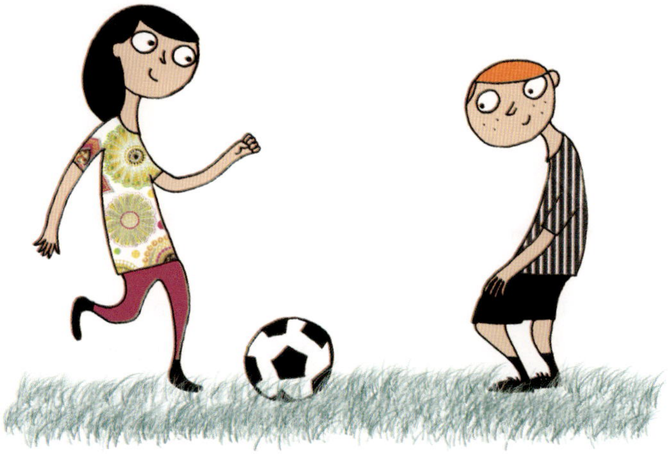

ATENÇÃO

As curvas de crescimento são ótimos instrumentos de avaliação, mas devem ser interpretadas pelo **pediatra**, levando em conta as peculiaridades biopsicossociais de cada criança.

DICA

Criar um ambiente saudável é oferecer ao seu filho um ambiente de solidariedade, pacífico, com diálogo, carinho, apoio, cuidado, integrado à comunidade, incentivando a busca de solução para os problemas com calma. É um ambiente de incentivo e respeito.

O QUE VOCÊ DEVE SABER

Cada criança trilha seu caminho rumo à autonomia de maneira especial e única. Não existe uma fórmula universal.

CURIOSIDADE

Quais esportes são os mais aconselhados para essa faixa etária?

Até 7 anos: natação, corrida, salto, futebol, capoeira, surfe, danças, ginástica rítmica e olímpica – todos com caráter recreativo, não competitivo.

De 7 a 10 anos: idem, além do ciclismo, ainda com caráter recreativo e não competitivo.

Aos 11 anos: os mesmos esportes indicados anteriormente, esportes de resistência, como ginástica, e outros com bola, salto ornamental e lutas, ainda com caráter recreativo, e não competitivo.

Para mais informações consulte o capítulo "Brincadeiras, brinquedos, lazer e esporte", nesta seção.

Desenvolvimento

Na idade escolar, a criança amplia sua participação na sociedade. Além do núcleo social inicial, constituído pela família, o ingresso na escola permite um maior convívio na comunidade.

Nessa faixa etária, inicia-se a alfabetização. Seu filho desempenha variados papéis na sociedade, estabelecendo diferentes relações com seus pares e com os adultos. Por essa razão, torna-se mais complexa e ampla a abordagem do desenvolvimento nessa idade.

Desenvolvimento psicomotor

O controle progressivo do corpo permitirá que seu filho desenvolva recursos adequados para a socialização e as conquistas fora de casa. A dominância lateral (**destra ou canhota**) está normalmente estabilizada aos 6 anos de idade, mas a transposição para o outro (ou seja, a percepção dos lados direito e esquerdo de outra pessoa ou de um objeto) só é atingida em torno dos **8** anos. Essas aquisições são fundamentais para o **aprendizado** da **leitura e da escrita**. Muitas crianças que não alcançaram essas etapas do desenvolvimento não conseguem ser alfabetizadas. **Ao final do período escolar, seu filho deve dominar:**

- a segmentação: a criança percebe que o **todo pode ser dividido em partes**;

- a lateralidade: a criança já demonstra o seu **lado dominante**;

O QUE VOCÊ DEVE FAZER

O aumento progressivo das habilidades motoras resulta da maturação e do treinamento. O grau de desempenho alcançado pelo seu filho depende não só de talento inato e de interesse, mas também de oportunidade. Assim, **proporcione situações** em que ele possa desenvolver diferentes habilidades:

- incentive a prática de atividade física;

- crie situações em que ele possa dançar, cantar e manusear instrumentos musicais, mexer com artesanato e modelismo (nautimodelismo, aeromodelismo).

- as relações espaçotemporais: entende diferentes **ambientes** e tem noção de **espaço**; também se localiza no **tempo** (ontem, hoje, amanhã, presente, passado e futuro);

- movimentos complexos: o aumento progressivo da força muscular, da coordenação e da habilidade para realizá-los permite que a criança **dance**, toque **instrumentos musicais** e pratique **esportes**.

Linguagem

A aquisição da linguagem, especificamente da **fala**, deve estar concluída no final do período pré-escolar, aos 6 anos, quando a criança já **fala de forma totalmente compreensível**, usa plurais, utiliza estruturas complexas de linguagem (causa e consequência), apresenta narrativa rica e compreende cerca de 3 mil palavras. A fala do seu filho **continua progredindo ao longo dos primeiros anos da idade escolar**, quando se acelera o processo de aperfeiçoamento e enriquecimento da comunicação oral e escrita.

Sexualidade

Embora essa faixa etária seja tradicionalmente vista pela psicanálise como uma etapa de "dormência da sexualidade", isso não significa que a sexualidade desapareça magicamente. Nesse período, a sexualidade cede sua força ao intelecto, ou seja, "empresta" sua energia ao desejo do conhecimento intelectual.

Nas crianças em idade escolar, a organização sexual manifesta-se por meio da atração pela figura do sexo oposto, que é, no entanto, reprimida pela própria criança. Por essa razão, é comum as crianças se organizarem em grupos do mesmo sexo, os popularmente conhecidos **"clubes da Luluzinha e do Bolinha"**.

A organização sexual também se desenvolve no plano simbólico, por meio de **canções, jogos, rituais e contos de fadas**.

O comportamento sexual aflora progressivamente até a puberdade.

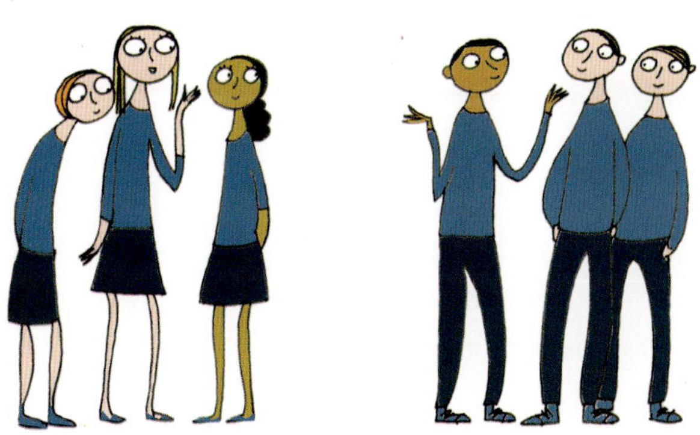

ATENÇÃO

Para favorecer o bom desenvolvimento da **linguagem** do seu filho, procure conversar com ele, pedir opinião, ler bons livros com ele, perguntar sobre o que está lendo, levar sempre que possível a teatro e cinema, brincar com jogos de tabuleiro que envolvam palavras, frases e ideias.

CONSULTE O PEDIATRA OU O PEDAGOGO

Uma criança em idade escolar se expressa quase como um adulto. Qualquer dificuldade de articulação de palavras, como discurso incompatível com a idade, deve ser avaliada por um pedagogo ou pelo pediatra da criança. O professor do Ensino Fundamental ajuda os pais nesse aspecto, informando sobre o desempenho dela na escola.

CURIOSIDADE

A puberdade não tem faixa etária definida; é um fenômeno biológico. A adolescência inicia-se aos 10 anos. Dos 10 aos 12 anos de idade é a adolescência inicial. A puberdade tem como marco o início das características sexuais secundárias: mama + pelos na menina, aumento de testículos e pênis + pelos nos meninos. Nas meninas, pode iniciar-se entre 8 e 13 anos e no menino, entre 9 e 14 anos. A puberdade termina, em média, 3 anos após o início.

No período escolar, a **masturbação** é comum. A sexualidade deve ser tema de conversa em família e na escola, e a abordagem deve ser natural, franca e sem tabus, principalmente quando as perguntas partirem da própria criança.

O QUE VOCÊ DEVE FAZER

As curiosidades iniciais do seu filho são, normalmente, sobre os aspectos biológicos, como reprodução e nascimento. Assim:

- deixar que as perguntas partam de seu filho e só responder ao que for questionando;
- responder com clareza e simplicidade às perguntas da criança;
- usar termos corretos como útero, vagina e pênis.

A educação sexual com a participação dos pais é essencial nessa fase. Os pais devem buscar orientação sobre o tema com o pediatra e com os educadores.

O QUE VOCÊ DEVE SABER

Alguns assuntos que já interessam ao escolar:

- como são gerados e como nascem os bebês?
- o que é menstruação?
- o que é sexo?

Sugestões padronizadas de respostas para orientar os pais não são as melhores formas de responder às perguntas das crianças. Os pais devem explicar aos filhos com as próprias palavras, com sinceridade, honestidade, sem preconceitos, com nível de explicação compatível com o grau de dúvida ou interesse da criança. Deve ser uma "conversa" e não uma "aula".

Autoimagem

A criança em idade escolar se interessa pelo próprio corpo. Costuma preocupar-se quanto à sua normalidade, tanto em relação a aspectos físicos, como tamanho e forma, quanto a suas habilidades, embora, muitas vezes, não expresse esses sentimentos abertamente.

Nesse sentido, novamente o papel dos pais é importante. **Não reforce a preocupação** do seu filho com os aspectos físicos. Alguns exemplos são meninas que se acham gordas ou feias, por se guiarem pelos **padrões culturais** de beleza, ou meninos que se acham baixos. Em situações extremas, esses sentimentos podem acarretar baixa **autoestima** e problemas comportamentais.

A consulta pediátrica é de grande auxílio para proporcionar a discussão sobre os aspectos físicos que perturbam o seu filho.

Algumas atitudes **positivas** dos pais podem favorecer a autoestima do filho:

- **demonstrar carinho com gestos, atitudes e palavras;**
- **ouvir com atenção o que seu filho tem a dizer;**
- **incentivar suas habilidades;**
- **elogiar suas qualidades.**

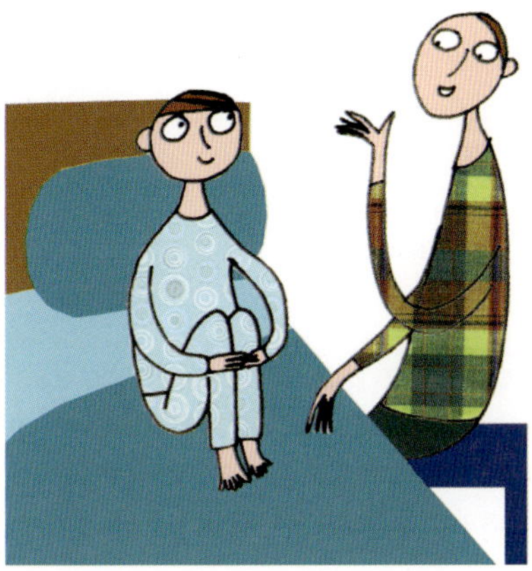

Desenvolvimento cognitivo

Na idade escolar, segundo Piaget, a criança entra no período de **pensamento operatório concreto**, em que, de forma **cada vez mais** crescente, **consegue aplicar o pensamento lógico**, ou seja, consegue perceber a realidade das situações, as causas e as consequências de atos e fatos.

Algumas **atitudes** podem indicar que o seu filho está com baixa autoestima, como: **tristeza, isolamento, não querer estar com os amigos e pais, sentimentos de inferioridade, queda do rendimento escolar, criança vítima ou causadora de *bullying*** (violência física ou psicológica, humilhação, intencionais e repetidas, contra determinada pessoa).

Os pais devem buscar **orientação psicológica** de um especialista sempre que se sentirem incapazes de entender o que acontece com a criança, ou incapazes de lidar com as dificuldades.

Na escola, as demandas cognitivas são crescentes. Inicialmente, a criança deve alcançar um amadurecimento tal que sua capacidade de percepção e seus processos cognitivos e de **linguagem** trabalhem

ATENÇÃO

Pais afetivos, presentes e atentos tendem a estimular a **autoconfiança** e a **boa autoestima**. Um filho que se sente bem aceito e amado pelos pais e, além disso, convive com **práticas disciplinares** norteadas pelo afeto e pelo bom-senso desenvolve um autoconceito (a ideia que a criança tem de si mesma) favorável.

CURIOSIDADE

Jean Piaget (1896-1980) foi um psicólogo suíço conhecido mundialmente pela sua revolução na teoria do conhecimento (epistemologia) e é considerado o maior expoente no estudo do desenvolvimento cognitivo.

Para mais informações sobre *bullying*, consulte a seção "A escolha da creche, da babá e da escola".

de forma eficiente para que ela adquira os fundamentos da **leitura**, da **escrita** e da **matemática** básica. Quando a execução desses fundamentos se torna automática, a criança está apta a uma etapa mais avançada e complexa de seu desenvolvimento. Não se deve pular etapas, sob o risco de a criança não conseguir avançar no **aprendizado escolar**.

O aprendizado é progressivo. Uma etapa inicia-se quando a outra termina, e uma depende da outra para que ocorra idealmente. Por exemplo, o fato de uma criança ser muito inteligente não deve ser motivo para que ela "pule" anos escolares.

CONSULTE O PEDIATRA

O pediatra pode ajudar a **prevenir** possíveis dificuldades ao acompanhar o desenvolvimento do seu filho e encaminhá-lo para avaliação oftalmológica e auditiva, **antes** do ingresso na escola.

A avaliação pediátrica completa permite **identificar** a presença de: **déficits** específicos **cognitivos, comportamentais** ou de **linguagem**; atraso cognitivo global (ou seja, em todas as áreas do conhecimento); **déficit de atenção** primário ou secundário (emocional, depressão, ansiedade e outras doenças). Esses problemas, muitas vezes, requerem a intervenção de outros especialistas, como **fonoaudiólogo, psicólogo ou psiquiatra**, para os quais o pediatra poderá encaminhar a criança. Além disso, é essencial que **os pais interajam com os professores** dela.

Caso seu filho esteja com **atraso escolar**, **procure o pediatra** para que ele indique um bom especialista para **verificar** se há algum atraso cognitivo.

O QUE VOCÊ DEVE FAZER

- Procurar entender o processo de amadurecimento das habilidades cognitivas, como leitura e escrita, acompanhando, **junto com a escola**, o **desempenho** de seu filho. Assim, auxilie-o nas tarefas da escola e participe das reuniões de pais.

- Estimular o aprendizado de seu filho por meio de leitura, brincadeiras, jogos educativos e mostrando interesse pelas novas aquisições intelectuais do escolar. Para mais informações sobre atividades que possam estimular o desenvolvimento de seu filho, consulte o capítulo "Brincadeiras, brinquedos, lazer e esporte", nesta seção.

- Apresentar as seguintes **atitudes** positivas:

  - demonstrar que entende as dificuldades;

  - ajudar e apoiar em vez de criticar: por exemplo, quando seu filho tirar uma nota ruim, em vez de criticar, chamando de burro ou preguiçoso, procure saber o que aconteceu, em quais temas ele teve mais dificuldade; e diga que vencendo essas dificuldades, conseguirá melhor resultado da próxima vez;

  - elogiar os sucessos.

Nessa faixa etária, em que a criança ganha progressivamente mais autonomia, ainda é importante que os pais lhe mostrem seus **limites. Uma criança com limites sente-se apoiada e segura**, além de agir com disciplina perante a vida. Essa colocação **adequada** de limites continua válida na etapa seguinte, a adolescência.

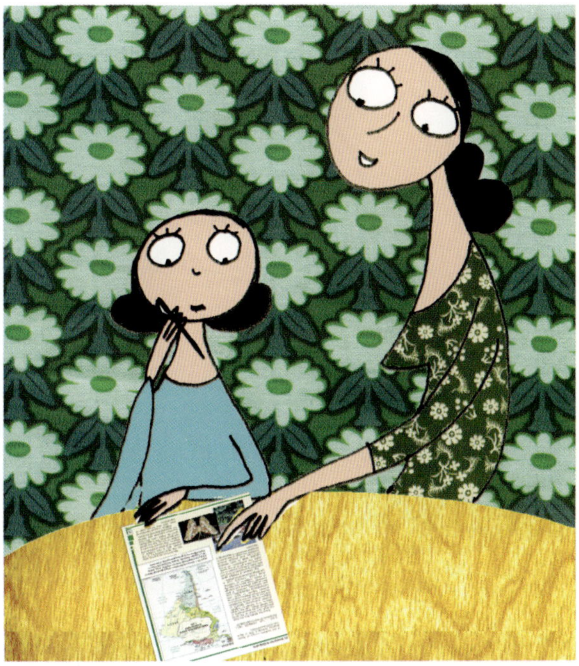

Desenvolvimento emocional e social

Como já dito, de acordo com a teoria psicanalítica, no escolar, os instintos sexuais permanecem **dormentes**, "emprestando" sua energia ao pensamento e à socialização.

Os aspectos emocionais e sociais do desenvolvimento do escolar devem ser pensados nos contextos familiar, escolar e da comunidade que frequenta (vizinhança, igreja, clube ou outra), lembrando que o **contexto familiar é o mais importante**.

O apoio dos pais deve ser incondicional, mas, por outro lado, **é preciso ajudar a criança a se conhecer e a conhecer o mundo de forma realista**. Para isso, seja **sincero** com seu filho, explicando, sempre de acordo com o grau de entendimento dele, **os fatos e a realidade** do dia a dia. Esconder episódios reais e superprotegê-lo gerará mais insegurança, pois a criança dessa idade já faz contato com outras fontes, como colegas, televisão e internet.

O papel dos **irmãos**, caso haja, é importante: eles competem entre si, mas se protegem e servem de exemplo uns aos outros, exercendo influência no desenvolvimento da personalidade e da autoimagem de cada um.

O QUE VOCÊ DEVE SABER

O **relacionamento com os pais fornece uma base segura** para as relações futuras da criança.

O QUE VOCÊ DEVE FAZER

No caso do primogênito, ou de filho único: **estimular a convivência** da criança com amigos, colegas de escola, familiares da idade dela, para que o desenvolvimento não seja prejudicado.

O QUE VOCÊ DEVE SABER

É importante para o seu filho que você estimule a independência dele, os estudos e as atividades extracurriculares. Estipule pequenas **tarefas domésticas**, pois elas o ajudarão a:

- **assumir** responsabilidades;
- sentir-se membro ativo da **família**;
- aprender a resolver problemas **sozinho**.

DICA

Ter um animal doméstico **para cuidar**, quando há espaço em casa, também ajuda a estimular a independência, o **afeto** e o senso de **responsabilidade** nessa idade.

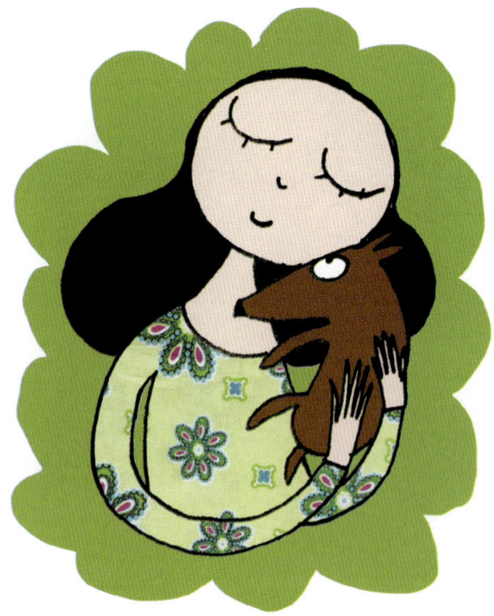

Na **escola** e na **comunidade** que frequenta, as relações se ampliam cada vez mais e cresce a importância dos professores, companheiros e amigos. Como o raciocínio do escolar se torna lógico, coerente e internalizado, à medida que o pensamento se **socializa**, as interações com os adultos e os companheiros tornam-se cooperativas, permitindo a realização de jogos com regras e esportes em grupo.

A importância da escola

Com a ida para a escola, seu filho entra em contato com **regras** de conduta específicas; com valores diferentes daqueles de sua família, trazidos por outras crianças; internaliza preconceitos existentes na cultura; e defronta-se com a necessidade de se adaptar a tudo isso. Suas habilidades são avaliadas pelos **professores**, pelos **companheiros** e por ele mesmo.

Nesse contexto, toda a gama de relacionamentos, **amizades** e, inclusive, as situações e relações antagônicas contribuem sensivelmente para o **crescimento** da **competência social do seu filho**. No grupo de relações, algumas crianças são mais populares, outras são líderes, outras tímidas e há as que são mais individualistas. Dessa forma, o grupo a que o escolar pertence também exerce importância fundamental na **formação de sua personalidade**, e essas experiências o **preparam** para a convivência na sociedade.

O QUE VOCÊ DEVE FAZER

Algumas **habilidades sociais devem ser estimuladas** na idade escolar, por meio de **exemplos que os pais podem dar**.

São elas:

- autocontrole e expressividade emocional;
- civilidade;
- empatia;
- assertividade / "opinião forte";
- fazer amizades;
- solução de problemas interpessoais;
- habilidades sociais e acadêmicas;
- honestidade, cidadania, companheirismo, altruísmo e a capacidade de conviver com as diferenças entre as pessoas, sempre respeitando a própria personalidade.

ATENÇÃO

Os pais devem **acompanhar as atividades dos filhos** na escola e conhecer seus amigos. Essa estratégia faz parte do chamado monitoramento positivo, ou liberdade vigiada. Como o grupo de companheiros costuma adotar um comportamento comum, geralmente escolhendo os mesmos hábitos, gírias e aspirações, é **essencial que os pais estimulem os filhos a ter ideias próprias**, ou a se sentir no direito de dizer "não" ao grupo.

O **monitoramento positivo**, ou a liberdade vigiada, consiste em um conjunto de comportamentos dos pais que lhes permite saber onde seu filho se encontra, o que faz e com quem está, possibilitando-lhes intervir, em caso de necessidade.

O processo de **socialização** é contínuo e integrado. Os aspectos da personalidade que se desenvolvem no contato com os pais na infância servem de substrato para uma interação social adequada no grupo de **companheiros** da idade **escolar** e têm influência duradoura em toda a interação social futura.

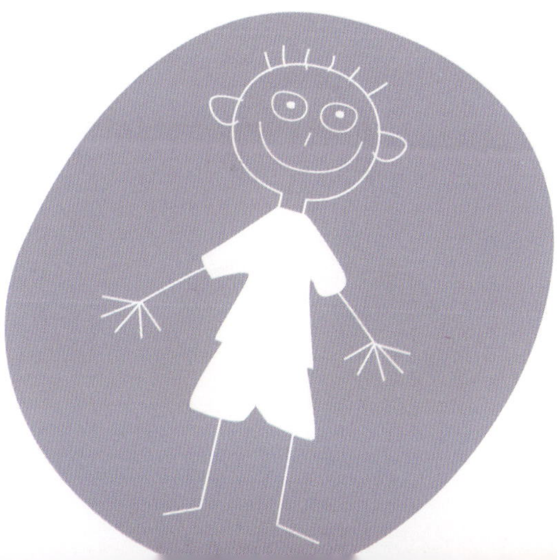

DICAS

Para monitorar seu filho, procure conversar com ele, conhecer seus amigos, os pais de seus amigos, levar as crianças nos seus passeios, acompanhá-las quando for pertinente, telefonar para combinar quando os responsáveis forem outros pais, marcar hora e local para buscar, ter um telefone do local onde o seu filho está com outro responsável, saber como foi o evento depois que ele retornar etc. Alguns pais já optam por dar um celular para seus filhos.

O QUE OBSERVAR

Alguns sinais de alarme para problemas de visão são:

- estrabismo (desvio de um dos olhos da direção correta, de modo que a criança não consegue dirigir os eixos visuais, simultaneamente, para o mesmo ponto);
- piscar mais que o usual;
- franzir o rosto frequentemente ou inclinar a cabeça para um lado;
- olho vermelho;
- lacrimejamento ou secreção;
- dores de cabeça, tonturas ou náuseas;
- sensação de areia, coceira ou ardor nos olhos.

Caso observe algum desses comportamentos em seu filho, leve-o ao oftalmologista o quanto antes.

Visão, audição e cuidados com os dentes

Conforme ressaltado na seção de Pré-escolar, a visão, a audição e os cuidados com os dentes são fundamentais para que a criança receba estímulos sensoriais do meio externo, possibilitando o **aprendizado** e a **socialização** do escolar.

Esses três sentidos já devem ter sido avaliados nas faixas etárias anteriores, mas o acompanhamento deve continuar nas **consultas** anuais ao pediatra. As visitas aos especialistas, como o **oftalmologista**, o **otorrinolaringologista** e o **odontologista**, podem ser recomendadas pelo pediatra, caso note alguma alteração.

Visão

O aparelho visual completa sua maturação no início da idade escolar. Muitas vezes, a criança chega até essa idade sem queixas, uma vez que não sabe como deveria **enxergar**, ou como os outros enxergam. Por esse motivo, um olho com **ambliopia**, isto é, que enxerga mal, é de difícil recuperação no **escolar.**

A refração ocular (mudança de direção da imagem ao atravessar os meios oculares) passa por várias mudanças ao longo da infância. Até os 7 anos de idade, a criança tende a ser hipermétrope (enxerga bem de longe e mal de perto). Depois dessa idade, há maior tendência para o aparecimento de **miopia** (enxerga bem de perto e mal de longe), e, por esse motivo, ela pode não estar presente no início do período **escolar**, mas manifestar-se ao final dele.

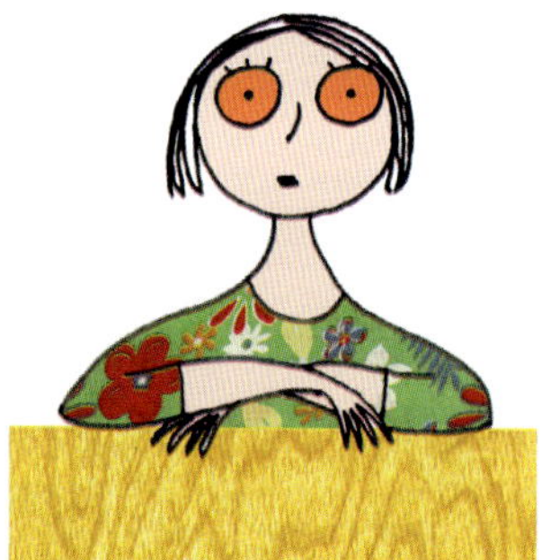

Se, por um lado, 20% das crianças em idade **escolar** apresentam alguma **deficiência visual**, por outro, cerca de 90% dos problemas oftalmológicos podem ser evitados ou minorados com **educação** em saúde e assistência oftalmológica. Desses problemas, destacam-se no escolar as **ametropias**:

- **miopia**;
- **hipermetropia**: enxerga bem de longe e mal de perto;
- **astigmatismo**: não enxerga bem de perto e de longe.

Como as crianças em idade **escolar** são submetidas a atividades que requerem maior acuidade visual, a deficiência pode interferir nos processos de aprendizado. Por exemplo, a criança pode apresentar fadiga (cansaço) visual após atividade de leitura ou escrita. O escolar míope apresenta dificuldade para enxergar o quadro negro ou outros objetos distantes, sobretudo se a carteira onde senta está situada no fundo da sala de aula.

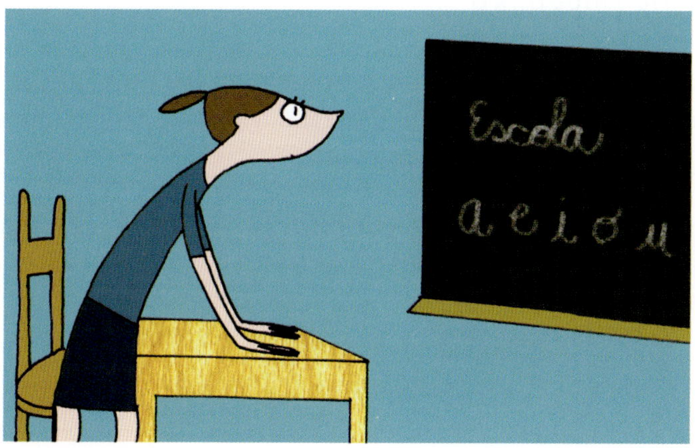

ATENÇÃO

Nessa idade, já podem ser realizadas avaliações mais **detalhadas**, tanto da visão quanto da audição. Os testes padronizados devem ser aplicados ao **início e ao final** do período escolar.

CONSULTE O PEDIATRA

Na consulta anual, o pediatra deve realizar o exame ocular e a avaliação subjetiva da visão, a partir de informações colhidas com a própria criança e com os pais. Ao início e ao final do período escolar, o pediatra deve aplicar um teste padronizado para avaliar a **acuidade visual**, como o da **tabela "E" de Snellen**. Em caso de alteração, a criança deve ser encaminhada ao **oftalmologista**.

A tabela "E" de Snellen apresenta desenhos da letra "E" com as aberturas voltadas para cima ou para baixo, para a esquerda ou para a direita, em vários tamanhos diferentes. A tabela é posicionada a uma distância de 5 metros, e a criança deve indicar para que lado as aberturas do "E" estão voltadas.

CONSULTE O OFTALMOLOGISTA

Caso o pediatra não realize o teste padronizado, recomendam-se, mesmo para a criança assintomática, consultas oftalmológicas quando a criança entrar na escola e quando está saindo da idade escolar (com 10 ou 11 anos de idade), para detectar possíveis alterações na capacidade visual.

ATENÇÃO

O escolar pode ter um déficit auditivo leve, que pode se evidenciar em **dificuldades na escola**. Geralmente, essas crianças são portadoras de alterações na orelha média, decorrentes de:

- alergia respiratória;
- hipertrofia (aumento) das amídalas ou das adenoides;
- sinusites ou otites médias de repetição.

Audição

O comportamento auditivo normal já pode ser avaliado no pré-escolar. Ao final desse período, a criança que ouve bem **fala de maneira totalmente compreensível**, usa plurais, utiliza estruturas complexas de linguagem (sujeito, predicado, objetos etc.), apresenta narrativa (ordem dos fatos, por exemplo) rica e compreende cerca de 3 mil palavras. A fala continua progredindo ao longo dos primeiros anos escolares.

Medidas preventivas contra perda auditiva no escolar

- Tratar adequadamente alergias respiratórias e infecções de vias aéreas superiores.

O QUE OBSERVAR

Dificilmente uma criança com déficit auditivo grave ou moderado não demonstrou sinais de anormalidade até a idade escolar, embora esses sinais possam não ter sido notados.

Assim, **fique atento** e **consulte o pediatra** se seu filho apresentar alguns destes sinais de déficit auditivo:

- atraso do início **da fala**;
- problemas para articular palavras de modo geral;
- linguagem deficiente;
- alteração na qualidade da voz ou do ritmo, como fala monótona, sem musicalidade, ou fala rápida e sem pausas.

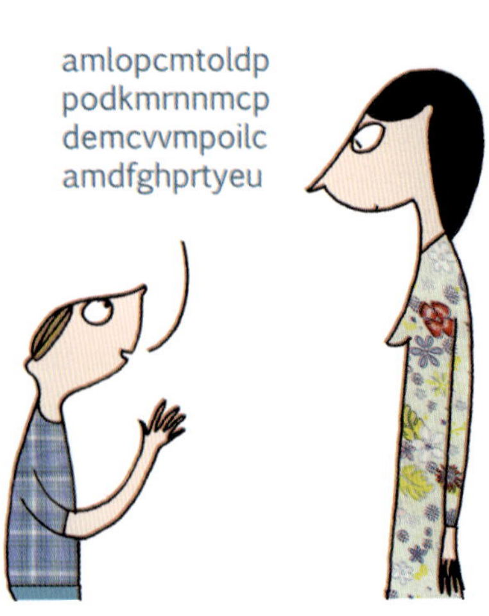

CONSULTE O PEDIATRA

Nas perdas auditivas leves, as crianças, aparentemente, ouvem bem, mas pode haver comprometimento do **aprendizado da leitura e da escrita**. Por isso, mesmo em crianças de 4 a 6 anos com comportamento auditivo normal, é indicada a realização do **exame audiométrico** antes do ingresso escolar. Crianças com alergia respiratória, hipertrofia de amídalas ou adenoides, sinusites ou otites médias de repetição, além da **audiometria**, também devem realizar a **impedanciometria**.

Os exames de **audiometria** (medição da acuidade auditiva) e **impedanciometria** (análise da acústica da orelha média) são recomendados pelo pediatra e realizados por **otorrinolaringologistas**. A **audiometria** também é realizada por **fonoaudiólogos**.

A avaliação subjetiva da audição, por meio de informações colhidas com a própria criança e com os pais, deve ser realizada pelo **pediatra** a cada consulta anual. Ele também deve conversar com a criança, que nessa idade deve participar ativamente da consulta, possibilitando a detecção de anormalidades.

ATENÇÃO

A audiometria está indicada para crianças de qualquer idade que apresentem dificuldades na fala ou suspeita de diminuição da audição.

Escolar

- Levar seu filho a um otorrinolaringologista ou fonoaudiólogo para realizar uma audiometria antes do ingresso escolar, principalmente no caso de apresentar sinais de anormalidade na audição e/ou alergia respiratória, hipertrofia de amídalas ou adenoides, sinusites ou otites médias de repetição.

- Procure orientá-lo a evitar ouvir música em volume alto, especialmente com o uso de fones de ouvido.

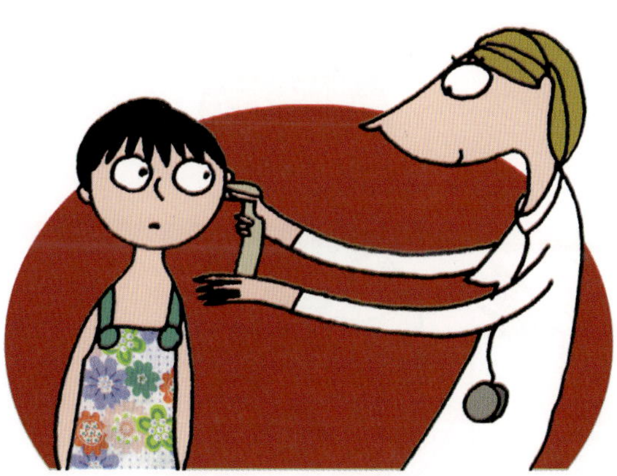

Cuidados com os dentes

A boca é importante no **desenvolvimento físico e psicológico** da criança e tem um papel fundamental para o **aperfeiçoamento da linguagem**. Assim, exerce funções não só ligadas ao desenvolvimento biológico da criança, mas também ao **psicológico**, **emocional** e **afetivo**.

Conforme ressaltado para os pré-escolares, dentre os males que afetam a cavidade bucal, o mais comum é a **cárie**, uma doença dentária bacteriana transmissível. No Brasil, ao final do período escolar, o índice médio de dentes atacados é 4.

As cáries começam como manchas brancas, que escurecem e, depois, evoluem para cavitações nos dentes. Inicialmente, não apresentam sintomas, mas podem evoluir para quadros dolorosos, ocasionando dificuldades para a alimentação e o sono.

Previna a cárie em seu filho com medidas simples:

- **oferecer dieta adequada.** Dentre os principais cuidados, estão proporcionar uma dieta balanceada e variada; evitar que seu filho coma se acordar no meio da noite e que coma muito açúcar (doces, refrigerantes e guloseimas). O açúcar é alimento para as bactérias que causam as cáries. Procure oferecer alimentos ricos em fibras. As fibras auxiliam na higiene dentária e também massageiam as gengivas;

- **supervisionar e incentivar a prática da higiene bucal**. A partir dos 8 anos, a criança é capaz de escovar os dentes sozinha. No

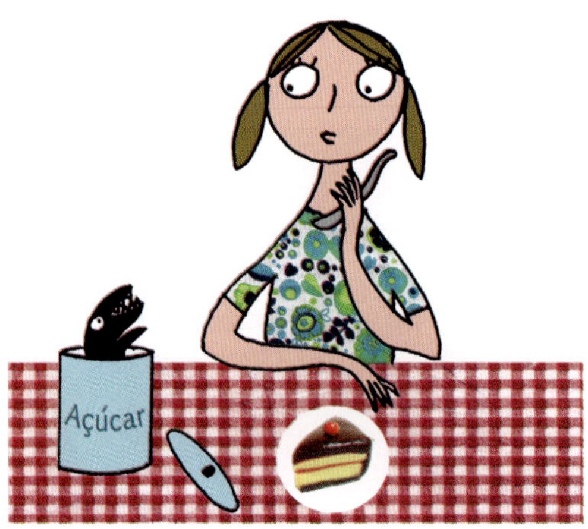

CONSULTE O DENTISTA

Procure levar seu filho ao dentista com periodicidade de 6 meses ou, no mínimo, 1 vez ao ano. **Antecipe as consultas** caso observe alguma alteração nos dentes ou queixa da criança, como manchas nos dentes, lesões de gengiva, traumas (machucados), dor local etc.

entanto, é fundamental que a escovação seja supervisionada. Para conhecer a técnica de escovação adequada, consulte o capítulo "Cuidados com os dentes", na seção Pré-escolar. A partir dos 10 anos de idade, a criança pode usar escova dental de adulto, com cerdas macias, mas é importante que o odontopediatra avalie qual é a melhor escova para seu filho;

- **utilizar flúor**. Normalmente, o flúor está presente na água de abastecimento e no sal. Quando essa **não** é uma prática do local em que se vive, deve-se pedir orientação ao dentista para que ele avalie a necessidade de aplicação de flúor nos dentes;

- **frequentar o odontopediatra regularmente**, de preferência a cada 6 meses;

- **evitar o uso compartilhado de talheres e copos**, pois as cáries também podem ser transmitidas ao se compartilhar esses utensílios;

- detectar dificuldades e procurar tratamento para a **respiração bucal**. Para mais informações, consulte o capítulo "Cuidados com os dentes", na seção Pré-escolar.

A dentição

O escolar de 6 anos apresenta a dentição decídua completa (20 dentes), os chamados dentes de leite, por sua cor branco-leitosa. Nessa idade, iniciam-se a queda dos dentes de leite e a erupção dos dentes permanentes (maiores e de coloração branca amarelada).

Se um dente permanente começar a nascer sem que o dente de leite local tenha caído, deve-se levar a criança ao dentista para ele extraí-lo ou avaliar a melhor conduta.

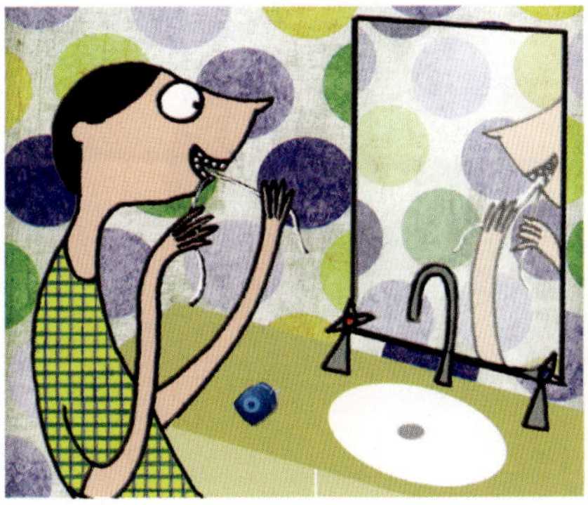

O QUE VOCÊ DEVE FAZER

- Trocar **a escova** da criança a cada 3 meses ou quando as cerdas aparentarem muito desgaste.

- Utilizar **o fio dental**, de acordo com a técnica e o tipo mais indicados pelo odontopediatra do seu filho.

- Levar seu filho ao **odontopediatra** regularmente, de preferência a cada 6 meses.

ATENÇÃO

Em caso de acidente envolvendo os dentes, a visita ao dentista deve ser **urgente**. Caso haja quebra de um dente, levar o pedaço para que o dentista possa aproveitá-lo. Se um dente permanente cair, limpá-lo levemente com água filtrada ou soro e tentar recolocá-lo no lugar, segurando pela coroa, sem tocar na raiz. Caso isso não seja possível, leve o dente da criança num copo com saliva ou leite para o dentista avaliar o caso.

Se o seu filho reclamar de dor, quando do nascimento dos dentes permanentes, pergunte ao pediatra ou ao odontopediatra qual é o medicamento mais apropriado. Geralmente, analgésicos comuns são os mais indicados. No entanto, **NUNCA medique o seu filho antes de consultar o pediatra**.

A troca da dentição do escolar se completa por volta dos 18 anos, totalizando 32 dentes. A sequência habitual de erupção dos dentes durante a idade escolar pode ser vista na tabela a seguir.

Idade em anos	Dentes permanentes
6 a 7	Incisivos centrais inferiores e primeiros molares
7 a 8	Incisivos laterais inferiores e incisivos centrais superiores
8 a 9	Incisivos laterais superiores
9 a 10	Caninos inferiores
10 a 11	Primeiros pré-molares superiores

Tabela 1- Sequência habitual de erupção dentária durante a idade escolar.

Na adolescência, sofrem erupção 4 outros pré-molares; 2 caninos superiores; 4 segundos molares; e 4 terceiros molares (estes 4 últimos recebem o nome de sisos e podem sofrer erupção até os 30 anos, ou mesmo não existirem).

Os dentes de leite, embora transitórios, garantem que a dentição permanente seja saudável e que a erupção ocorra numa sequência favorável, proporcionando um alinhamento adequado.

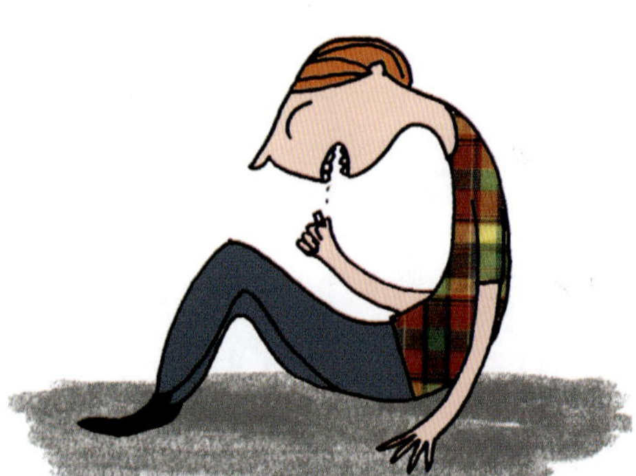

Comportamento

Segundo Freud, o mais famoso médico e psicanalista estudioso do funcionamento emocional, esse é o período mais tranquilo da infância: a criança superou a ansiedade decorrente das vivências edipianas, e o relacionamento familiar se torna mais fácil.

A escolha sexual envolve inúmeras circunstâncias. Nessa faixa etária, a preocupação com a escolha sexual é considerada desnecessária e a procura de um psicólogo é "controversa".

Vinda de uma fase anterior, em que os pais eram onipotentes e oniscientes, a criança em idade escolar tem certa tendência à presunção intelectual, e, nas disputas de jogos, apresenta uma necessidade muito forte de vencer, como se estivesse testando suas capacidades intelectuais em fase de aquisição.

Presunção intelectual é definida nessa faixa etária como opinião sem juízo de valor. O escolar costuma querer ser "o dono da verdade". Claro que não se deve reprovar ou ridicularizar a opinião emitida, mas ela deve ser discutida, usando-se argumentos plausíveis, que farão o escolar perceber que o olhar sobre fatos e coisas não é tão cartesiano ou óbvio quanto pode parecer a princípio. Uma solução para esse exemplo é citar William Shakespeare: "Existem mais coisas entre o céu e a terra do que julga nossa vã filosofia". O adulto deve mostrar que não há verdades absolutas, que os diversos pontos de vista devem ser discutidos, fundamentados e respeitados por todos.

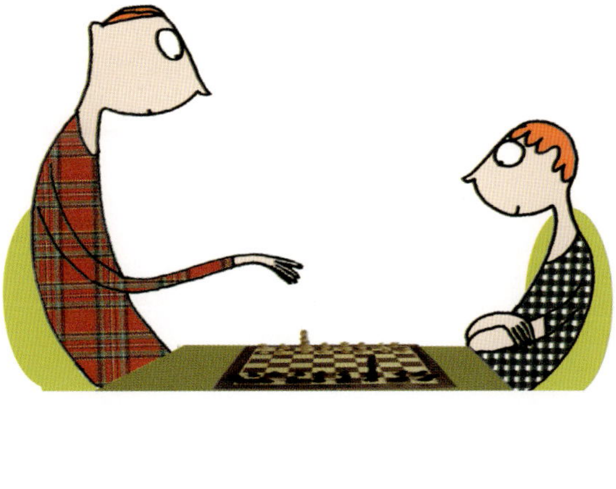

CURIOSIDADE

O complexo de Édipo, segundo a teoria psicanalítica de Freud, é o apego sexual do filho(a) ao pai ou à mãe (sempre ao sexo oposto), mais comum na faixa etária de 4 a 5 anos de idade. A menina dirige sua afetividade para o pai e o menino para a mãe. Para superar o processo de ansiedade que advém do complexo de Édipo, o menino se identifica com o pai e a menina com a mãe, à medida que o complexo de Édipo é resolvido. Essa superação caracteriza o período escolar (6 a 10 anos).

O genitor do mesmo sexo passa a ser modelo para a identificação sexual. Em geral, o menino acompanha o pai a partidas de futebol, assiste aos mesmos programas na televisão e tenta participar das conversas em rodas de amigos. As meninas, por sua vez, têm o interesse maior voltado para a mãe e para a professora, tentam vestir-se ou pentear-se como a mãe e desenvolvem interesse por atividades femininas.

O QUE VOCÊ DEVE FAZER

Nessa faixa etária, uma derrota pode ser sentida como um fracasso, uma prova da incapacidade da criança ou da maior inteligência do outro. Por essa razão:

- procure não realçar as dificuldades da criança, estimulando-a para que tente novamente, e ressalte suas **qualidades**.

- **não faça gozação das atitudes** da criança. Ela não deve ser alvo de chacotas ou de brincadeiras inadequadas, que podem levar a um sentimento de incompetência.

Ao contrário da faixa etária pré-escolar, em que a atividade motora predomina, o escolar é mais calmo e dócil, deseja ser "o bom menino, o bom filho, o bom aluno". É importante cultivar nele a confiança, a lealdade e a gratidão, dando bons exemplos e conversando sobre os maus exemplos presentes na televisão, por exemplo. Nessa fase, também ocorre a aceitação natural dos modelos, com sujeição às regras externas. A criança procura obedecer às regras para obter apoio.

Como agir com um filho desobediente?

O escolar também pode manifestar certo grau de desobediência. Nessa idade, a criança percebe quando o pai ou a mãe se zangam se não são obedecidos. É comum a criança testar os limites estabelecidos pelos pais, para saber até onde pode ir.

É importante sempre mostrar até que ponto vão os limites e, efetivamente, impor esses limites, estabelecendo regras para disciplinar o seu filho. Lembre-se que negociar não é bom, no sentido de "eu te dou isto e então você me dá aquilo", ou "você come a comida e eu te dou a sobremesa", ou ainda "você estuda e eu te dou um presente". É preciso ter **diálogo**: "Você deve comer a comida porque é importante estar alimentado" ou "você deve estudar para aprender". Lembre-se: **disciplinar tem mais a ver com educar**.

Deve-se também ter **cuidado com o castigo** nessa faixa etária, pois ele não pode ser uma humilhação, nem ser amedrontador ou intimidador. Castigar é aplicar uma medida disciplinar para uma culpa. Cuidado para não transformar castigo em violência doméstica (não só física como também psicológica), a qual desestrutura a personalidade da criança, leva a danos em seu desenvolvimento físico, moral, intelectual ou psicossocial, e pode determinar falhas na formação ou a destruição dos valores morais mínimos para a convivência consigo mesma e com o outro.

O QUE VOCÊ DEVE FAZER

Procure disciplinar a criança em idade escolar com práticas educativas positivas, que ensinem valores (comportamento moral). Algumas atitudes positivas são:

- explicar as regras de conduta e os motivos;
- estabelecer limites, sempre com os pais de acordo um com o outro, para não confundir a criança quanto ao que ela deve fazer;
- procurar ser um bom exemplo em relação a todas as regras de conduta estabelecidas à criança.

O QUE VOCÊ NÃO DEVE FAZER

- **Não transformar castigo em humilhação**, em algo amedrontador ou intimidador.
- **Não ser indiferente**. Ignorar a atitude da criança que transgride o limite estabelecido não é educativo, pois cria um distanciamento entre pais e filhos e contribui para a rebeldia da criança, que quer chamar a atenção.

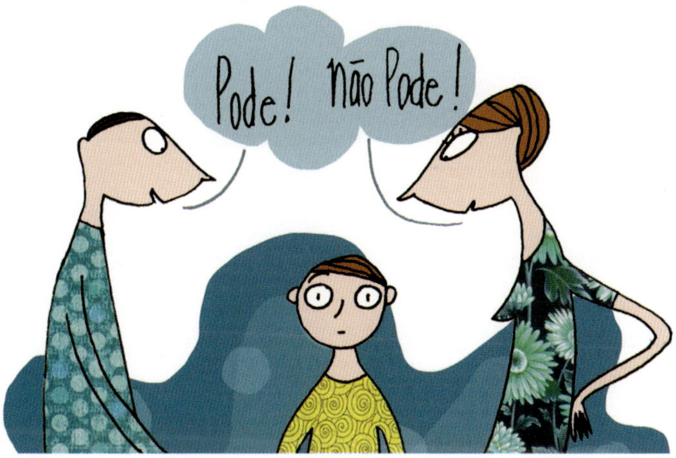

A socialização do seu filho em idade escolar

Em razão das informações que recebe e do relacionamento com os colegas, o escolar vai **perdendo** o caráter egocêntrico, e deixa de ser o "centro das atenções". A criança na faixa etária de 6 a 10

CONSULTE O PEDIATRA

Se tiver qualquer dúvida sobre o comportamento do seu filho, converse com o pediatra, especialmente se esse profissional acompanha o seu filho há um bom tempo. O pediatra orientará sobre alguma deficiência, se houver.

CURIOSIDADE

Bullying: violência física, verbal, psicológica ou virtual, de forma intencional e repetida, caracterizada pela humilhação de uma pessoa ou de um grupo de pessoas. A criança que sofre *bullying* deve ser acompanhada pela família e, eventualmente, ter apoio psicológico. O agressor deve ser identificado e apontado à escola e à família.

O QUE VOCÊ DEVE FAZER

É sempre bom que os pais estimulem que os colegas do filho o visitem para que possam **conhecê-los** e também suas famílias. Se houver algum colega com desvio de conduta, muito dominador, com namoros precoces para a idade ou com comportamento sugestivo de *bullying*, ele poderá ser **afastado** da convivência antes que prejudique seu filho.

anos se coloca no lugar do outro (empatia), entende e discute suas experiências e pontos de vista. Observa-se que, no grupo de colegas, há troca de ideias e experiências, além de uma cooperação genuína.

Os grupos de colegas são formados na vizinhança, na escola, no clube, nos cursos etc. As crianças adquirem sentimentos positivos de identificação com colegas e outras pessoas, assumem **papéis** dentro dos grupos e é comum que surjam **apelidos**. O entrosamento com os colegas está bastante relacionado às práticas de criação na família.

Esses grupos costumam ser bastante **homogêneos** não só quanto ao sexo, mas quanto à idade, religião e classe social, e neles são reproduzidos os padrões familiares. Muitas vezes, a criança que discorda dos pais em casa em relação a um determinado assunto **defende o ponto de vista dos pais** no grupo.

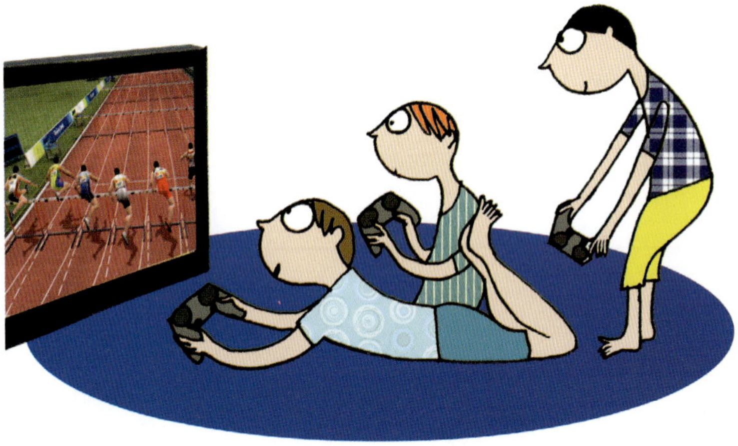

O **altruísmo**, a troca de objetos e o interesse pelo **bem-estar** dos companheiros aumentam sensivelmente, mas surgem também as **disputas**, principalmente entre grupos diferentes. A discriminação e a rivalidade existentes entre meninas e meninos são típicas dessa fase.

No caso de rivalidades extremas entre grupos e de *bullying*, deve-se procurar saber o motivo e desencorajar todo e qualquer conflito extremado, principalmente se motivado por preconceitos: sexual, étnico, religioso, econômico, ou outro.

O conteúdo das brincadeiras costuma diferir entre meninos e meninas, e está ligado ao desenvolvimento da identidade sexual. Observam-se um declínio do interesse pelas brincadeiras individuais e maior atração por jogos com regras e brincadeiras mais elaboradas (como brincar de casinha e de escolinha, prática de esportes, jogos de bandido e mocinho, polícia e ladrão etc.), que se aproximam cada vez mais de uma imitação do real.

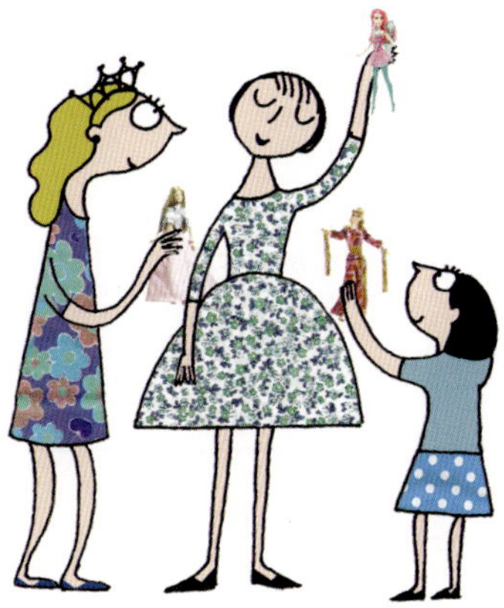

Sentimentos que se destacam

Em linhas gerais, podem ser notados os seguintes sentimentos:

- generosidade;
- sentimento de comunidade (senso de coletividade) e empatia;
- solidariedade;
- simpatia.

Características gerais do comportamento

- Obedece a regras.
- Percebe injustiças.
- Argumenta, opina.
- Faz perguntas sobre sexo.
- Gosta de andar em grupo.
- Quer compreender as leis que regem o mundo.

O QUE VOCÊ DEVE SABER

Preferências do escolar:

- gosta de ler;
- gosta de construir ou "fazer usando as mãos" (por exemplo: modelismo, costura, culinária);
- gosta de aventuras;
- interessa-se por coleções;
- gosta de jogos com regras;
- aprecia piadas, adivinhações e trava-línguas.

Para mais informações, consulte o capítulo "Brincadeiras, brinquedos, lazer e esporte", nesta seção.

O QUE OBSERVAR

Se o seu filho não se enquadrar nos itens ao lado, talvez ele precise de uma atenção maior. Procure um pediatra e converse com ele sobre isso, pois poderá dar mais detalhes sobre o comportamento do seu filho.

Para saber como manter o ambiente do escolar seguro, consulte o capítulo "Alertas de segurança", nesta seção.

Ambiente

O meio ambiente tem importância fundamental para a saúde. Na idade escolar, deve-se ter um cuidado especial com o ambiente em que a criança vive, pois ela está se formando como um ser biológico e social, e saindo de seu lar para conhecer o "mundo".

As questões da saúde estão intimamente ligadas a fatores do ambiente em que o escolar vive, cresce, brinca e é educado.

O QUE VOCÊ DEVE FAZER

Para prevenir problemas gastrointestinais

- Oferecer à criança alimentos frescos, de preferência. Comprar legumes, verduras e frutas semanalmente.
- Manter os legumes, as verduras e determinadas frutas na geladeira, em recipientes fechados, como sacos plásticos ou potes com tampa.
- Preferir alimentos com pouco condimento e não industrializados. Para mais informações, consulte o capítulo "Alimentação", nesta seção
- Lavar sempre as frutas e as verduras em água corrente ou deixá-las de molho em água com produto para desinfetá-las (procure orientação de um nutricionista).
- Orientar a criança a lavar as mãos antes de cada refeição.
- Ensiná-la a lavar bem as mãos após ir ao banheiro.
- Manter as unhas da criança sempre limpas e curtas.
- Guardar o lixo da casa em recipientes tampados e evitar acumulá-lo.

O QUE VOCÊ DEVE FAZER

Para promover a saúde respiratória

- Sempre que possível, incentivar a criança a frequentar ambientes abertos.
- Manter abertas as janelas nos cômodos da casa em que a criança permanece pelo menos 2 horas por dia, a fim de o arejar. A entrada de ar renova o ambiente e mata fungos, insetos e bactérias.
- Trocar as roupas de cama pelo menos uma vez por semana.
- Não usar tecidos sintéticos no vestuário, nas roupas de cama e de banho da criança, pois podem causar alergia. Muitos tecidos sintéticos possuem os chamados disruptores endócrinos – substâncias que podem ser absorvidas através da pele e interferir no funcionamento das glândulas endócrinas do organismo.
- Evitar tapetes em casa, pois acumulam sujeira e ácaros. Caso os tenha, lavá-los e expô-los ao sol quinzenalmente. Limpá-los diariamente com aspirador.
- Evitar cortinas em casa. Caso as tenha, preferir as de tecidos finos e lavá-las quinzenalmente.
- Limpar com frequência os móveis com pano úmido. Água e sabão são suficientes para uma limpeza completa. Outros produtos químicos são fonte de alergia, irritantes e podem conter os tais disruptores endócrinos.
- Não fumar dentro de casa.
- Evitar bichos de pelúcia, porque também acumulam pó. Caso os tenha, procure mantê-los dentro de sacos plásticos.
- Para quem tem animais domésticos em casa:

– fazer a higienização adequada do animal, com a periodicidade recomendada pelo veterinário;

– estabelecer locais para ele dormir, comer e defecar/urinar;

– matenha-o vacinado e leve-o ao veterinário regularmente e sempre que necessário;

– prefira raças que convivam bem com as crianças.

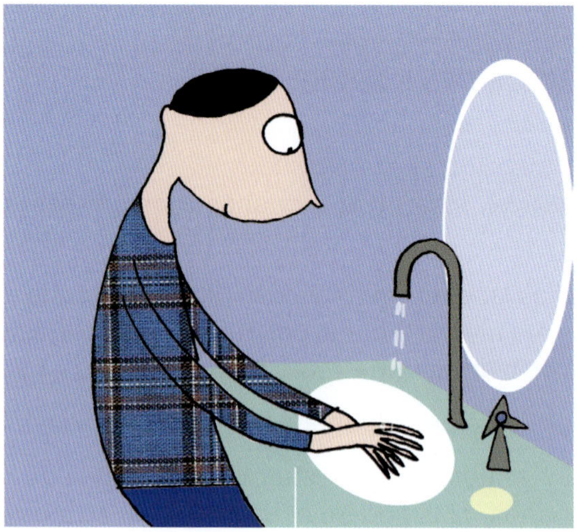

O QUE VOCÊ DEVE FAZER

Para promover a saúde da pele

- Dar banho diariamente no seu filho, usando produtos de higiene neutros.
- Trocar frequentemente as esponjas para banho, assim que mostrarem sinais de desgaste.
- Evitar banhos quentes e prolongados, para não desperdiçar água nem energia elétrica ou gás, e também porque água muito quente destrói a camada de gordura protetora da pele.
- Se houver necessidade de mais de um banho por dia, usar **hidratante infantil** (recomendado pelo pediatra) na pele da criança.
- Passar **protetor solar** na criança 30 minutos antes de expô-la ao sol e renovar a cada hora. Evitar a exposição solar no horário em que o sol é mais intenso (das 10 às 16 horas).
- Passar repelente na pele da criança ao frequentar locais onde há muitos insetos. Utilize **produtos indicados** pelo pediatra ou aqueles específicos para crianças. Mantenha o produto longe da criança, porque ela poderá passar mais do que o recomendado.
- Dar preferência ao vestuário infantil de fibra natural, adequado à estação e à temperatura.

Brincadeiras, brinquedos, lazer e esporte

Os momentos de lazer são aqueles em que o escolar **sai da rotina diária** de obrigações, principalmente com o estudo, e pode relaxar. Além disso, o lazer proporciona melhor **desenvolvimento** de toda a potencialidade da criança.

Normalmente, as horas de lazer do dia a dia do escolar são ocupadas com **brincadeiras, esporte, dança, patinação, bicicleta, música, leitura, televisão e computador. Fazer coleção** (selos, figurinhas), **montar quebra-cabeças, praticar modelismo** (nautimodelismo, aeromodelismo, costura) e **cultivar um jardim** são outros bons exemplos de atividades de lazer que podem ser praticadas pela criança nessa faixa etária.

Muitos desses momentos são compartilhados com a **família**, mas a criança também gosta de dividi-los com os **colegas**. Atividades **culturais** (cinema, teatro, shows e visitas a exposições), ir à praia ou ao clube, **passeios diversos** (parques, jardim zoológico, jardim botânico, *shopping*), piqueniques, viagens e festas, ou simplesmente um **bate-papo** são muito **apreciados** nessa idade.

As **colônias de férias** também são ótimas para esta faixa etária, porque estimulam a independência e a socialização. Os pais devem conhecer os responsáveis pela organização da viagem e se informar sobre o local, as atividades e refeições que serão oferecidas e a filosofia ou proposta pedagógica. Assim, poderão acompanhar a criança e ter mais confiança na estrutura que será oferecida a ela.

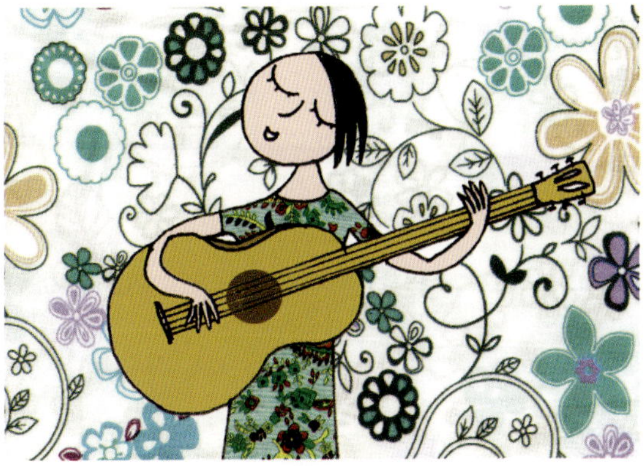

O QUE VOCÊ DEVE FAZER

Procure oferecer oportunidades para que as crianças experimentem **diferentes opções** de lazer, como tocar um instrumento, pintar, fazer teatro ou artesanato. Dessa forma, podem ser **estimuladas** as preferências e desenvolvidas **aptidões** pessoais da criança. Na escolha da atividade de lazer, é necessário sempre **respeitar o gosto** da criança.

O QUE VOCÊ DEVE SABER

Ao brincar, as crianças em idade escolar:

- assumem o domínio de uma situação;
- estabelecem critérios;
- analisam a situação e podem reformulá-la.

Além disso, a brincadeira é um instrumento de elaboração psicológica por meio do qual **a criança entende e constrói seu passado e seu futuro**. Por essa razão, muitos educadores (de escolas e cursos) utilizam jogos pedagógicos para facilitar a assimilação de conceitos abstratos.

ATENÇÃO

O escolar precisa de tempo para brincar. Agendar muitas atividades para a criança pode ser estressante. Brincar é coisa séria!

Brincadeiras e brinquedos

No escolar, como nas outras faixas etárias da criança, as **brincadeiras e os jogos não são apenas formas de lazer**. Os jogos com regras (**esportes e jogos de tabuleiro**) e as brincadeiras em que as crianças imitam o real (**brincar de casinha, de escola, de médico**) são um **exercício do papel social**, no qual a criança também fortalece relações humanas e faz amizades, ou seja, **aprende brincando**.

A variedade de brincadeiras e brinquedos para essa faixa etária é espetacular. As mais tradicionais são transmitidas às crianças mais novas pelas mais velhas, pela escola e pelos pais. Em matéria de jogos de mesa, além dos clássicos (dama, xadrez, gamão e cartas), existe uma gama de opções, incluindo também os jogos eletrônicos.

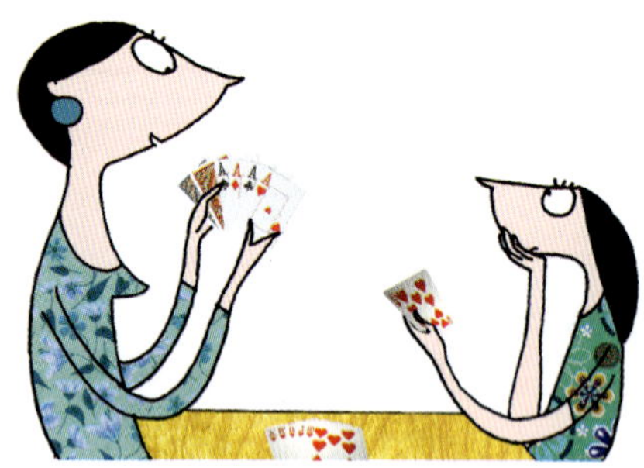

Sugestões de livros sobre brincadeiras e brinquedos

- Benjamin W. ***Reflexões sobre a criança, o brinquedo e a educação***. 1ª ed. São Paulo: Livraria Duas Cidades, Editora 34, 2002.

- Cunha NHS. ***Brincar, pensar e conhecer – brinquedos, jogos, atividades***. 1ª ed. São Paulo: Maltese, 1997.

- Iggulden C, e Iggulden H. ***O livro perigoso para garotos***. 1ª ed. Rio de Janeiro: Record, 2007.

- Perim P. ***Crescer - 101 Idéias para curtir com seu filho (antes de ele completar 10 anos)***. 1ª ed. São Paulo: Globo, 2007.

- Vazquez L. ***Brinquemos com o corpo e a imaginação***. 2ª ed. São Paulo: Paulus, 2002.

A leitura

A leitura proporciona uma oportunidade única para a criança compreender significados. Por intermédio de bons livros, transmite-se a herança cultural de um povo. Além disso, a leitura estimula a criatividade e aguça a curiosidade, item fundamental para o desenvolvimento do intelecto.

Um bom exemplo são os **contos de fadas** e **as fábulas**, que permitem à criança **responder algumas perguntas básicas que faz a si mesma**. Os contos de fadas são universais e atemporais, ricos de simbolismo relacionado a processos humanos fundamentais, por exemplo, a sexualidade. Como nas crianças em idade escolar a organização sexual se manifesta no plano simbólico, os contos de fadas cumprem um papel em relação a esse aspecto. Os contos de fadas e as fábulas também auxiliam as crianças a **elaborar seus medos, conflitos e inseguranças**.

CURIOSIDADE

Contos de fadas são histórias longas, com detalhamento de ambientes e personages, e trama elaborada, envolvendo dois ou mais locais mais importantes.

Fábulas são minicontos. O texto é curto, rápido e mais objetivo e pontual, não necessariamente atemporal.

Ambos passam uma lição, revelam valores morais e retratam vivências sociais.

Como estimular seu filho a ler

- **Procure dar o exemplo**, permitindo que a criança o veja lendo.

- **Ler para o seu filho**. Seguem algumas dicas para esse momento:

  - no início, dê preferência para os **livros pelos quais ele se interessa** e, aos poucos, comece a propor leituras também;

  - se ele ainda não está habituado com os momentos de leitura, procure **iniciar com histórias mais curtas e bastante ilustradas**. Após a familiarização à contação de histórias, as narrativas podem ficar mais longas;

  - deixe-o **fantasiar** sobre a história, **comente as ilustrações**, antecipe acontecimentos, **questione decisões** dos personagens e estabeleça relações entre a narrativa e o dia a dia;

  - após o término da história, procure discuti-la, dando oportunidade para ele **opinar sobre o que leu**.

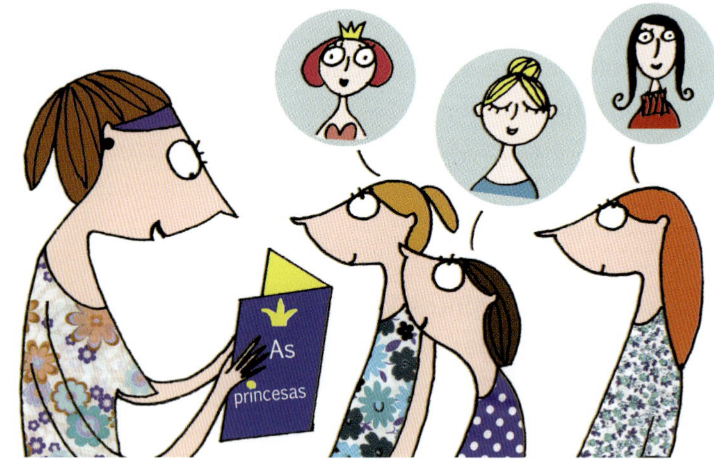

- **Selecionar obras que sejam adequadas para a faixa etária**. Caso ele sinta medo de algum acontecimento da história, não o force a continuar, se ele desejar, deixe que interrompa a leitura. Após alguns meses, apresente a narrativa novamente para ver se ele já aceita. Contudo, medos exagerados devem ser verificados quanto às causas, não são normais no escolar.

- **Habituá-lo a ler um pouco todos os dias**. Como ele normalmente já está alfabetizado nessa faixa etária, estimule-o também a ler sozinho e ajude-o nos trechos em que tiver mais dificuldade.

- **Conversar** sobre o que você ou ele(a) estão lendo.

- **Fazer passeios em livrarias e bibliotecas**, deixando que escolha e manuseie os livros pelos quais se interessa.

- Aos poucos, **procure montar uma pequena biblioteca em casa com os livros preferidos** e deixe que ele tenha livre acesso a eles e os leia no momento que desejar.

- **Dar livros de presente** também pode ser um ótimo estímulo à leitura.

A televisão

A televisão é um meio de comunicação de grande impacto sobre as crianças e constitui um dos elementos do processo de socialização e de formação da personalidade. Dessa forma, seu **papel na transmissão de atitudes, normas e valores** não pode ser menosprezado.

Cuidado: muitos programas apresentados na TV visam, principalmente, ao interesse comercial e ao consumo, e não ao desenvolvimento do raciocínio e do senso crítico. Além disso, assistir à televisão é, em geral, uma atividade passiva, em que a criança é mera espectadora, ou seja, não explora, não pergunta, não responde e não interage com o outro.

ATENÇÃO

Não deixe que a televisão funcione como uma "babá eletrônica" para o seu filho!

O QUE VOCÊ DEVE FAZER

É preciso ter cautela, estipulando hora para assistir à televisão, a filmes, programas ou desenhos. Assim, recomendam-se aos pais:

- Conhecer e selecionar os programas que seu filho poderá assistir, como os mais **educativos**, que estimulam a saúde mental, a boa vivência e a boa moral. **Evitar programas consumistas e que mostrem muita violência**.

- Evitar que seu filho assista a mais de 2 horas de televisão por dia. Mais do que isso pode interferir efetivamente nas outras atividades.

- Sempre que possível, assistir aos programas com o seu filho, questionando e discutindo as atitudes, as normas e os valores apresentados. Dessa forma, estimula-se o senso crítico da criança e toma-se ciência do conteúdo do programa.

Os jogos eletrônicos

O computador e os *video games* estão cada vez mais sendo utilizados para o lazer. Muitos jogos eletrônicos, altamente atrativos, com som, vídeo e animação, têm função lúdica e até educativa, e constituem bons instrumentos para o desenvolvimento da criança.

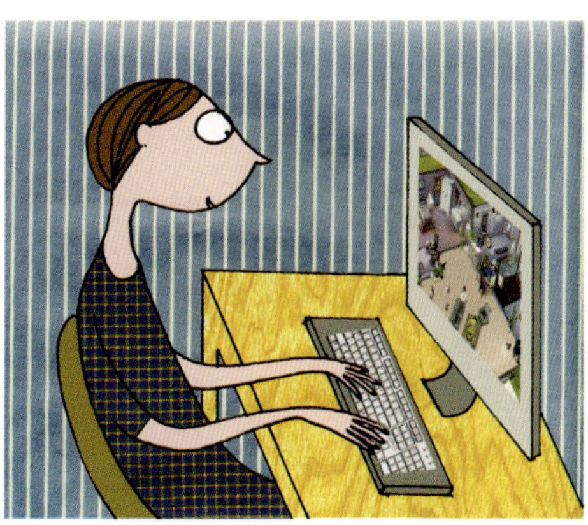

DICAS

Alguns cuidados devem ser tomados em relação aos jogos eletrônicos:

- conheça e selecione os jogos que serão usados pelo seu filho;

- controle a frequência e o tempo de permanência no computador/video game.

O QUE VOCÊ DEVE FAZER

Controle o tempo de permanência de seu filho jogando! Esse cuidado é importante para evitar que a criança se vicie e passe horas sentada, tornando-se sedentária. Além disso, o excesso de horas jogando pode prejudicar o convívio social da criança, trazendo consequências negativas para ela no futuro.

O QUE OBSERVAR

A prática de atividade física é primordial para uma vida saudável. Procure incentivar a prática desportiva nas modalidades mais diversas. No entanto, lembre-se: a prática esportiva não deve ser uma imposição e é fundamental que a criança escolha o esporte que deseja praticar.

Para selecionar bons jogos para o escolar, **leia** na caixa do jogo **as seguintes informações**:

- para qual idade é recomendado;
- se há conteúdo inadequado;
- se há cenas de violência.
- se for baixado da internet, **visualize e simule o jogo antes de a criança começar a brincar,** avaliando se ele é realmente apropriado para a faixa etária,

A seleção prévia dos jogos que serão usados pela criança é importante, porque muitos simulam situações próximas à realidade e são violentos. Embora esse tipo de mídia não gere comportamentos violentos, a criança pode ficar estressada ou ansiosa.

Esporte

Já foi ressaltada a importância dos jogos desportivos na **socialização** da criança em idade escolar. No esporte, a criança lida com regras, perdas e ganhos, vence desafios, dedica-se, além de experimentar sentimentos de cooperação, rivalidade e solidariedade.

Visando à saúde, a atividade física deve ser **programada**, ou seja, obedecer a parâmetros de frequência, intensidade e continuidade. A frequência mínima recomendada é de **três** vezes por semana.

A prática deve ser bem orientada, a fim de que **promova a saúde** e não cause lesão ao escolar. Nessa idade, a criança pode participar de esportes coletivos, pois entende o trabalho em equipe. Ainda, é **preferível que essas atividades sejam recreativas e não competitivas**.

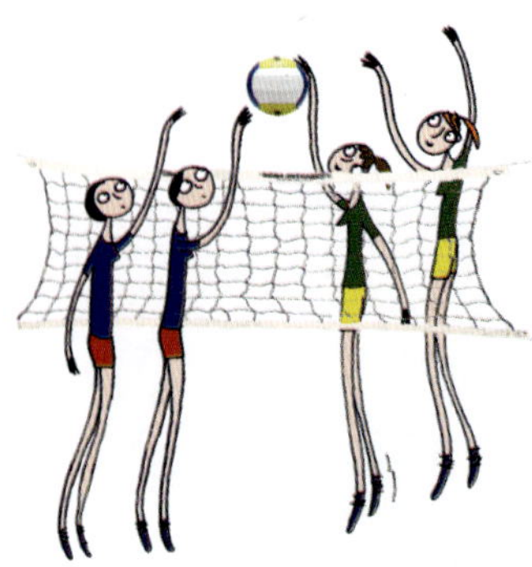

Riscos da prática esportiva competitiva

O esporte competitivo pode ser perigoso para o escolar, por diversos motivos:

- o coração da criança, submetido a esforços intensos e contínuos, pode desenvolver desproporção entre tamanho, espessura da parede, cavidade cardíaca e capacidade de contratilidade, o que pode causar distúrbios ou doenças, posteriormente;
- músculos submetidos precocemente a trabalhos intensos e indevidos podem sofrer hipertrofia, levando a compressões nos ossos, desequilíbrios articulares e defeitos posturais;
- podem ocorrer lesões em cartilagens, com prejuízo para o crescimento;
- esportes unilaterais (tênis, esgrima e até futebol), ou seja, que exigem mais de um lado do corpo do que outro, podem levar a distúrbios do crescimento no lado dominante (mais usado pela criança);
- meninas em treinamento excessivo podem apresentar atraso do início da puberdade e osteoporose;
- é errado submeter a criança nessa faixa etária a pressões psíquicas, como "ter que vencer", ou fazê-la achar que deve ser elogiada desproporcionalmente por técnicos, dirigentes e pais;
- cuidado! Esporte competitivo de alto rendimento não tem nada a ver com boa saúde! Pensem no atleta que admirivam e que, precocemente, está incapaz de atuar.

A idade, o peso, a altura e o desenvolvimento físico e emocional do escolar devem ser levados em conta na prática de esportes. O **pediatra** é o profissional mais indicado para fazer a primeira avaliação do seu filho e poderá sugerir as opções mais adequadas a ele.

O QUE VOCÊ DEVE SABER

As práticas desportivas mais recomendadas **até os 7 anos** são natação, corrida, salto, futebol, capoeira, surfe, dança, ginástica rítmica e ginástica olímpica.

A partir do 7 anos, o escolar pode praticar também ciclismo e atletismo (corrida). **Não estão indicados** para essa faixa etária artes marciais e outros esportes de luta, musculação ou remo, em razão do risco de trauma na criança.

ATENÇÃO

Evite que a criança pratique uma quantidade excessiva de exercícios. A gradualidade, a regularidade e a constância previnem lesões. Um educador físico poderá orientá-lo melhor em caso de dúvidas.

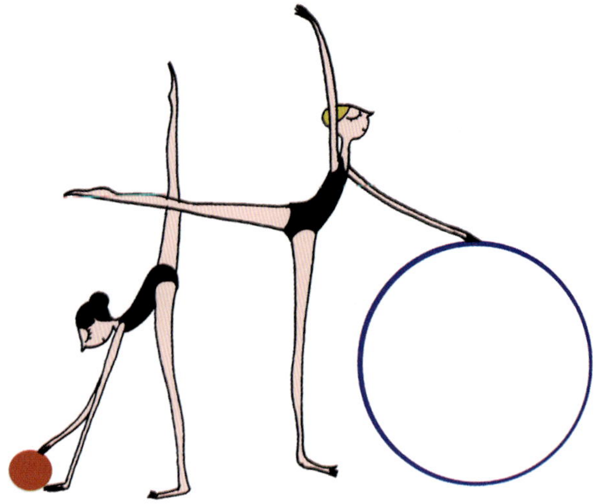

O QUE VOCÊ DEVE FAZER

Procure saber se a atividade física realizada pelo seu filho é **supervisionada por profissional da área da educação física habilitado** e com experiência com crianças. A atividade deve sempre contemplar:

- **aquecimento.** Exercícios preparatórios devem ser realizados antes do início da atividade esportiva. Eles têm como função aumentar o fluxo sanguíneo e de oxigênio nos músculos, e diminuir a chance de lesões musculares. Devem ser iniciados devagar e ter intensidade progressiva. A duração deve ser de 5 a 15 minutos;

- **alongamentos.** Devem ser realizados logo após o aquecimento. Também diminuem a chance de lesões musculares. Cada posição deve ser mantida por 30 segundos. Esses exercícios devem ser repetidos ao fim da atividade física;

- **segurança.** A segurança no esporte tem o objetivo de prevenir lesões e acidentes. A prática esportiva segura deve garantir o respeito às regras do esporte e o uso de equipamentos de segurança, além de roupas e calçados apropriados a cada esporte;

- **fortalecimento muscular**. Aumenta a força e a massa dos músculos, protegendo as articulações, os tendões e os próprios músculos.

Alertas de segurança

Dos 6 aos 10 anos de idade, a criança vive a segunda fase da infância, em um **mundo intuitivo** (fase de transição entre o pensamento mágico e o pensamento lógico) ainda muito forte, que a auxilia a compreender como são os fenômenos físicos e sociais que a cercam. Ela está inserida em uma rede complexa – familiar e escolar – e está **aprendendo a lidar com o relacionamento social** em grupo.

Como destacado no capítulo "Crescimento e desenvolvimento", é **nessa fase que a criança forma o pensamento lógico** e começa a ter noções mais claras de tempo e de espaço (antes e depois, perto e longe, acima e abaixo) e de lateralidade (direita e esquerda). Além disso, a atenção e a memória aprimoram-se, e o interesse pelo mesmo assunto prolonga-se.

Nessa idade, ampliam-se também a consciência corporal, a coordenação motora fina e o equilíbrio. Se for estimulada adequadamente, por meio da socialização doméstica e escolar, poderá vivenciar relações de cooperação e aprimorar seus instintos brincando.

Para orientações sobre estimulação nessa faixa etária, consulte os capítulos "Crescimento e desenvolvimento", "Comportamento" e "Brincadeiras, brinquedos, lazer e esporte", nesta seção.

O desenvolvimento de todas essas habilidades permite que a criança realize diversas atividades diárias, seja na escola, em atividades esportivas ou brincadeiras, seja em aulas de línguas, música, dança etc. Nessa fase, a criança também constitui o próprio círculo de amizades. Atividades que ofereçam riscos de segurança devem ser evitadas pelos pais. Como sempre, os **pais** ou **cuidadores** devem estar por perto para **supervisioná-la**, afinal, sua agenda diária pode estar repleta de atividades (escola, esportes, línguas, computador), deveres, responsabilidades, brincadeiras e círculos de amizades.

ATENÇÃO

Os principais riscos para a criança de 6 a 10 anos de idade são:

- acidentes de trânsito, tanto como pedestre quanto como passageiro;
- quedas de lugares altos, de bicicleta ou patins;
- queimaduras por escaldo (líquidos quentes), álcool, isqueiros e fósforos, ou ainda por fogos de artifício;
- afogamento;
- traumatismos nos esportes, traumas dentários;
- mordidas ou picadas de animais.

Diante dessa diversidade de atividades que o seu filho já é capaz de realizar, ampliam-se também os riscos a que a criança está exposta. Por essa razão, é primordial que pais e cuidadores estejam sempre **atentos** e conheçam as principais situações de perigo, para procurar preveni-las.

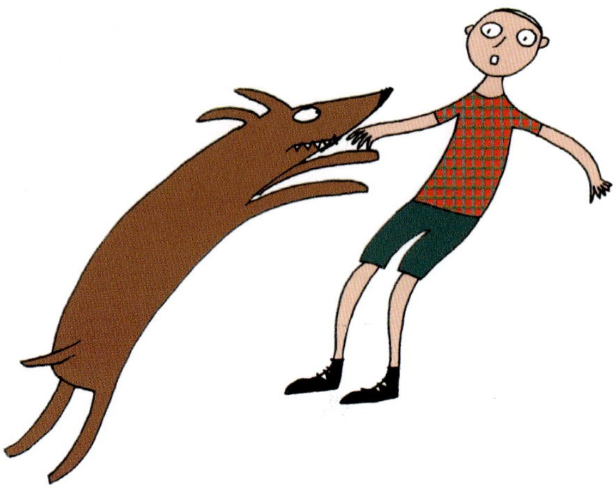

O QUE VOCÊ DEVE FAZER

Alguns cuidados são fundamentais para garantir a segurança nessa faixa etária:

- Procure ensinar a criança a ser organizada, cuidar de si mesma e do lugar onde vive, respeitando a si e as outras pessoas. Como a criança fica parte do dia longe da supervisão dos pais, ela deve saber reconhecer os riscos que a cercam, por isso, deve ser **bem orientada**.

- Orientar a criança a usar **equipamentos de proteção** (capacetes, luvas, protetores de punhos, joelhos e tornozelos) para a prática de atividades, como andar de bicicleta, patins, *skate* etc.

- Segundo o Conselho Nacional de Trânsito (Contran), crianças de até 7 anos e meio devem ser transportadas obrigatoriamente no banco traseiro e em dispositivos de retenção (assentos infantis)*. Acima dessa idade, devem utilizar apenas o cinto de segurança do veículo.

*Os carros com cinto de dois pontos estão dispensados do uso do assento de elevação e o cinto deve ser posicionado na região abdominal da criança.

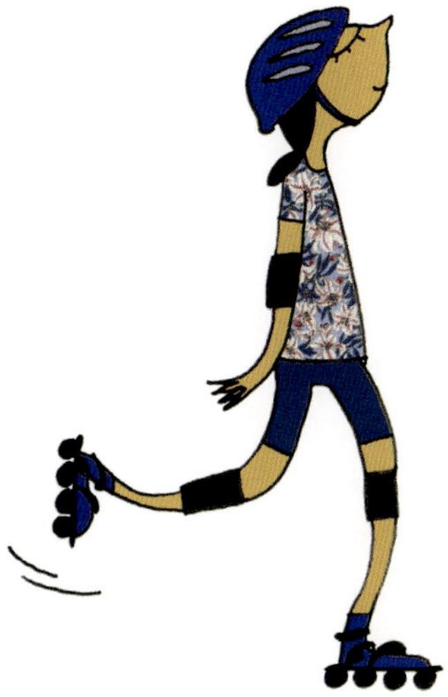

- Alertar a criança para que atravesse a rua sempre sobre a **faixa de segurança**. Ela deve **olhar** duas vezes para cada lado e **cruzar** lentamente, controlando a aproximação de veículos.

- **Nunca deixar a criança nadar sem a supervisão** de um adulto atento.

- Ensinar a criança a **respeitar os animais** e a não se aproximar de animais desconhecidos.

- Alertar a criança do perigo de queimaduras em algumas situações. Por exemplo, não chegar perto do fogão, tomar cuidado ao tomar líquidos quentes, não se aproximar de fogueiras, entre outros.

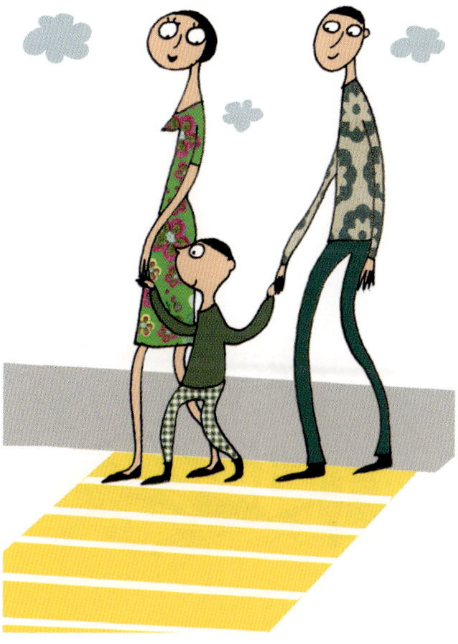

O QUE VOCÊ NÃO DEVE FAZER

- Não deixar a criança andar desacompanhada na rua.

- Nunca deixar a criança nadar sozinha ou em locais onde não haja salva-vidas.

Necessidades especiais

A inclusão social

Na idade escolar, o grande desafio é **enfrentar os impasses para a garantia da educação inclusiva**. Cada escola, sobretudo com o auxílio da família, deve avaliar como será feita a inclusão da criança, respeitando as especificidades de cada deficiência. Com essa atitude, espera-se que a **inclusão escolar** aconteça **com rigor ético** e que as deficiências possam fazer parte tanto da escola, como grupo social, como da sociedade.

Inclusão não é apenas colocar a criança portadora de necessidades especiais junto com outras sem essas necessidades; significa também facilitar a interação entre elas. **Seu filho precisa interagir com outras pessoas**, seja ele portador ou não de necessidades especiais.

Pensando, então, em inclusão social e em educação inclusiva, **é importante desfazer alguns mitos** sobre crianças com necessidades especiais. Muitas pessoas acreditam que essas crianças são dependentes e incapazes de fazer quaisquer coisas sozinhas; que são agressivas, não respeitam limites, não aprendem e atrapalham o andamento do meio em que vivem. É totalmente errado esse pensamento. Geralmente, as pessoas associam algumas necessidades especiais a um rebaixamento intelectual, mas isso não é correto. Em outras situações, supõem que o deficiente com paralisia cerebral é agressivo, pois acham agressivos os movimentos de contração muscular, os movimentos abruptos e os movimentos faciais característicos dessa necessidade especial.

Com esses poucos exemplos, é possível perceber que cada deficiência apresenta singularidades próprias.

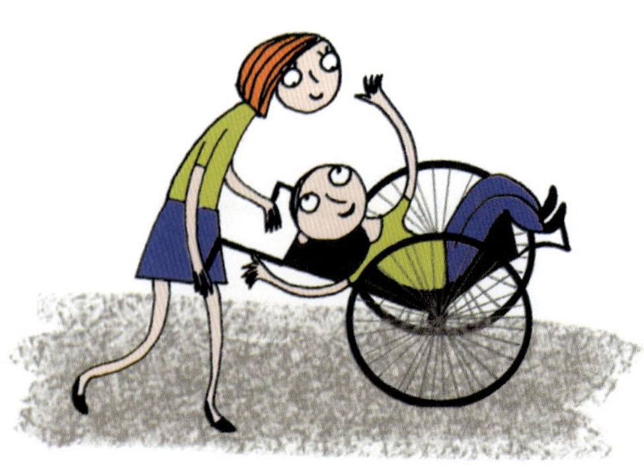

O QUE VOCÊ DEVE SABER

Inclusão é a habilidade de compreender e reconhecer o outro indivíduo, e beneficiar-se com a convivência e as experiências de quem é diferente.

Educação inclusiva é uma atitude que todas as escolas deveriam adotar e engloba: aceitar a criança com deficiência física ou mental, superdotada, ou discriminada por qualquer outra razão.

No Brasil, a consolidação da inclusão, que é garantida pela Constituição de 1988, tem evoluído aos poucos (infelizmente), e sua efetividade depende da conscientização de toda a sociedade. Portanto, pais, façam sua parte!

Cada aluno, sem exceção, tem suas necessidades educacionais específicas, que devem ser consideradas pelo professor e pela escola. Dessa maneira, é necessário pensar nas diferentes formas de adaptação e de respostas, priorizando as competências e eficiências de cada criança.

Nas situações de deficiência auditiva, caso o ensino da Língua Brasileira de Sinais (Libras) esteja disponível na escola, todos os alunos podem se beneficiar. Esse é um exemplo de necessidade educacional especial.

Na sala de aula, há uma variedade de valores e crenças e a expressão de diferentes linguagens e culturas, constituindo um espaço rico de estímulos para a aprendizagem. A **convivência escolar** evidencia a história particular de cada um, o que possibilita trabalhar as diferenças, as eficiências e as competências de cada criança com o grupo de colegas.

O QUE VOCÊ DEVE FAZER

Procure conhecer detalhadamente os direitos de seu filho e divulgá-los nos espaços sociais, como forma de inclusão social da própria criança e para contribuir com a construção de uma sociedade inclusiva. Acesse o site **http://portal.mec.gov.br/inclusao** e saiba todos os direitos de seu filho.

A **inclusão escolar** busca garantir a construção de uma sociedade ética, cidadã e que seja capaz de compreender, respeitar e abranger as diferenças! Na medida do possível, as crianças com necessidades especiais devem ter a oportunidade de frequentar a escola regular.

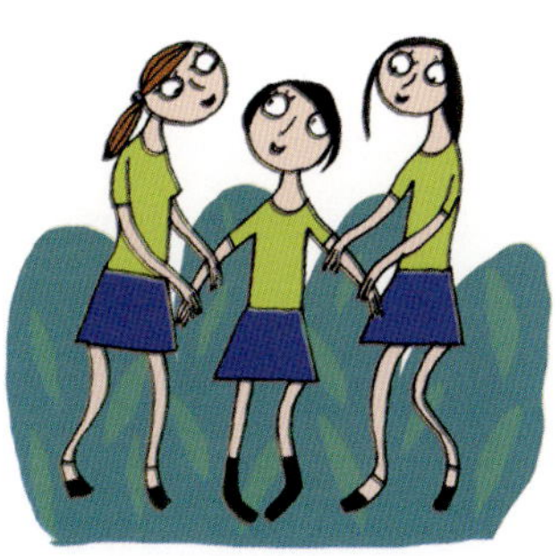

ATENÇÃO

Quando as necessidades especiais são moderadas a severas, **o processo de inclusão deve respeitar as limitações da criança**. A escola inclusiva é uma conquista garantida por lei, mas o processo de inclusão escolar é complexo e exige uma contínua reflexão e a construção de alternativas por meio da parceria entre os pais e a escola. Uma das medidas a serem tomadas é aproximar da escola o pediatra e os demais profissionais que acompanham o seu filho, para trazer ao contexto educacional a avaliação das necessidades e capacidades da criança, bem como informações pertinentes ao tratamento médico dela. O acesso às informações sobre as doenças e as formas de tratamento permite à escola colaborar com a reabilitação e o progresso escolar da criança.

O QUE VOCÊ DEVE FAZER

A ênfase de pais e educadores não deve ser a patologia em si ou a necessidade especial, mas, sim, a criança como um todo. A inclusão na escola depende da capacidade e da oportunidade de adquirir habilidades durante as várias fases de aprendizagem escolar.

O QUE VOCÊ NÃO DEVE FAZER

Não se deve rotular as crianças, pois um dos grandes entraves à inclusão escolar é a criança ser rotulada de "incapaz" ou "especial". Se a família e a sociedade negam a essa criança o direito à educação regular, negam também a possibilidade de incluí-la socialmente e de transformar a realidade. Só será possível construir uma sociedade inclusiva se for ofertada às crianças a oportunidade de conviverem cotidianamente com o cadeirante, o surdo, o cego, o autista, dentre outras. Defenda o seu filho de ser rotulado!

Por isso, é extremamente importante que os pais e os educadores de crianças com necessidades especiais saibam que **é possível desenvolver as competências das crianças especiais** e que elas podem desenvolver outras capacidades, mesmo que estas não atinjam a eficiência encontrada nas crianças sem necessidades especiais. Lembre-se, por exemplo, da tendência de um deficiente visual em desenvolver outras habilidades motoras ou perceptivas.

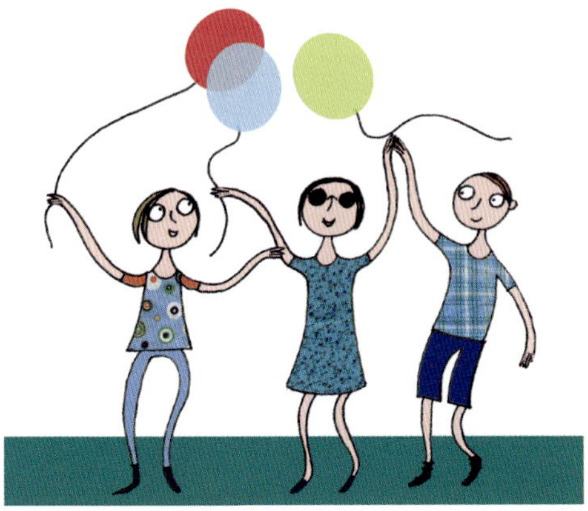

Para completar o processo de inclusão, a vida escolar da criança com necessidades especiais demonstra que elas têm um **ritmo próprio** e têm capacidade para o desenvolvimento de habilidades não formais (não escolares) e formais (escolares), propriamente ditas. Se a criança tem uma perda auditiva, ela pode desenvolver uma eficiência na área motora, visual, entre outras que superem essa deficiência.

Direitos assegurados por lei

A Constituição brasileira de 1988, no Capítulo III, Da Educação, da Cultura e do Desporto, art. 205, ressalta: "**A educação é direito de todos e dever do Estado e da família**". No artigo 208, prevê: "O dever do Estado com a educação será efetivado mediante a garantia de: '**atendimento educacional especializado aos portadores de deficiência, preferencialmente na rede regular de ensino**'".

Esse e outros dispositivos legais levantam questões muito relevantes para a discussão da educação especial brasileira, incluindo a necessidade de adaptação de edifícios de uso público – a quebra de barreiras arquitetônicas de todo tipo – o uso de transporte coletivo adaptado, o rebaixamento e a adequação de calçadas, entre outros. É preciso que a sociedade proteste e cobre dos governantes ações que visem à consolidação da educação prevista na Constituição, pois é direito de todos.

Brincadeiras que ele vai gostar

O ato de brincar tem como objetivo principal a **diversão**, mas torna-se um elemento-chave na aprendizagem e no desenvolvimento intelectual, emocional e social de seu filho. A repetição contínua de uma mesma brincadeira gera um **conhecimento do qual a criança pode se apropriar**, tal como nos jogos de memória, de dominó e de quebra-cabeças.

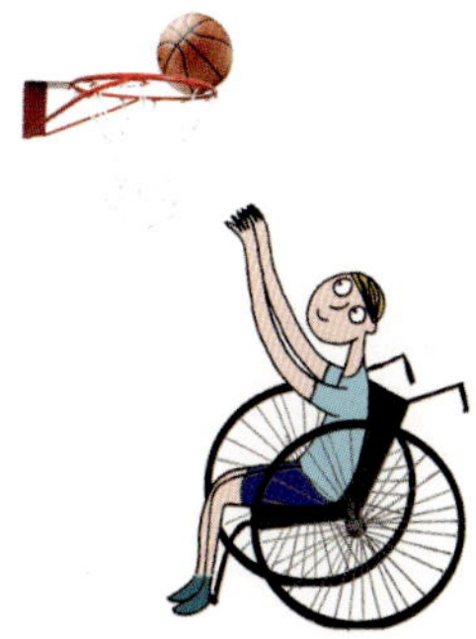

Não é só com brinquedos que se brinca. Crie possibilidades de acordo com as habilidades de seu filho, aproveitando as praças e os parques públicos para brincadeiras ao ar livre. O ideal é que a **criança com necessidades especiais usufrua dos mesmos brinquedos e espaços de lazer que as demais crianças** e que sejam realizadas as adaptações necessárias, de acordo com suas potencialidades e habilidades.

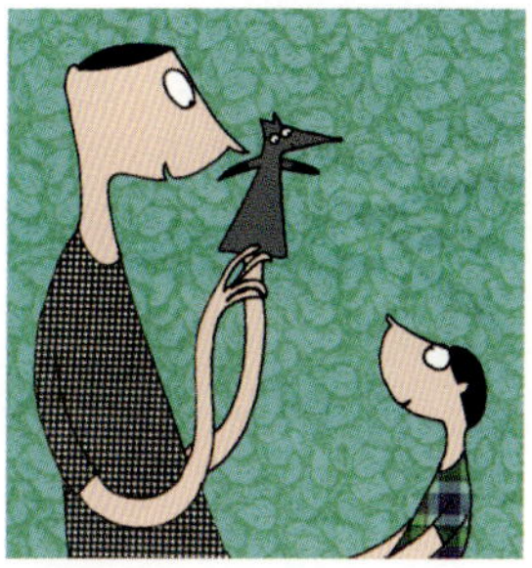

Nesse contexto, os pais devem dispor de tempo **livre para brincar com os filhos** e fortalecer os vínculos afetivos, contribuindo para o processo de aprendizagem.

Escolar

O QUE VOCÊ DEVE FAZER

- **Reservar um tempo para brincar com seu filho**. Contação de histórias é uma atividade bastante apreciada pelas crianças. Geralmente, elas solicitam aos pais que contem repetidas vezes a mesma narrativa, como os contos de fadas *Os três porquinhos*, *Joãozinho e Maria*, *A branca de neve*, dentre outras histórias que oferecem elementos presentes nas fantasias infantis e possibilitam a simbolização de questões vivenciadas nessa fase da vida.

- **Estimular a criança a utilizar o próprio corpo como fonte de brincadeiras**. Bons exemplos são as músicas infantis que ensinam a nomear as partes do corpo, a dança e o teatro, os quais auxiliam no desenvolvimento do tônus muscular e da coordenação motora.

- **Proporcionar a prática de atividade esportiva não competitiva**, pois possibilita que a criança desenvolva também os laços sociais e afetivos. Consulte o capítulo "Brincadeiras, brinquedos, lazer e esporte".

ATENÇÃO

Evite sobrecarregar a criança com o excesso de atividades terapêuticas, para que ela possa brincar e dispor de um tempo para si mesma, permitindo que realize suas próprias descobertas.

ATENÇÃO

Os pais e os profissionais que acompanham as crianças especiais, devem avaliar as atividades mais adequadas ao escolar, respeitando suas particularidades.

O adequado é ofertar para a criança com necessidades especiais a possibilidade de utilizar os mesmos brinquedos que outras crianças, criando adaptações de acordo com sua potencialidade e habilidade, e respeitando os limites impostos pela deficiência.

Por exemplo, a criança com deficiência auditiva se beneficia de brinquedos com estímulos sonoros e táteis. Lembre-se sempre de valorizar os sentidos que estão preservados na criança.

Algumas dicas de brinquedos

- **O uso do computador e de jogos eletrônicos é uma forma de estimular as crianças**. Tenha cuidado em relação ao uso da internet. Procure acompanhar seu filho, guiá-lo e ensiná-lo a tirar o melhor proveito desses meios, evitando o acesso a conteúdos ilegais, nocivos e não desejados. Nesse sentido, a instalação de programas que impeçam o acesso à informação indesejada é imprescindível. Há vários *softwares* educativos e de entretenimento com enfoque na alfabetização e no aprendizado da matemática, que colaboram para a aquisição de conhecimento, introduzindo cores e formas, e estimulando o raciocínio lógico.

  Exemplo: as pessoas com deficiência motora podem usar o computador sem as mãos, apenas com o movimento do rosto, abrindo e fechando a boca por meio do software *Headmouse* e do teclado virtual. Os pais podem saber mais sobre os recursos disponíveis para cada tipo de necessidade especial acessando os sites **www.acessibilidade.net** e **www.acessobrasil.org.br.**

- **Os brinquedos de montar, compostos por peças inquebráveis e de diversos tamanhos e cores, podem ser utilizados tanto na escola como em casa**. O Lego® possibilita que as crianças de 6 a 10 anos de idade soltem a imaginação e transformem a velha e boa brincadeira com blocos de montar em aprendizagem. Os jogos como o boliche podem ser utilizados no desenvolvimento do raciocínio matemático. Ao trabalhar o lúdico, cria-se um desafio para a criança, que desenvolve o raciocínio lógico e aplica o conhecimento adquirido.

É brincando que as crianças experimentam suas habilidades, manifestam suas potencialidades e, por meio de experiências variadas, aprendem a viver, libertando-se de medos e amadurecendo, devagar e com segurança. Brincar é uma forma de expressão dos afetos mais profundos, das angústias e sentimentos vivenciados pela criança.

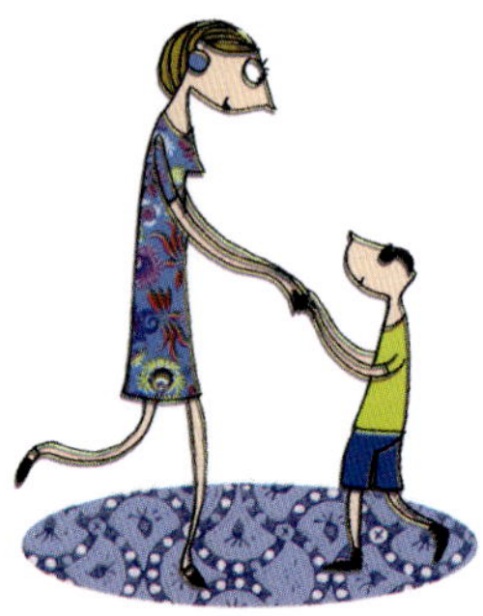

O QUE VOCÊ DEVE FAZER

- **Ter bastante cuidado com o que diz a seu filho**. As palavras que os pais dizem ou omitem sobre o filho definem o chamado "mundo simbólico" e constroem a imagem corporal que a criança tem de si.

- **Auxiliar a criança a ter uma visão positiva de si** mesma. Não são as deficiências (paralisia cerebral, cegueira, deficiência auditiva, transtorno mental e outras) vivenciadas por uma criança, mas a percepção que ela tem delas que define a forma como a criança se vê.

- **Evite enfatizar demais a deficiência**. Se o pai só fala sobre a deficiência do filho, a criança se enxerga como deficiente. Por outro lado, se os pais conseguem enfatizar a eficiência e a competência da criança, ela enxerga aspectos positivos de si mesma.

- **Informar-se sobre os recursos assistenciais disponíveis na região onde mora**.

- **Evite superproteger seu filho, mas não o exponha a perigos.** Por exemplo, uma criança com deficiência visual pode tornar-se uma atleta de corrida, mas será necessário um monitoramento adequado, prevenindo acidentes se usufruir da acessibilidade universal dos espaços.

- **Incentive a criança a participar de todas as atividades da escola**, como passeios, festas e comemorações.

- **Permitir e incentivar a familiarização da criança com os espaços frequentados pela família**.

- De acordo com as necessidades especiais da criança, procure **adaptar os espaços** e as situações de forma a **estimular sua autonomia.** Para facilitar a acessibilidade universal, sugerem-se:

  - deficiência visual: observar dicas no site www.bengalalegal.com;

  - deficiência auditiva: utilizar configuração de áudio (amplificação de sons), de avisos visuais, legendas por escrito ou língua brasileira de sinais (Libras);

  - deficiência motora: utilizar configuração de áudio e acessibilidade.

CONSULTE UM ESPECIALISTA

A forma como os pais percebem e vivenciam a necessidade especial do filho influi na **construção da percepção que a criança faz de si mesma**. A criança é "porta-voz" de seus pais. Certamente, se os pais não conseguem enxergar as habilidades e competências do filho e enfatizam somente as limitações, a criança fica enclausurada, paralisada no estatuto de deficiência. Por isso, os pais devem pedir auxílio ao pediatra, ou a um profissional da saúde mental, para lidar melhor com a situação e as próprias angústias.

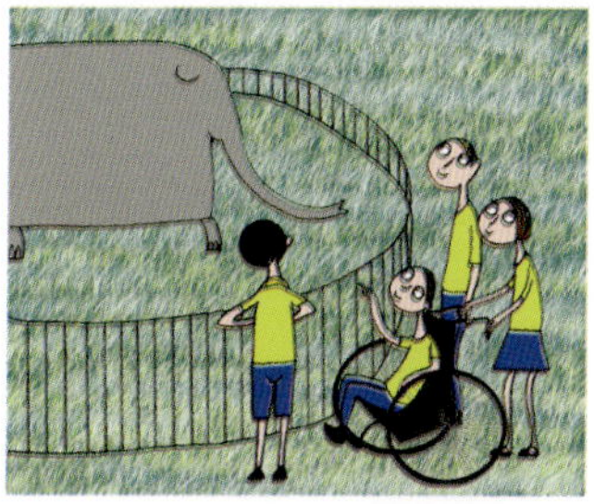

O QUE O PAPAI PODE FAZER

O pai, ao apoiar a mãe na divisão das tarefas e nos cuidados com o filho, contribui para o fortalecimento dos laços conjugais e do vínculo com a criança. O pai pode e deve participar ativamente do processo de crescimento e desenvolvimento do filho. Também deve buscar a garantia dos direitos da criança, seja na escola ou em outro ambiente de convívio social, e procurar sempre agir de modo positivo. Afinal, o papai é um dos grandes modelos do escolar.

O QUE VOCÊ NÃO DEVE FAZER

- Não considerar o diagnóstico isolado da deficiência, seja auditiva, visual, motora, entre outras, descontextualizando-a da história de vida da criança. Procure enfocar a possibilidade de que no grupo as crianças aprendem com as diferenças umas das outras.

- Não se preocupar com o que seu filho não é capaz de fazer. Valorize as eficiências e habilidades da criança e estimule suas escolhas e a aprendizagem de atitudes saudáveis.

- Na medida do possível, não fazer pela criança as atividades cotidianas e tampouco as escolares. Aceitar o ritmo de aquisição de habilidades que, na maioria das vezes, não corresponde ao tempo cronológico e às expectativas prefixadas para a maioria das crianças.

- Não considerar a escola um mero ambiente de aprendizagem formal, mas, principalmente, considerá-la como um espaço de inclusão social e de interação com a criança e a família.

Alertas para os pais de crianças especiais

Os pais devem **ajudar o filho a conquistar autonomia**. Não devem superprotegê-lo por ser especial, impedindo-o de experimentar a vida e negando suas possibilidades de alcançar níveis cada vez maiores de independência.

Os filhos não pertencem aos pais, à família, aos médicos ou à sociedade. Cada pessoa é diferente da outra, independentemente do rótulo que lhe seja imposto. **O grande desafio dos pais é possibilitar autonomia aos filhos, em um ritmo próprio e à maneira deles, pois as crianças especiais devem vivenciar experiências e desafios cotidianos**. Não importa o grau da deficiência, a criança tem potencial ilimitado para se tornar não o que os pais querem que seja, mas o que **deseja ser**.

Procure **transmitir** diariamente a seu filho que **todos somos diferentes**, mas não há diferença alguma que faça de uma pessoa um cidadão de menor-valia.

A garantia legal do acesso ao tratamento, o direito à permanência no ambiente comum, independentemente do tipo de deficiência e do grau de comprometimento, são importantes para a construção da cidadania tanto da criança como de cada membro da sociedade.

O aprendizado não acontece somente no ambiente familiar ou na sala de aula; "o mundo é uma escola" e não existem experiências insignificantes. A proposta da **escola inclusiva** tem fundamental importância ao possibilitar que as crianças **saiam da proteção dos lares e vivenciem outras experiências**.

O lar de cada família deve representar um espaço de segurança e aconchego. Desse modo, os pais de crianças com necessidades especiais devem garantir a acessibilidade universal nos ambientes residencial e escolar. Essas modificações incluem medidas práticas para a eliminação de barreiras, como portas e espaços mais amplos.

Cuidados odontológicos para crianças com necessidades especiais

Dependendo da deficiência e potencialidade, crianças que têm dificuldade motora podem precisar da ajuda de outras pessoas para realizar a higiene bucal. Crianças com dificuldade de entendimento carecem de instruções repetitivas de higiene, até que possam assimilar essas tarefas. Na erupção do primeiro dente, é extremamente necessária a avaliação odontológica, quando serão analisadas as atenções especiais de cada criança.

Cuidados para crianças com deficiências visuais

Iniciar precocemente a educação visual. Em situações de cegueira total ou baixa visão, a educação visual deve ter início na faixa etária de 0 a 6 anos e **continuar na idade escolar**, de forma a facilitar o aprendizado da criança. A proposta da educação visual precoce é iniciar as atividades de estímulo, mobilidade, orientação e ensino para promover de forma mais rápida a criança na escola regular.

Em casa e na escola, os pais e os educadores devem **comunicar todas as trocas de posição de mobiliários** e objetos, para facilitar a orientação da criança.

Possibilitar a autonomia da criança reforçando as indicações de direções como direita, esquerda, à frente, atrás etc.

ATENÇÃO

Para todos os tipos de necessidades especiais, é importante disponibilizar para a criança o acesso aos mais variados estímulos de aprendizagem. Algumas crianças apresentam dificuldades de abstração e memorização, mas outras têm uma capacidade surpreendente de memória ou outras habilidades. É essencial descobrir as competências do seu filho e estimulá-las. As necessidades especiais não são todas iguais nem apresentam as mesmas necessidades educacionais e terapêuticas. Por essa razão, é importante que os pais procurem orientações dos profissionais que já acompanham a criança. Por exemplo, será o grau de deficiência auditiva ou visual que definirá a necessidade de uso de próteses ou de métodos alternativos que facilitem a comunicação.

O QUE VOCÊ NÃO DEVE FAZER

Não deixe objetos espalhados pelo chão e evite pisos escorregadios em casa ou em outros ambientes de grande frequência da criança para facilitar o deslocamento e evitar acidentes. Esse item é bastante importante nos casos de deficiência visual e motora, com destaque para as cadeirantes.

Cuidados para crianças com deficiências auditivas

A **meta** da **Academia Americana de Pediatria** é de que as deficiências de audição sejam detectadas antes dos 3 meses de idade, e que a reabilitação, a orientação familiar e a colocação de próteses auditivas (aparelhos) não ultrapassem os 6 meses. Dessa forma, a criança poderá ser estimulada no período habitual de aquisição da fala e da linguagem, entre o nascimento e os 2 anos de idade.

Uma vez **detectada a deficiência**, deve-se buscar um especialista em **otorrinolaringologia ou fonoaudiologia o quanto antes**. Ele poderá indicar o método que mais se adapte às necessidades de seu filho, uma vez que há inúmeros tipos de problemas auditivos.

Cuidados para crianças com deficiências neuromotoras

O tratamento terapêutico, na maioria dos casos, é de longa duração. Em muitas situações, deve ter continuidade por toda a vida. Por isso, os pais têm papel fundamental na **defesa das políticas oficiais de inclusão**.

Recomenda-se aos pais avaliar, com os profissionais que atendem a criança, a prioridade de atendimento de fisioterapia, terapia ocupacional, fonoaudiologia, dentre outros, de forma a agendá-los de acordo com a disponibilidade dos pais.

Lembre-se de garantir a acessibilidade universal, com a adaptação do ambiente no qual a criança reside e de outros como escola, clínicas de tratamento, espaços de lazer etc., buscando auxílio para a aquisição de cadeiras de transporte e outros equipamentos necessários.

Saiba mais acessando o site da Associação de Pais e Amigos da Criança com Deficiência Neuromotora: **www.apacsp.org.br**.

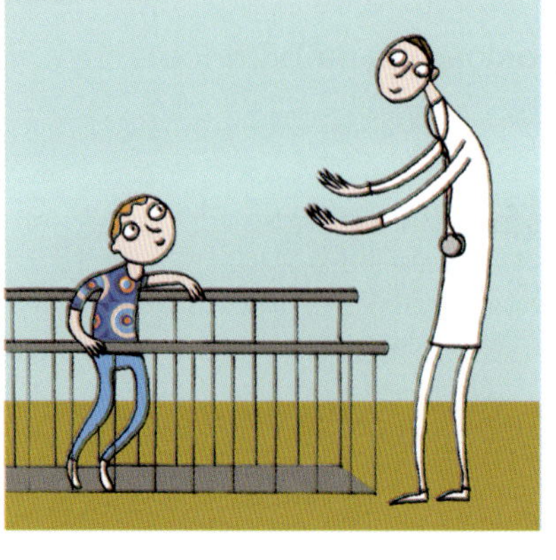

Sugestões de leituras

Em razão da enorme abrangência do assunto tratado em "Necessidades especiais", que não cabe no escopo deste livro, seguem algumas sugestões de livros e sites para os pais que quiserem obter mais informações.

CARMIGNANI, M. C. *Viver ao lado da deficiência mental*. Campinas: Vetor, 2005.

CORDIÉ, A. *Os atrasados não existem*. Porto Alegre: Artes Médicas, 1996.

FERNANDES, A. *A inteligência aprisionada*. Porto Alegre: Artes Médicas, 1990.

LEFEBVRE, H. *Lógica formal/Lógica dialética*. Rio de Janeiro: Civilização Brasileira, 1983.

MANONNI, M. *A criança retardada e a mãe*. 2.ed. São Paulo: Martins Fontes, 1988.

MANTOAN, M. T. E. *Compreendendo a deficiência mental: novos caminhos educacionais*. São Paulo: Scipione, 1989.

MEYER, D. J. *Pais de crianças especiais*. São Paulo: M. Books, 2004.

MINISTÉRIO DA JUSTIÇA/CORDE. *Declaração de Salamanca e linhas de ação sobre necessidades educativas especiais*. Brasília: Corde, 1994.

SANTIAGO, A. L. *A inibição intelectual na psicanálise*. Rio de Janeiro: Jorge Zahar, 2005.

SANTOS, S. M. P. *Brinquedoteca: o lúdico em diferentes contextos*. Petropólis: Vozes, 1997.

SIEGFRIED, P. *Síndrome de down: guia para pais e educadores*. 11.ed. Campinas: Papirus, 2006.

SPOCK, B. *Meu filho meu tesouro*. Rio de Janeiro: Record, 1985.

TUNES, E. e PIANTINO, L. D. *Cadê a síndrome de Down que estava aqui? O gato comeu...* Campinas: Autores Associados, 2003.

VASCONCELOS, M. M. *Retardo mental*. Jornal de Pediatria, v. 80, suplemento 2, S71S82, 2004.

Sites

DefNet. www.defnet.org.br
Portal da Oftalmologia. www.portaldaretina.com.br
Bengala Legal. www.bengalalegal.com
Deficiência Auditiva. www.fonoesaude.org/da.htm
Entre Amigos – Rede de informações sobre deficiência. www.entreamigos.org.br
Associação de pais e amigos da criança com deficiência neuromotora. www.apacsp.org.br

Escolar

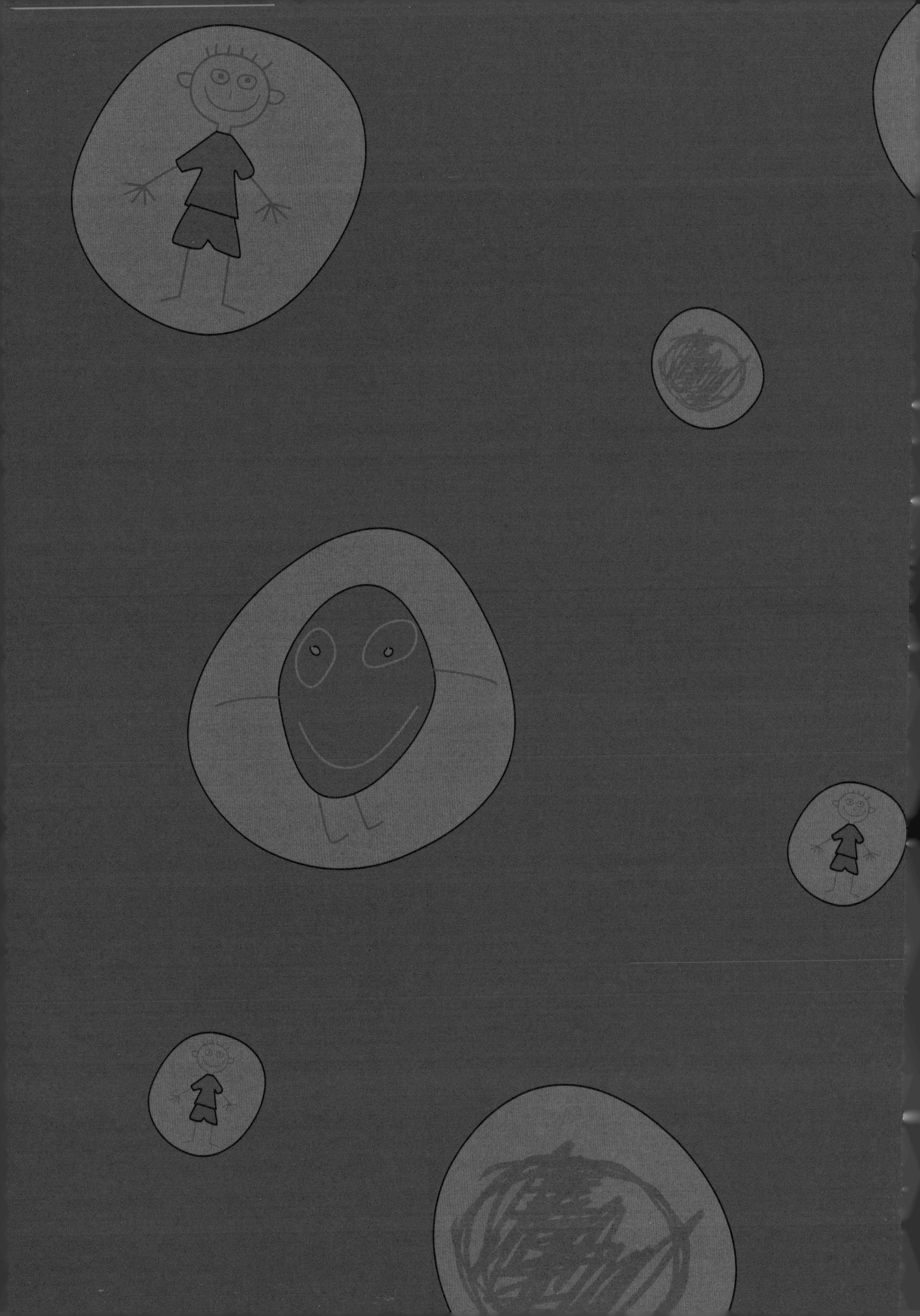